美しい画像で見る内視鏡アトラス

上部消化管

腫瘍から感染性・炎症性疾患まで、
典型例とピットフォール画像で
鑑別点を理解する

監修　藤城光弘
編集　小田島慎也
　　　小野敏嗣

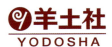

謹告

　本書に記載されている診断法・治療法に関しては，発行時点における最新の情報に基づき，正確を期するよう，著者ならびに出版社はそれぞれ最善の努力を払っております．しかし，医学，医療の進歩により，記載された内容が正確かつ完全ではなくなる場合もございます．

　したがって，実際の診断法・治療法で，熟知していない，あるいは汎用されていない新薬をはじめとする医薬品の使用，検査の実施および判読にあたっては，まず医薬品添付文書や機器および試薬の説明書で確認され，また診療技術に関しては十分考慮されたうえで，常に細心の注意を払われるようお願いいたします．

　本書記載の診断法・治療法・医薬品・検査法・疾患への適応などが，その後の医学研究ならびに医療の進歩により本書発行後に変更された場合，その診断法・治療法・医薬品・検査法・疾患への適応などによる不測の事故に対して，著者ならびに出版社はその責を負いかねますのでご了承ください．

❖ **本書関連情報のメール通知サービスをご利用ください**

メール通知サービスにご登録いただいた方には，本書に関する下記情報をメールにてお知らせいたしますので，ご登録ください．

・本書発行後の更新情報や修正情報（正誤表情報）
・本書の改訂情報
・本書に関連した書籍やコンテンツ，セミナーなどに関する情報

※ご登録の際は，羊土社会員のログイン／新規登録が必要です

ご登録はこちらから

監修の序

ここに「美しい画像で見る内視鏡アトラス　上部消化管」をお届けする.

2023年5月に開催された第105回日本消化器内視鏡学会総会の際，羊土社編集部の大家有紀子氏から，内視鏡画像アトラスの出版についてお話をいただいた．東大病院でともに内視鏡診療に従事し，同じ研究室を巣立ち，現在，それぞれ帝京大学，東京都健康長寿医療センターで活躍している小田島慎也先生，小野敏嗣先生が編集をお引き受けくださったので，東大消化器内科の関連病院を中心とした信頼のおける先生方に執筆をお願いし，小生自身も監修として本書に携わらせていただくこととなった.

編集者である小田島先生，小野先生の迅速かつ綿密な項目立て，執筆者選定を経て，同年9月には執筆依頼が出され，その熱意を受けた先生方からも，ほぼ予定通りに原稿を上げていただき，2024年10月に発行の運びとなった．企画から1年強のスケジュールで出版にこぎつけられることは珍しく，羊土社編集部の皆様の力強いサポートに加え，類まれな才能を持つ編集者お二人のご尽力と，素晴らしい原稿を締め切りまでにお寄せくださった執筆者の先生方のご支援ご協力の賜物であると，この場を借りて関係各位に心から感謝の意を表したい.

内視鏡は，アートとサイエンスの融合である．美しい内視鏡画像とは，単に見た目の美しさのみならず，多くを語りかけてくれる情報量の多い画像である．今回取り上げた疾患の中には稀にしか遭遇しないものもあるが，まずは内視鏡画像をじっくりと眺めて目に焼き付けてほしい．視覚から入り，疾患の概要，特徴的な所見と診断，鑑別とピットフォールと読み進めていただければ，自ずとその疾患の本質が理解できるはずである．一人でも多くの内視鏡医に本書を手に取っていただき，日常診療にお役立ていただければ，監修者としてこの上ない幸せである.

2024年9月

東京大学医学部附属病院消化器内科・臨床腫瘍科

藤城光弘

編集の序

　近年の内視鏡機器の進歩は著しく，新しい内視鏡システム・スコープが開発されるたびにその画質の向上に驚かされる．その画質の向上により，日常臨床で遭遇する各疾患の内視鏡像が低画質の時代で撮影されたものとは異なっていることを経験する内視鏡医も多いであろう．今回企画された内視鏡アトラスは『美しい画像で見る』という言葉を冠したものである．『美しい画像』には，現在使用できる最新の内視鏡システムが不可欠であり，本書は日常診療で遭遇するさまざまな疾患に対して，可能な限り最新の内視鏡システムで撮影された質の高い画像を厳選して掲載した内視鏡アトラスである．

　本書は内視鏡初学者から長期にわたり消化管疾患に携わっているベテラン内視鏡医までの幅広い年代の医師に使用していただくことを目的に企画された．日常臨床で遭遇する上部消化管疾患は食道，胃，十二指腸の腫瘍性病変から炎症性疾患など幅広く存在するが，本書は遭遇する頻度による疾患の分類ではなく，姉妹書の『美しい画像で見る内視鏡アトラス　下部消化管』の分類と合わせることで，読者の使用しやすさを追求した．また各疾患については，遭遇率の低いような疾患についても可能な限りページを割いて載せる一方で，頻度の高い疾患については疾患概要から診断に必要な内視鏡所見，鑑別のためのピットフォール，病理診断に至る情報などを載せることとし，日常の内視鏡診療の際に手元に置く上部消化管疾患の百科事典としての役割だけでなく，上部消化管疾患を学ぼうとする医師の教科書的な読み物として活用いただける書籍となるように心掛けたつもりである．

　消化管疾患に対する内視鏡診断には座学としての知識と日常臨床で疾患を目にすることで得られる経験としての知識が必要である．本書を多くの内視鏡診療に携わる医師の方々に使用していただき，より質の高い内視鏡診療の一助となることを期待している．

2024年9月

編者を代表して

小田島慎也

┃ 美しい画像とは何か？ ┃

　美しい内視鏡画像とは，**粘液の付着，出血，気泡やハレーションを伴わない焦点の合った画像**である．病変に付着した粘液を除去するためには水洗が必要であるが，病変からの出血を避けるために，私は注射器の先端を鉗子口にあてがい病変からややはずれた正常粘膜を目標に水を注入し，そこで跳ね返った流水で病変を洗浄するようにしている．直接病変に水をかける場合は，注入の勢いを状況に応じて弱くしている．粘液の付着が非常に強い場合は，微温湯にプロナーゼを溶かして注入し，粘液付着が減弱するまでしばらく時間をおき，その後，前述の方法で水洗している．スコープの反転操作でスコープが病変に接触しないように十分気をつける．また，気泡を除去する目的で洗浄用の水にごく少量のガスコンを混注することが有用である．ガスコンの量が多すぎると，病変がギラつくばかりかインジゴカルミンの付着もうまくいかなくなる．また，粘液の付着した部位にインジゴカルミンを撒布すると，病変はかえって不明瞭になる．

　なお，粘液の付着，出血，気泡やハレーションを伴わない焦点の合った画像であることは，美しい完璧な内視鏡画像であるための最低条件であり，さらに以下のすべてを満たす写真撮影が必要である．

　通常観察では，まずオリエンテーションのつく写真・全体像の把握できる写真を，以下のことを意識しながら撮影する．

①正面像を含め，あらゆる角度から遠景像・中間像・近接像を撮影する．
②病変の辺縁（範囲）が読影可能な写真を撮ること．メルクマールを意識して連続性のある写真撮影を行う．
③十分に空気を送気した像から，段階的に空気量の少ない像（空気変形像）を撮影する．十分に空気を送気した像では，管腔の弧の変形所見から深達度が診断できるし，空気変形像では，腫瘍の硬さやボリュームが診断できる．

　最近の若い先生は，拡大観察のみに気をとられてこれらの基本を理解していないことが多い．拡大観察では，弱拡大から徐々に拡大率を上げて行き，メルクマールを意識しながら連続性のある写真撮影を行う．拡大観察画像が病変のどの部位かのオリエンテーションをつく写真を撮影することが重要である．クリスタルバイオレットを使用する場合は，動物実験で発がん性が指摘されていることもあり，正常粘膜を広範囲に染色すべきではない．病変のみを染色することが基本であるし，それによって内視鏡観察を明るい条件で行うことも可能になる．なお，クリスタルバイオレットを使用する場合は，患者（被験者）の利益が不利益を上回ると判断される場合においてのみ，施行医および施設の責任のもとで使用し，必要最小限にとどめる．

『美しい画像で見る内視鏡アトラス　下部消化管』監修
JR尾道総合病院　田中信治

美しい画像で見る内視鏡アトラス
上部消化管

CONTENTS

監修の序	藤城光弘	3
編集の序	小田島慎也	5
美しい画像とは何か？	田中信治	6
略語一覧		14
執筆者一覧		16

第1章　悪性腫瘍（食道）

1 ▶ 扁平上皮癌①：表在癌（M～SM）　頻度★★★　難易度★☆☆

　　深川一史，小野敏嗣　18

2 ▶ 扁平上皮癌②：進行癌　頻度★★★　難易度★☆☆ ───── 深川一史，小野敏嗣　24

3 ▶ 腺癌（含む Barrett 腺癌）①：表在癌（M～SM）

　　頻度★☆☆　難易度★★☆ ───── 小島健太郎　28

4 ▶ 腺癌（含む Barrett 腺癌）②：進行癌　頻度★☆☆　難易度★★☆ ── 小島健太郎　32

5 ▶ 小細胞癌　頻度★☆☆　難易度★★★ ───── 小島健太郎　35

6 ▶ 腺扁平上皮癌　頻度★☆☆　難易度★★☆ ───── 木澤温子，七條智聖　37

7 ▶ 非小細胞性未分化癌　頻度★☆☆　難易度★★☆ ───── 伊藤　峻　39

8 ▶ 粘表皮癌　頻度★☆☆　難易度★★☆ ───── 山本信三　41

9 ▶ 神経内分泌腫瘍　頻度★☆☆　難易度★★☆ ───── 木澤温子，七條智聖　44

10 ▶ 悪性黒色腫　頻度★☆☆　難易度★★☆ ───── 植田　錬，横井千寿　47

11 ▶ 悪性リンパ腫　頻度★☆☆　難易度★★☆ ───── 横井千寿　49

12 ▶ **転移性腫瘍** 頻 度 ★☆☆ 難易度 ★★☆ ⋯⋯⋯⋯⋯⋯⋯ 柿本　光　51

13 ▶ **壁内転移** 頻 度 ★☆☆ 難易度 ★★☆ ⋯⋯⋯⋯⋯ 田代　淳，新井雅裕　53

14 ▶ **GIST** 頻 度 ★☆☆ 難易度 ★★☆ ⋯⋯⋯⋯⋯⋯⋯ 大河原 敦　55

15 ▶ **脂肪肉腫** 頻 度 ★☆☆ 難易度 ★★☆ ⋯⋯⋯⋯⋯ 卜部祐司，岡　志郎　57

16 ▶ **癌肉腫** 頻 度 ★☆☆ 難易度 ★★☆ ⋯⋯⋯⋯⋯⋯⋯ 伊藤　峻　59

第2章　悪性腫瘍（胃）

1 ▶ *H. pylori* 感染関連胃癌
腺癌①：早期癌（分化型） 頻 度 ★★☆ 難易度 ★★☆ ⋯⋯⋯ 七條智聖，北川大貴　61

2 ▶ *H. pylori* 感染関連胃癌
腺癌②：早期癌（未分化型） 頻 度 ★★☆ 難易度 ★★☆ ⋯⋯ 七條智聖，北川大貴　64

3 ▶ *H. pylori* 感染関連胃癌
腺癌③：進行胃癌 頻 度 ★★★ 難易度 ★☆☆ ⋯⋯⋯ 北川大貴，七條智聖　67

4 ▶ *H. pylori* 感染関連胃癌
残胃癌 頻 度 ★★☆ 難易度 ★★☆ ⋯⋯⋯⋯⋯ 北川大貴，七條智聖　70

5 ▶ *H. pylori* 感染関連胃癌
除菌後胃癌 頻 度 ★★☆ 難易度 ★★★ ⋯⋯⋯⋯⋯⋯⋯ 小田島慎也　72

6 ▶ *H. pylori* 未感染胃癌
腺窩上皮型胃癌 頻 度 ★☆☆ 難易度 ★★☆ ⋯⋯⋯⋯⋯⋯ 山本信三　75

7 ▶ *H. pylori* 未感染胃癌
胃底腺型胃癌 頻 度 ★☆☆ 難易度 ★★★ ⋯⋯⋯⋯⋯ 大木大輔，辻　陽介　77

8 ▶ *H. pylori* 未感染胃癌
印環細胞癌 頻 度 ★☆☆ 難易度 ★★★ ⋯⋯⋯⋯⋯⋯⋯⋯ 岡本　真　80

9 ▶ **神経内分泌腫瘍** 頻 度 ★☆☆ 難易度 ★★☆ ⋯⋯⋯⋯⋯ 大河原 敦　82

10 ▶ **悪性黒色腫** 頻 度 ★☆☆ 難易度 ★☆☆ ⋯⋯⋯⋯⋯⋯ 神宝隆行　86

11 ▶ **悪性リンパ腫** 頻 度 ★★☆ 難易度 ★★☆ ⋯⋯⋯⋯⋯ 今野真己　88

12 ▶ **MALT リンパ腫** 頻 度 ★★☆ 難易度 ★★☆ ⋯⋯ 片岡陽佑，豊島　治　92

13 ▶ **転移性腫瘍** 頻 度 ★☆☆ 難易度 ★★☆ ⋯⋯⋯⋯⋯⋯⋯ 柿本　光　96

CONTENTS

14 ▶ **GIST** 頻　度★★☆　難易度★☆☆ ··· 田代　淳, 新井雅裕　98

15 ▶ **脂肪肉腫** 頻　度★☆☆　難易度★☆☆ ··· 伊藤　峻　101

第3章　悪性腫瘍（十二指腸）

1 ▶ **腺癌（非乳頭部）①：早期癌** 頻　度★☆☆　難易度★★☆ ··················· 小田島慎也　103

2 ▶ **腺癌（非乳頭部）②：進行癌** 頻　度★☆☆　難易度★☆☆ ··················· 小田島慎也　105

3 ▶ **乳頭腫瘍（腺腫～癌）** 頻　度★☆☆　難易度★★☆ ························· 保坂祥介, 小野敏嗣　107

4 ▶ **神経内分泌腫瘍** 頻　度★☆☆　難易度★★☆ ··· 小島健太郎　110

5 ▶ **悪性リンパ腫** 頻　度★★☆　難易度★★☆ ··································· 石橋　嶺, 辻　陽介　112

6 ▶ **GIST** 頻　度★★☆　難易度★★☆ ··· 石橋　嶺, 辻　陽介　116

第4章　良性～境界領域腫瘍（食道）

1 ▶ **乳頭腫** 頻　度★★★　難易度★☆☆ ··· 加藤知爾　118

2 ▶ **グリコーゲン・アカントーシス** 頻　度★★★　難易度★☆☆ ··········· 森　仁志, 七條智聖　120

3 ▶ **異所性皮脂腺** 頻　度★☆☆　難易度★☆☆ ··· 和田友則　122

4 ▶ **炎症性ポリープ（逆流性）** 頻　度★★☆　難易度★☆☆ ··················· 岩田琢磨, 中込　良　124

5 ▶ **粘膜下腫瘍（非悪性）** 頻　度★★☆　難易度★☆☆ ··· 神宝隆行　126

6 ▶ **嚢胞** 頻　度★☆☆　難易度★☆☆ ··· 小野敏嗣　128

7 ▶ **孤立性静脈拡張** 頻　度★★☆　難易度★☆☆ ··· 神宝隆行　130

8 ▶ **顆粒細胞腫** 頻　度★☆☆　難易度★★☆ ··································· 片岡陽佑, 和田友則　132

9 ▶ **扁平上皮内腫瘍** 頻　度★★☆　難易度★★☆ ··· 小田島慎也　134

第5章　良性〜境界領域腫瘍（胃）

1 ▶ 胃底腺ポリープ 頻 度★★★ 難易度★☆☆ ……… 大河原 敦 137

2 ▶ 過形成性ポリープ 頻 度★★★ 難易度★☆☆ ……… 今野真己 139

3 ▶ 炎症性線維性ポリープ 頻 度★★☆ 難易度★★★ …… 大木大輔, 辻 陽介 142

4 ▶ hamartomatous inverted polyp 頻 度★☆☆ 難易度★★★

……… 大木大輔, 辻 陽介 144

5 ▶ 胃腺腫 頻 度★★☆ 難易度★★☆ ……… 森 仁志, 七條智聖 146

6 ▶ 粘膜下腫瘍（非悪性） 頻 度★★★ 難易度★★☆ ……… 山本信三 149

7 ▶ Kaposi 肉腫 頻 度★☆☆ 難易度★☆☆ ……… 竜野稜子, 横井千寿 154

8 ▶ 胃グロムス腫瘍 頻 度★☆☆ 難易度★★☆ ……… 山中将弘, 秋山純一 156

第6章　良性〜境界領域腫瘍（十二指腸）

1 ▶ リンパ管腫 頻 度★★☆ 難易度★☆☆ ……… 片岡陽佑, 和田友則 159

2 ▶ Brunner 腺過形成 頻 度★★★ 難易度★☆☆ ……… 大河原 敦 161

3 ▶ 異所性胃粘膜 頻 度★★☆ 難易度★★☆ ……… 岡本 真 163

4 ▶ 腺腫 頻 度★☆☆ 難易度★★☆ ……… 岡本 真 165

5 ▶ 囊胞 頻 度★★★ 難易度★☆☆ ……… 柿本 光 167

第7章　消化管ポリポーシス

1 ▶ Cronkhite-Canada 症候群 頻 度★☆☆ 難易度★★★ …… 大隅 瞬, 小野敏嗣 169

2 ▶ 胃底腺ポリポーシス 頻 度★★☆ 難易度★☆☆ ……… 須澤綾友, 横井千寿 171

3 ▶ Peutz-Jeghers 症候群 頻 度★☆☆ 難易度★★☆ …… 石橋 嶺, 辻 陽介 174

4 ▶ 胃限局性若年性ポリポーシス 頻 度★☆☆ 難易度★★★ …… 小田島慎也 176

5 ▶ Cowden 症候群 頻 度★☆☆ 難易度★★☆ ……… 小島健太郎 178

CONTENTS

第8章　病原体感染などに起因する上部消化管病変

H. pylori 関連
1 ▶ **萎縮性胃炎** 頻 度★★★ 難易度★☆☆ ⋯⋯⋯⋯⋯ 岩田琢磨，井上　泰　180

H. pylori 関連
2 ▶ **胃・十二指腸消化性潰瘍** 頻 度★★★ 難易度★☆☆ ⋯⋯ 岩田琢磨，中込　良　183

H. pylori 関連
3 ▶ **胃・十二指腸びらん** 頻 度★★★ 難易度★☆☆ ⋯⋯⋯⋯ 田代　淳，新井雅裕　188

H. pylori 関連
4 ▶ **腸上皮化生** 頻 度★★★ 難易度★☆☆ ⋯⋯⋯⋯⋯⋯⋯⋯⋯ 小田島慎也　191

H. pylori 関連
5 ▶ **胃黄色腫** 頻 度★★★ 難易度★☆☆ ⋯⋯⋯⋯⋯⋯⋯⋯⋯⋯⋯ 今野真己　193

感染症
6 ▶ **消化管ヘルペス**
　　Herpes simplex virus 頻 度★☆☆ 難易度★★☆ ⋯⋯⋯ 野間絵梨子，飯塚敏郎　195

感染症
7 ▶ **サイトメガロウイルス感染症** 頻 度★★☆ 難易度★★☆ ⋯⋯ 大木大輔，辻　陽介　198

感染症
8 ▶ **食道カンジダ症**
　　Candida albicans 頻 度★★★ 難易度★☆☆ ⋯⋯⋯⋯⋯⋯⋯ 小島健太郎　200

感染症
9 ▶ **胃梅毒**
　　Treponema pallidum 頻 度★☆☆ 難易度★★☆ ⋯⋯⋯⋯ 中村暁子，横井千寿　202

感染症
10 ▶ **アニサキス** 頻 度★★☆ 難易度★☆☆ ⋯⋯⋯⋯⋯⋯ 田代　淳，新井雅裕　205

感染症
11 ▶ **胃蜂窩織炎** 頻 度★☆☆ 難易度★★☆ ⋯⋯⋯⋯⋯⋯ 大里俊樹，山崎泰史　207

第9章　自己免疫疾患・全身疾患などに伴う上部消化管病変

1 ▶ **Behçet病** 頻 度★☆☆ 難易度★★★ ⋯⋯⋯⋯⋯⋯⋯⋯⋯⋯ 岡本　真　209

2 ▶ **サルコイドーシス** 頻 度★☆☆ 難易度★★★ ⋯⋯⋯⋯⋯⋯⋯ 岡本　真　211

3 ▶ **アミロイドーシス** 頻 度★☆☆ 難易度★★★ ⋯⋯⋯⋯⋯ 大木大輔，辻　陽介　213

4 ▶ Crohn 病 頻 度★☆☆ 難易度★★☆ ──────── 大河原　敦　216

5 ▶ 好酸球性消化管障害 頻 度★☆☆ 難易度★★☆ ──────── 柿本　光　219

6 ▶ 自己免疫性胃炎 頻 度★☆☆ 難易度★★☆ ──────── 山本信三　221

7 ▶ 消化管 GVHD 頻 度★☆☆ 難易度★★★ ──────── 石橋　嶺, 辻　陽介　223

第10章　血管炎・循環障害に起因する上部消化管病変

1 ▶ 食道・胃・十二指腸静脈瘤 頻 度★★★ 難易度★☆☆ ──── 羽鳥清華, 小野敏嗣　225

2 ▶ 門脈圧亢進性胃症 頻 度★★☆ 難易度★★☆ ──────── 関川憲一郎　229

3 ▶ 血管拡張症
GAVE，DAVE も含めて 頻 度★☆☆ 難易度★☆☆ ──────── 山本信三　232

4 ▶ IgA 血管炎（Henoch-Schönlein 病） 頻 度★☆☆ 難易度★★☆
──────────────────── 前嶋恭平, 梅木清孝　235

第11章　薬剤に起因する上部消化管病変

1 ▶ ダビガトラン起因性食道炎 頻 度★★☆ 難易度★☆☆ ──────── 神宝隆行　237

2 ▶ NSAIDs 潰瘍 頻 度★★☆ 難易度★☆☆ ──────── 岡本　真　239

3 ▶ 腐食性食道炎 頻 度★☆☆ 難易度★★☆ ──────── 大木大輔, 辻　陽介　242

4 ▶ ビスフォスフォネート食道炎 頻 度★☆☆ 難易度★★☆ ──────── 小野敏嗣　244

5 ▶ 炭酸ランタン沈着胃粘膜 頻 度★☆☆ 難易度★★★ ──────── 大木大輔, 辻　陽介　246

6 ▶ PPI 関連胃底腺ポリープ 頻 度★★☆ 難易度★☆☆ ──────── 大河原 敦　248

第12章　その他の病変

1 ▶ 逆流性食道炎 頻 度★★★ 難易度★☆☆ ──────── 岩田琢磨, 中込　良　250

2 ▶ Barrett 食道 頻 度★★★ 難易度★☆☆ ──────── 小田島慎也　252

| 3 ▶ | **Mallory-Weiss 症候群** 頻　度★★★ 難易度★☆☆ | 田代　淳，新井雅裕 | 255 |

| 4 ▶ | **憩室** 頻　度★★☆ 難易度★☆☆ | 柿本　光 | 257 |

| 5 ▶ | **異物** 頻　度★★★ 難易度★☆☆ | 石橋　嶺，辻　陽介 | 259 |

| 6 ▶ | **胃石** 頻　度★☆☆ 難易度★☆☆ | 和田友則 | 261 |

付録　臨床分類

1 ▶ **癌の壁深達度分類** ———————————— 小田島慎也　263

2 ▶ **肉眼型分類** ———————————————— 小田島慎也　265

3 ▶ **IPCL 分類** ———————————————— 小田島慎也　267

4 ▶ **VS 分類** ————————————————— 小田島慎也　269

5 ▶ **LA 分類** ————————————————— 小田島慎也　270

6 ▶ **木村・竹本分類** ——————————————— 小田島慎也　271

7 ▶ **崎田・三輪分類** ——————————————— 小野敏嗣　273

8 ▶ **山田・福富分類** ——————————————— 小野敏嗣　275

9 ▶ **Prague 分類** ——————————————— 小野敏嗣　277

10 ▶ **Forrest 分類** ——————————————— 小野敏嗣　278

11 ▶ **Rindi 分類** ———————————————— 小野敏嗣　280

索　引 ————————————————— 281

	頻度	難易度
★★★	よく遭遇する	鑑別診断が難しい・よく悩む
★★☆	時折遭遇する	鑑別診断がやや難しい
★☆☆	稀に遭遇する	鑑別診断が易しい

略語一覧

略語	フルスペル	日本語
BJA	bamboo-joint like appearance	竹の節状外観
BLI	blue laser imaging	
CCS	Cronkhite-Canada syndrome	Cronkhite-Canada 症候群
CD	Crohn's disease	Crohn 病
CMV	Cytomegalovirus	サイトメガロウイルス
D-LECS	duodenal laparoscopic and endoscopic cooperative surgery	十二指腸腹腔鏡内視鏡合同手術
DAVE	diffuse antral vascular ectasia	びまん性胃前庭部毛細血管拡張症
DLBCL	diffuse large B-cell lymphoma	びまん性大細胞性B細胞性リンパ腫
DOAC	direct oral anticoagulant	直接経口抗凝固薬
EP	epithelium	
EP	endoscopic papillectomy	内視鏡的乳頭切除術
EUS	endoscopic ultrasonography	超音波内視鏡
FAP	familial adenomatous polyposis	家族性大腸腺腫症
FGA-RA	foveolar-type gastric adenoma with raspberry-like appearance	ラズベリー型腺窩上皮型胃癌
FGP	fundic gland polyp	胃底腺ポリープ
FVP	fibrovascular polyp	食道線維血管ポリープ
GAVE	gastric antral vascular ectasia	胃前庭部毛細血管拡張症
GERD	gastroesophageal reflux disease	胃食道逆流症
GIST	gastrointestinal stromal tumor	消化管間質腫瘍
GVHD	graft-versus-host disease	移植片対宿主病
HHV-8	human herpes virus-8	
HSV	herpes simplex virus	単純ヘルペスウイルス
IDUS	intraductal ultrasonography	管腔内超音波検査
IFP	inflammatory fibroid polyp	炎症性線維性ポリープ
IMVP	irregular microvascular pattern	
IPCL	intraepithelial papillary capillary loop	上皮乳頭内毛細血管ループ
LBC	light blue crest	
LCI	linked color imaging	色彩強調内視鏡
LPM	lamina propria mucosae	
LSBE	long segment Barrett's esophagus	
MALT	mucosa-associated lymphoid tissue	粘膜関連リンパ組織
MESDA-G	magnifying endoscopy simple diagnostic algorithm for gastric cancer	
MiNENs	mixed neuroendocrine-non-neuroendocrine neoplasms	
MM	muscularis mucosae	
NBI	narrow band imaging	狭帯域光観察

略語	フルスペル	日本語
NEC	neuroendocrine carcinoma	神経内分泌細胞癌
NEN	neuroendocrine neoplasms	
NERD	non-erosive reflux disease	非びらん性逆流性食道炎
NET	neuroendocrine tumor	神経内分泌腫瘍
NHPH	*Non-Helicobactor pylori Helicobacters*	
PD	pancreatoduodenectomy	膵頭部十二指腸切除術
PHG	portal hypertensive gastropathy	門脈圧亢進性胃症
PS	performance status	
RAC	regular arrangement of collecting venules	
RUT	rapid urease test	迅速ウレアーゼ試験
SM	submucosal layer	
SMT	submucosal tumor	粘膜下腫瘍
SNADET	superficial non-ampullary duodenal epithelial tumor	表在性非乳頭部十二指腸上皮性腫瘍
SPHG	stomal polypoid hypertrophic gastritis	吻合部ポリープ状肥厚性胃炎
SSBE	short segment Barrett's esophagus	
TLA	tree like appearance	
UBT	urea breath test	尿素呼気検査
WOS	white opaque substance	白色不透明物質

執筆者一覧

▶監修

藤城　光弘　東京大学医学部附属病院消化器内科・臨床腫瘍科

▶編集

小田島慎也　帝京大学医学部内科学講座

小野　敏嗣　東京都健康長寿医療センター消化器・内視鏡内科

▶執筆者（掲載順）

深川　一史　東京都健康長寿医療センター消化器・内視鏡内科

小島健太郎　三井記念病院消化器内科

木澤　温子　大阪国際がんセンター消化管内科

七條　智聖　大阪国際がんセンター消化管内科

伊藤　峻　千葉西総合病院消化器内科

山本　信三　日本赤十字社医療センター消化器内科

植田　錬　国立国際医療研究センター病院消化器内科

横井　千寿　国立国際医療研究センター病院消化器内科

柿本　光　同愛記念病院消化器内科

田代　淳　練馬光が丘病院消化器内科

新井　雅裕　練馬光が丘病院消化器内科

大河原　敦　日立総合病院消化器内科

卜部　祐司　広島大学病院消化器内科

岡　志郎　広島大学大学院医系科学研究科消化器内科学

北川　大貴　大阪国際がんセンター消化管内科

大木　大輔　東京大学医学部附属病院消化器内科

辻　陽介　東京大学医学部附属病院消化器内科

岡本　真　JR東京総合病院消化器内科

神宝　隆行　東京警察病院消化器科

今野　真己　栃木県立がんセンター消化器内科／聖マリアンナ医科大学消化器内科

片岡　陽佑　三楽病院消化器内科

豊島　治　とよしま内視鏡クリニック

保坂　祥介　東京都健康長寿医療センター消化器・内視鏡内科

石橋　嶺　東京大学医学部附属病院消化器内科

加藤　知爾　東京逓信病院消化器内科

森　仁志　大阪国際がんセンター消化管内科

和田　友則　三楽病院消化器内科

岩田　琢磨　関東中央病院肝胆膵内科

中込　良　関東中央病院肝胆膵内科

竜野　稜子　国立国際医療研究センター病院消化器内科

山中　将弘　静岡済生会総合病院消化器内科・肝胆膵内科

秋山　純一　国立国際医療研究センター病院消化器内科

大隅　瞬　東京都健康長寿医療センター消化器・内視鏡内科

須澤　綾友　国立国際医療研究センター病院消化器内科

井上　泰　関東中央病院病理診断科

野間絵梨子　東京都立駒込病院消化器内科

飯塚　敏郎　東京都立駒込病院消化器内科

中村　暁子　国立国際医療研究センター病院消化器内科

大里　俊樹　岡山大学病院消化器内科

山崎　泰史　岡山大学病院消化器内科

羽鳥　清華　東京都健康長寿医療センター消化器・内視鏡内科

関川憲一郎　東京逓信病院内視鏡センター

前嶋　恭平　千葉西総合病院消化器内科

梅木　清孝　千葉西総合病院消化器内科

美しい画像で見る
内視鏡アトラス
上部消化管

腫瘍から感染性・炎症性疾患まで、
典型例とピットフォール画像で鑑別点を理解する

第1章 悪性腫瘍（食道）

1 扁平上皮癌①：表在癌（M〜SM）

深川一史，小野敏嗣

▶ 疾患の概要

1）食道扁平上皮癌とは

- 60歳以上の男性が多い（男女比約6：1）．占拠部位は胸部中部食道に最も多い．また，頭頸部癌との同時性・異時性の重複癌が多いことが知られている．リスク因子として，飲酒・喫煙があげられる．特に少量飲酒で顔が赤くなる人（フラッシャー）は発がんリスクが高い．

2）表在型食道癌と早期食道癌

- 食道癌の壁深達度では，腫瘍が非角化重層扁平上皮にとどまる病変がepithelium（EP），粘膜固有層内にとどまる病変がlamina propria mucosae（LPM），粘膜筋板にとどまる病変がmuscularis mucosae（MM），粘膜下層にとどまる病変がsubmucosal layer（SM）である．
- **早期食道癌**とは深達度がEP〜MMの病変であり，**表在型食道癌**とは深達度がEP〜SMの病変をさす．どちらもリンパ節転移の有無は問わないとされる．
- 表在型食道癌の壁深達度は，6段階に亜分類されている．外科切除検体では，粘膜層をT1a-EP，LPM，MMの3層に，粘膜下層は3等分してT1b-SM1，SM2，SM3に亜分類する（**付録1参照**）．内視鏡的切除検体では，粘膜筋板下端から癌最深部の浸潤距離が200μm以内をSM1，それ以深をSM2と分類している．

▶ 特徴的な所見と診断

- 表在型食道癌における内視鏡診断には，異常な領域の有無を確認する存在診断，それが良性か悪性かを確認する質的診断，そしてその範囲，深達度を判断する量的診断の3つがある．

1）存在診断

- 白色光では扁平上皮癌は発赤調の領域として認識されることが多く，時に角化を伴う場合もある．また，NBI（narrow band imaging）やBLI（blue laser imaging）などの画像強調観察で，境界明瞭なbrownish areaとして認識できる．これは，病巣内のIPCL拡張所見（**付録3参照**）と合わせ，血管間の間質の色調変化（background coloration）が加わったためと考えられている[1]．

2）質的診断

- 拡大内視鏡を用いたNBI/BLIを用いて行う．IPCLの形態学的変化（Type B血管）を認め，それが領域性のあるbrownish area内に存在すれば，癌として診断できる．

3）量的診断

- 食道癌は深達度とリンパ節転移との間に強い相関があるため，以下の3群に表在型食道癌を分ける必要がある[2]．

- ◆ ①内視鏡的切除術（EMR/ESD）の適応となる EP/LPM
- ◆ ②内視鏡治療の相対的適応とされる MM/SM1
- ◆ ③リンパ節郭清を伴う外科的な根治術が必要な SM2 以深
- 日本食道学会は，異型の弱い腫瘍や炎症でみられる血管を Type A，扁平上皮癌でみられる血管を Type B に 2 分した．また，深達度診断のために Type B を B1，B2，B3 に亜分類している[2,3]．血管構造と深達度のおよその関係は以下のとおりである．
  - ◆ Type A … 非癌に相当
  - ◆ Type B1 … EP/LPM に相当
  - ◆ Type B2 … MM/SM1 に相当
  - ◆ Type B3 … SM2 以深に相当

4）術前深達度診断精度

- 拡大内視鏡による深達度診断の精度については，Clinical（c）EP/LPM については精度 92.4 %，cSM2 についても 90.7 % と精度は高い．しかしながら，cMM/SM1 癌の術前診断能については 55.7 % と十分なものではない（**表1**）．この場合には，より低侵襲な内視鏡治療を選択すべきである[4]．
- EUS（endoscopic ultrasonography）による深達度診断については，EUS を追加しても有意な正診率向上にはつながらず，その有用性は確認されなかった[5]．
- また，内視鏡治療の適応を考える際に，深達度診断とともに重要になってくるのが，病変の範囲診断である．内視鏡切除範囲は術後の狭窄リスクと密接に関連するためである．範囲診断には画像強調拡大内視鏡やヨード染色が推奨される．ヨード染色はより明瞭に病変境界を描出できる．しかしながら，ヨードは強い刺激性をもつため，使用を限定し，少なくともスクリーニングでの使用は避けるべきである．
- 内視鏡切除後には，切除標本の組織所見をもとに治癒判定が行われ，必要に応じて追加治療を検討する．

▶ 鑑別のピットフォール

- 通常観察（白色光，画像強調）において，**境界が明瞭**であれば，**上皮性病変**を疑う．さらに，画像強調拡大内視鏡にて **Type B 血管**を認めれば，**表在型癌**を疑う（**図1～4**）．Type B 血管がなければ，**異型上皮**（**図5**）や**炎症**（**図6**），**異所性胃粘膜**（**図7**）などを疑う．

参考文献

1) Takahashi M, et al：Endoscopic diagnosis of early neoplasia of the esophagus with narrow band imaging：correlations among background coloration and iodine staining findings. J Gastroenterol Hepatol, 29：762-768, 2014
2) 千野 修, 他：食道表在癌の深達度診断. 日本消化器内視鏡学会雑誌, 57：1243-1253, 2015
3) 石原 立, 飯石浩康：表在食道癌の拡大内視鏡診断—日本食道学会分類に則った血管構造の読み方—. 日本消化器内視鏡学会雑誌, 56：3818-3826, 2014
4) 石原 立, 他：食道癌に対する ESD/EMR ガイドライン. 日本消化器内視鏡学会雑誌, 62：221-271, 2020
5) Ishihara R, et al：Assessment of the Diagnostic Performance of Endoscopic Ultrasonography After Conventional Endoscopy for the Evaluation of Esophageal Squamous Cell Carcinoma Invasion Depth. JAMA Netw Open, 4：e2125317, 2021

表1 拡大内視鏡による深達度診断精度

拡大内視鏡診断	pEP/LPM	pMM/SM1	pSM2
cEP/LPM（B1血管）	92.40%	6.00%	1.50%
cMM/SM1（B2血管）	27.40%	55.70%	17.00%
cSM2以深（B3血管）	0%	9.30%	90.70%

文献4をもとに作成.

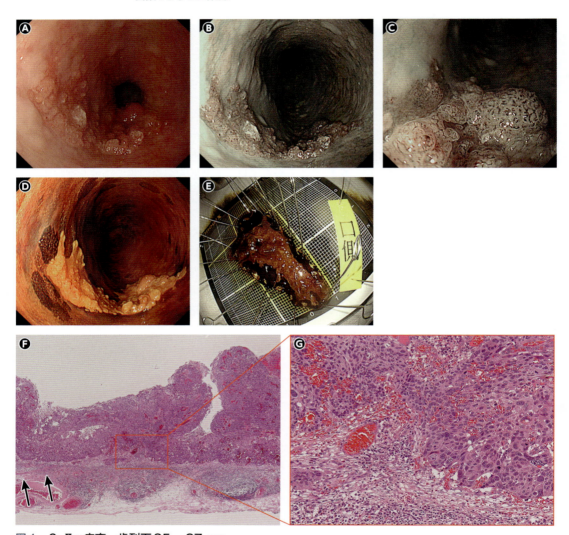

図1 0-Ⅱa病変　歯列下25〜27 cm

Ⓐ）後壁に白色光で発赤調の隆起性病変を認める.
Ⓑ）NBIで同部位はbrownish areaとして境界は明瞭に認識できる.
Ⓒ）NBI拡大観察では，全体的に乳頭状増殖が目立ち，一部でB2血管を認める.
Ⓓ）ヨード撒布すると不染帯として認める.
Ⓔ）ESD検体〔35×15 mm, 0-Ⅱa, pT1b（SM1, 50μm）, INFb, Ly0, V1, pHM0, pVM0〕
矢印部にわずかに粘膜筋板が残存しているが，他の部分では粘膜筋板は消失している（Ⓕ）.
深達度はSM50μmであった（Ⓖ）.

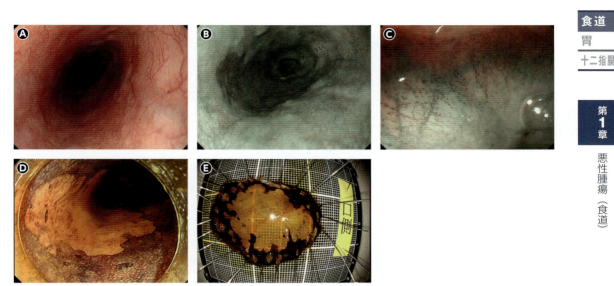

図2 0-Ⅱb病変　歯列下37〜40 cm
Ⓐ）後壁に白色光でやや発赤調の領域が広がる．
Ⓑ）NBIで同部位はほぼ平坦な brownish area として認識できる．
Ⓒ）NBI拡大観察では，B1血管を認める．
Ⓓ）ヨード撒布すると不染帯として認める．
Ⓔ）ESD検体（29×22 mm, 0-Ⅱb, pT1a-EP, Ly0, V0, pHM0, pVM0）

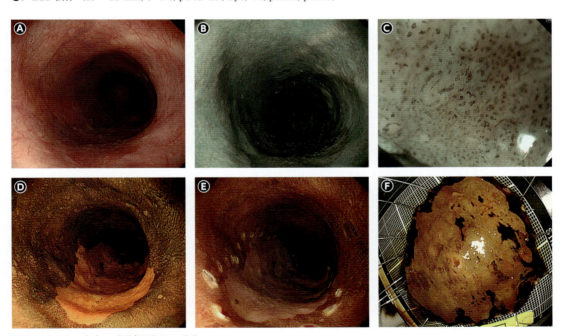

図3 0-Ⅱc病変　歯列下25〜30 cm
Ⓐ）後壁に白色光でやや発赤調の領域が広がる．
Ⓑ）NBIで同部位はほぼ平坦な brownish area として認識できる．
Ⓒ）NBI拡大観察では，B1血管を認める．明らかなB2血管は認めない．
Ⓓ）ヨード撒布すると不染帯として認める．
Ⓔ）2〜3分で pink color sign となる．
Ⓕ）ESD検体（54×41 mm, 0-Ⅱc, pT1a-MM, Ly1, V0, pHM0, pVM0）

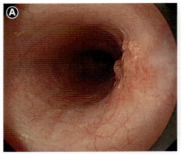 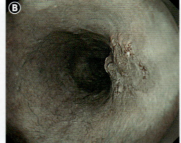 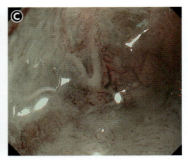

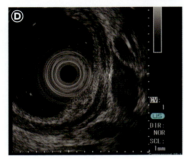

図4　0-Ⅱa病変　歯列下32 cm
Ⓐ）右壁に20 mm大の粗大な陥凹内結節を伴う発赤陥凹を認める．
Ⓑ）NBIでも境界明瞭な病変として認識できる．
Ⓒ）NBI拡大ではB2血管を認め，一部にB3血管も認める．
Ⓓ）EUSでは表層から連続する腫瘍エコーが5/9層直上まで連続的に観察され，一部では筋層との境界エコーも不明瞭となっている．
以上から，SM深部への浸潤が疑われた．

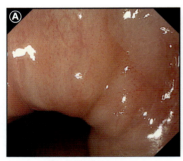 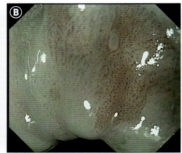 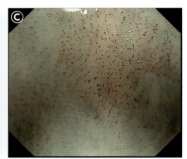

図5　異型上皮
Ⓐ）下部食道前壁〜右壁に淡い発赤調の領域を認める．
Ⓑ）NBIでは発赤に一致してbrownish areaとして認識できる．
Ⓒ）NBI併用拡大観察ではIPCLがわずかに拡張しているが，4徴（拡張・蛇行・口径不同・形状不均一）すべてを満たさない．

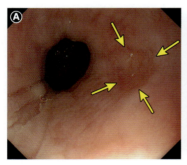 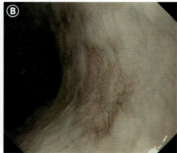 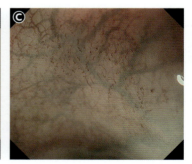

図6　食道炎
Ⓐ）下部食道右壁に白色光で境界はやや不明瞭な淡発赤調のやや陥凹した領域を認める．
Ⓑ）NBIでは発赤に一致して淡いbrownish areaとして認識できる．
Ⓒ）NBI併用拡大観察ではIPCLがほぼ正常であるTypeA血管を認める．

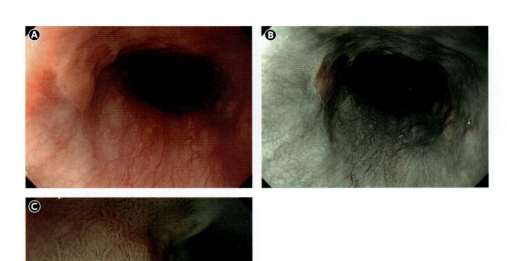

図7　異所性胃粘膜
Ⓐ）頸部食道左壁に白色光で淡い発赤調の領域を認める．
Ⓑ）NBIでは発赤に一致してbrownish areaを認める．
Ⓒ）NBI併用拡大観察では胃粘膜と同様の腺上皮模様を認める．

第1章　悪性腫瘍（食道）

2　扁平上皮癌②：進行癌

深川一史，小野敏嗣

▶ 疾患の概要
- 食道癌の深達度が筋層あるいはそれ以上に深くまで広がっていると推定される病変（T2〜T4）を「進行型」としている．

▶ 特徴的な所見と診断
- 進行型は，その肉眼型によって，1型（隆起型），2型（潰瘍限局型），3型（潰瘍浸潤型），4型（びまん浸潤型）のいずれかに分類し，それで表現できない病変を5型とする（**付録2参照**）．食道進行癌では2型，3型が多い（図1〜3）．

▶ 鑑別のピットフォール
- 扁平上皮癌（進行癌）の鑑別としては，**腺癌，腺扁平上皮癌，腺様嚢胞癌，神経内分泌癌，悪性リンパ腫**（図4）などがあげられる．
- 生検で扁平上皮癌（進行癌）の診断がついた後，CTやPET検査などにより**臨床的ステージ（cStage）**分類を行う．
- cStage Ⅱ/Ⅲ期に対する治療は，耐術能があれば術前化学療法＋手術が標準治療である．耐術能がない，または手術を希望されない場合には化学放射線療法や放射線療法，化学療法などを選択する．cStage Ⅳ期について，performance status（PS）が良好であれば，cStage Ⅳa期では化学放射線療法が，Ⅳb期では化学療法が選択される．PS不良であれば緩和的対症療法が中心となる．
- 食道癌終末期患者に対する緩和治療の1つとして，食道狭窄や食道気管瘻に対する**金属ステント留置術**がある（図5，6）．患者のQOLを向上させる一方で，出血や穿孔といった偶発症のリスクもあるため，その適応には慎重な判断が求められる．

参考文献
1）「食道癌診療ガイドライン2022年版 第5版」（日本食道学会/編），金原出版，2022

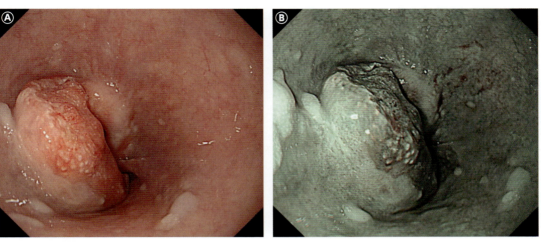

図1　1型腫瘍
歯列下25〜32 cmに半周性の1型腫瘍を認める.

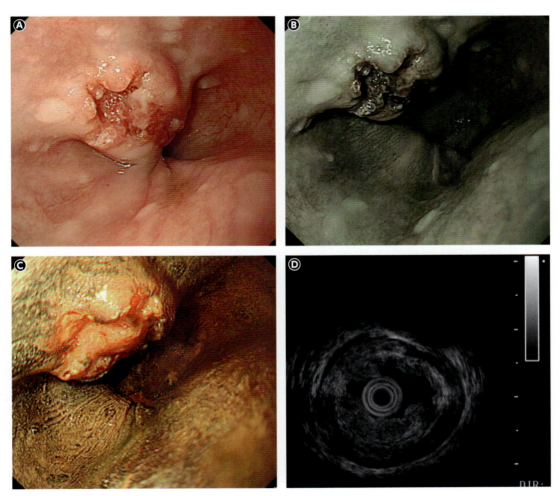

図2　2型腫瘍
Ⓐ〜Ⓒ）歯列下38 cmにひだ集中を伴う25 mm程度の2型病変を認める.
Ⓓ）EUSでは腫瘍は低エコー領域として認識され広範にSM浸潤をきたしており，腫瘍によるMP層圧排像を認める.

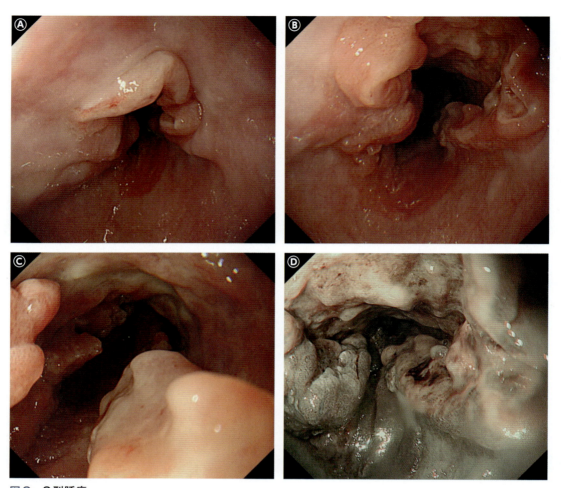

図3 3型腫瘍
歯列下32〜38 cmに亜全周性,易出血性の3型腫瘍を認める.

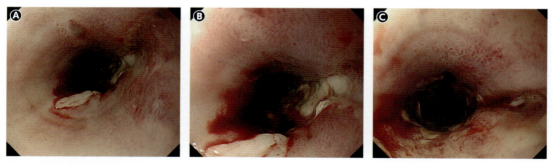

図4 悪性リンパ腫（DLBCL）
切歯30〜38 cmに全周性に狭窄を伴い,粘膜の光沢が消失し,血管透見が消失している領域を認める.特に後壁から右壁にかけて,潰瘍を伴う領域を認める.
生検では異型リンパ球様細胞がびまん性に浸潤してみられ,免疫染色で以下の結果となりdiffuse large B-cell lymphoma（DLBCL）との診断に至った.
〈免疫染色〉
・異型リンパ球様細胞：CD3陰性,CD5陰性,CD10陰性,CD20陽性,Bcl2陽性,CD79a陽性,Ki-67 index high（90％程度）

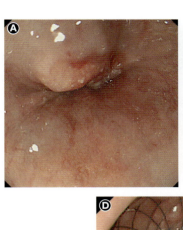
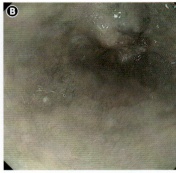
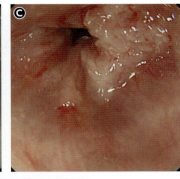
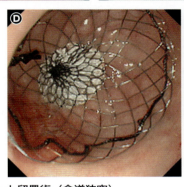
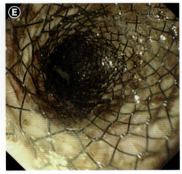

図5　金属ステント留置術（食道狭窄）
Ⓐ～Ⓒ）歯列下33～38 cmにほぼ全周性に3型腫瘍を認める．
Ⓓ）食道ステントを留置した直後．
Ⓔ）留置後3日，スコープ通過も容易なほど開通した．

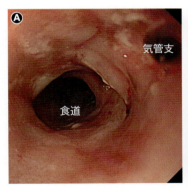
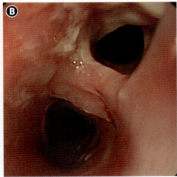
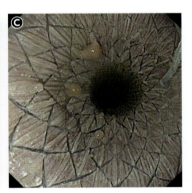

図6　金属ステント留置術（食道気管瘻）
Ⓐ，Ⓑ）食道気管瘻を認める．
Ⓒ）ステントを留置．

第1章 悪性腫瘍（食道）

3 腺癌（含むBarrett腺癌）①：表在癌（M～SM）

小島健太郎

疾患の概要

- 食道腺癌は本邦では食道癌の10％程度を占める（欧米では60～70％を占める）．
- 食道腺癌のほとんどが**Barrett食道**から発生し，なかでも**LSBE**（long segment Barrett's esophagus）や**慢性的な胃食道逆流症**が危険因子となる．
- 本邦におけるBarrett食道でLSBEの頻度は1％以下と稀であるが，LSBEにおける食道腺癌の発症リスクは年率1.2％と高い[1]．
- 表在型のBarrett食道腺癌における**内視鏡治療の適応**は，食道扁平上皮癌に準じて**深達度T1a-LPM**までの**分化型腺癌**とされており，T1a-DMM浸潤例，未分化癌，潰瘍合併例に対する治療のコンセンサスは得られていない[2]．

特徴的な所見と診断

- Barrett食道に生じた表在型食道腺癌では，肉眼的に0-Ⅰ型や0-Ⅱa型の発赤調隆起性病変を呈することが多い（図1，2）．ただし，LSBEから発生する食道腺癌では，平坦陥凹型の病変もみられる．まずは，通常観察の際にBarrett食道内の発赤や凹凸に注意を払う．
- 病変の好発部位に関しては，SSBE（short segment Barrett's esophagus）に発生したBarrett食道腺癌では右側前壁（0～3時方向）に多く，LSBEに発生した病変では右側壁（1～5時方向）に多いとされる[3,4]．
- SSBEから発生するBarrett食道腺癌でSCJにかかるものは，非腫瘍性の扁平上皮で被覆されることがある（図3）ため，病変の範囲診断に注意を要する．

鑑別のピットフォール

- 表在型Barrett食道腺癌以外に食道胃接合部に生じる病変として，炎症性ポリープや胃底腺ポリープ，乳頭腫などの良性疾患，扁平上皮癌などの悪性疾患が鑑別となる．扁平上皮癌の場合は，NBI観察でdot状の微細血管が観察され，腺癌と鑑別可能である．

引用文献

1) Matsuhashi N, et al：Surveillance of patients with long-segment Barrett's esophagus：A multicenter prospective cohort study in Japan. J Gastroenterol Hepatol, 32：409-414, 2017
2) 「食道癌診療ガイドライン2022年版 第5版」（日本食道学会/編），金原出版，2022
3) Pech O, et al：Prospective evaluation of the macroscopic types and location of early Barrett's neoplasia in 380 lesions. Endoscopy, 39：588-593, 2007
4) Cassani L, et al：Directional distribution of neoplasia in Barrett's esophagus is not influenced by distance from the gastroesophageal junction. Gastrointest Endosc, 77：877-882, 2013

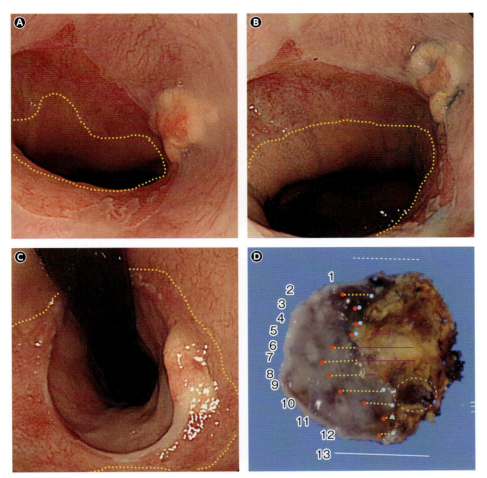
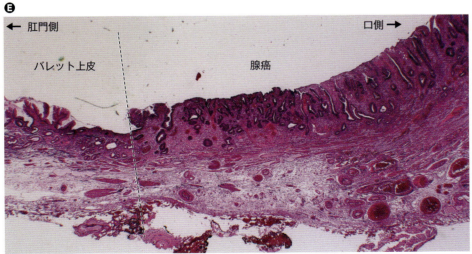

図1 SSBEに生じたBarrett食道腺癌（M癌）ESD切除症例

Ⓐ) 白色光：SCJ直下右前壁（2時方向），Barrett上皮の範囲内に軽度発赤調の0-Ⅱa病変を認める．SCJと接する箇所では，病変辺縁が非腫瘍性の扁平上皮に被覆されている．黄色点線（‥‥）はBarrett上皮と円柱上皮の境界．
Ⓑ) インジゴカルミン撒布像
Ⓒ) 反転での観察像（白色光）
Ⓓ) ESD標本：tub1, 0-Ⅱa (8×6mm), pT1a-SMM, pHM0, pVM0, ly0, v0
（桃色実線（—）が病変の範囲，水色点（●）がSCJ，黄色点線（‥‥）がBarrett食道，赤色点（●）がBarrett食道と円柱上皮との境界）
Ⓔ) 病理標本（HE染色）：病変肛門側にBarrett上皮を認め，Barrett食道腺癌に矛盾しない所見である．

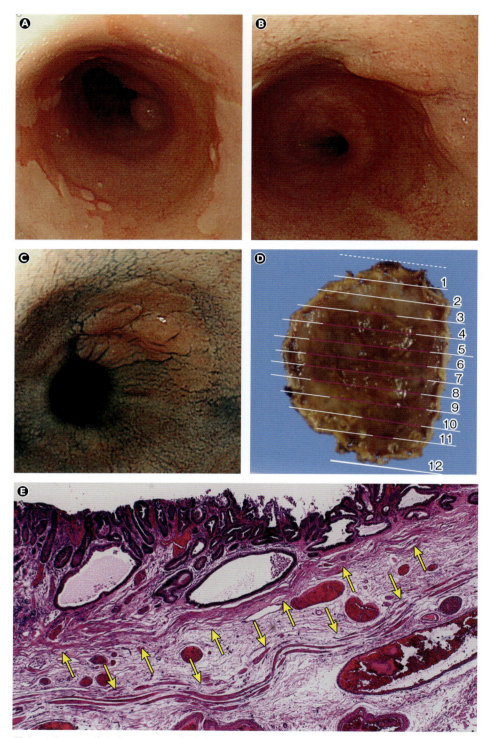

図2 LSBEに生じたBarrett食道腺癌（M癌）ESD切除症例

Ⓐ, Ⓑ) 白色光：LSBE内の胸部中部食道右側前壁（0〜3時方向）に軽度発赤調の0-Ⅱa病変を認める．
Ⓒ) インジゴカルミン撒布像：病変の境界が明瞭となる．
Ⓓ) ESD標本：tub1, 0-Ⅱa（23×21 mm），pT1a-LPM, pHM0, pVM0, ly0, v0
（桃色実線（━）が病変の範囲）
Ⓔ) ESD病理標本（HE染色）：病変部でBarrett食道の特徴である粘膜筋板の二重化が認められる
（⇨）．Barrett食道における粘膜筋板の二重化は癌化の高リスクとなる．

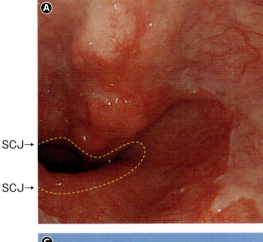
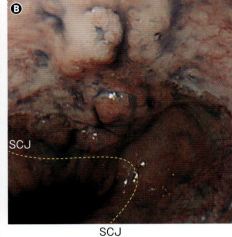
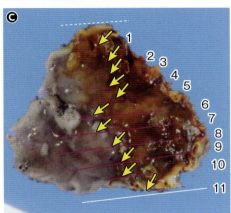
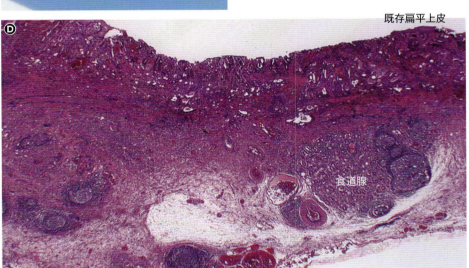

図3 SSBEに生じたBarrett食道腺癌（SM癌）ESD切除，追加切除症例

Ⓐ）白色光：SCJ直下右側前壁（1時方向）に発赤調の不整な0-Ⅱa病変を認める．SCJと接する箇所では，病変辺縁が非腫瘍性の扁平上皮に被覆されている．黄色点線（‥‥）はBarrett上皮と円柱上皮の境界．
Ⓑ）インジゴカルミン撒布像：病変の境界がより明瞭となる．
Ⓒ）ESD標本：por2-sig＞tub1-2, 0-Ⅱa（24×14 mm），pT1b-SM2, ly1, v1, HMX, VM1
（桃色実線（—）が病変の範囲，黄色矢印がSCJ）
Ⓓ）ESD病理標本：粘膜内に印環細胞癌の増殖を認め，連続して接着性の低い小型腺管が粘膜下層に広範に浸潤しており，深達度はSM 2,000 μmに及ぶ．腫瘍により，表層の扁平上皮や粘膜筋板が破壊されているものの，病変粘膜下層に食道腺を認め，Barrett食道腺癌としても矛盾しない．本症例は最終的に追加切除が施行されたが，遺残病変やリンパ節転移を認めなかった．

第**1**章　悪性腫瘍（食道）

4 腺癌（含むBarrett腺癌）②：進行癌

小島健太郎

▶ 疾患の概要

- 進行Barrett食道腺癌は，本邦では食道胃接合部癌の1つとして扱われることが多く，手術可能な症例では，病変の局在に応じて食道亜全摘術や拡大胃全摘術が行われているが，術式については標準化されていない．
- 進行Barrett食道癌を含めた食道胃接合部癌の5年生存率は約25％と不良である．

▶ 特徴的な所見と診断（図1, 2）

- 進行型Barrett食道腺癌ならではの特徴的な肉眼所見があるわけではないが，Barrett食道腺癌が進行すると，組織型が未分化型成分主体へと変化することがある．

▶ 鑑別のピットフォール

- 進行型Barrett食道腺癌以外に食道胃接合部に生じる病変として，胃噴門部癌や食道扁平上皮癌などが鑑別となる．食道扁平上皮癌の場合は，拡大NBI観察での微細血管構造の観察，生検で腺癌との鑑別が可能であるが，食道浸潤を伴う胃噴門部癌の場合，病変肛門側にBarrett食道を認める場合を除いて厳密な鑑別は困難である．病理標本で病変部に食道腺や粘膜筋板の二重化といったBarrett食道に特徴的な所見がある場合は，Barrett食道腺癌としても矛盾しない（図1 Ⓓ, Ⓔ）．

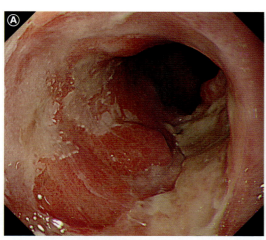
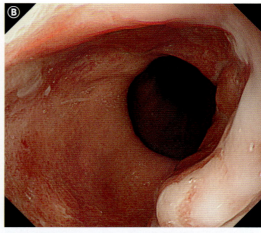
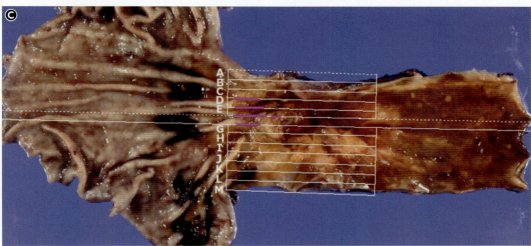
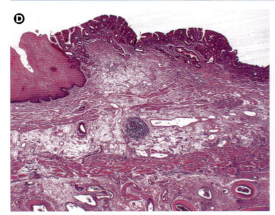
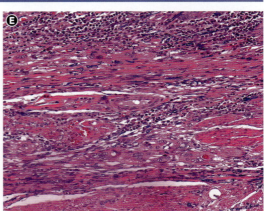

図1 LSBEに合併したBarrett食道腺癌（進行癌）手術症例

Ⓐ, Ⓑ）SCJ直下4〜6時方向に潰瘍があり，その肛門側のBarrett食道内に2/3周性の3型病変を認める．
Ⓒ）手術標本：SCJの潰瘍（瘢痕）の肛門側に腺癌を認める．
Ⓓ, Ⓔ）病理標本：腫瘍は固有筋層にわずかに浸潤している．腫瘍が粘膜内に留まる箇所では，粘膜筋板の二重化を認め，Barrett食道腺癌として矛盾しない．

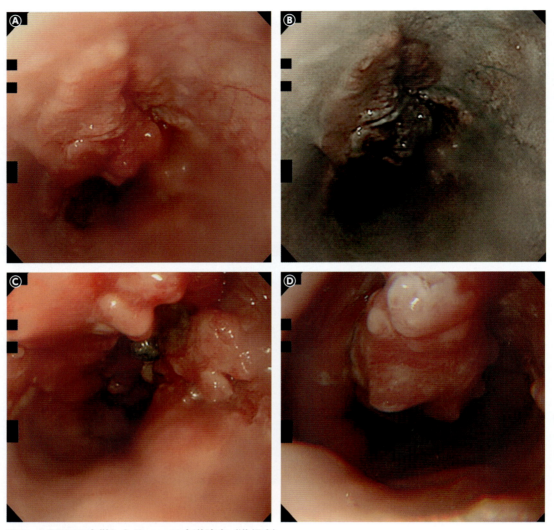

図2 LSBEに合併したBarrett食道腺癌（進行癌）

Ⓐ, Ⓒ, Ⓓ) 胸部下部食道（切歯34〜41 cm）前壁を主座とする3/4習性の3型病変を認め，病変周囲にBarrett食道を認める．生検では高-中分化型腺癌であり，癌に連続して正常扁平上皮が認められた．
Ⓑ) ⒶのNBI所見

第1章 悪性腫瘍（食道）

5 小細胞癌

小島健太郎

▶ 疾患の概要

- 食道小細胞癌は，食道癌取扱い規約[1]上，食道未分化癌の一種であり，角化傾向，細胞間橋，粘液産生，腺管形成といった組織学的に扁平上皮や腺上皮への分化傾向を示さない悪性腫瘍である．
- 食道小細胞癌は，食道悪性腫瘍の1～5％と稀な腫瘍であり，早期からリンパ節転移や遠隔転移をきたし，1年生存率は10％程度ときわめて予後不良である．
- 根治切除不能例では，肺小細胞癌に準じた化学療法が施行されることが多いが，標準治療は確立していない．

▶ 特徴的な所見と診断（図1）

- 食道小細胞癌の内視鏡所見として，通常の扁平上皮癌と比べると，**上皮下発育**を呈することが多く，腫瘍の立ち上がりは比較的急峻である．病変中央に陥凹を有するが，辺縁まで上皮の被覆があり，辺縁は切り立っている．潰瘍底は白苔に覆われているが，比較的白苔が薄く平滑である[2]．好発部位は中部食道が多い．

▶ 鑑別のピットフォール

- 上皮下発育が目立つ食道小細胞癌では，**食道粘膜下腫瘍との鑑別**が問題となることがある．確定診断には生検が必要であるが，腫瘍表層を被覆する非腫瘍性扁平上皮からではなく，腫瘍が確実に露出した箇所からの生検を行う．場合によっては，EUS-FNAも考慮する．

参考文献
1) 「食道癌取扱い規約 第12版」（日本食道学会/編），金原出版，2022
2) 幕内博康，鬼島 宏：食道原発未分化癌の診断と治療．病理と臨床，20：479-488，2002

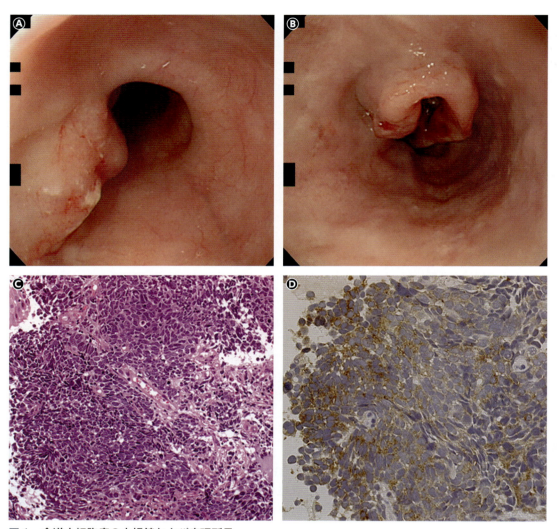

図1　食道小細胞癌の内視鏡および病理所見

Ⓐ）胸部中部食道左壁に丘状の1型病変を認める．小型の病変であるが，腫瘍の立ち上がりは比較的急峻で，中心は軽度陥凹しており，びらんを伴っている．病変辺縁は非腫瘍性扁平上皮に覆われ，粘膜下腫瘍様の形態を呈しており，上皮下発育を示唆する所見である．

Ⓑ）胸部下部食道に2型病変を認める．病変辺縁は非腫瘍性扁平上皮に覆われている．

Ⓒ）症例Ⓐの生検病理標本（HE染色，×20）：高N/C比でクロマチン濃染性の異形細胞が木目込み様配列をとり浸潤がみられる．

Ⓓ）症例Ⓐの生検病理標本（synaptophysin，×40）：小細胞癌のマーカーであるsynaptophysin陽性となる．

第1章　悪性腫瘍（食道）

6　腺扁平上皮癌

頻度 ★☆☆
難易度 ★★☆

木澤温子，七條智聖

▶ 疾患の概要

- 「食道癌取扱い規約第12版」[1]において，腺扁平上皮癌（adenosquamous carcinoma）は腺癌と扁平上皮癌の両成分から構成される上皮性悪性腫瘍と定義されており，両成分はともに20％以上混在するものとする．
- 発生頻度は稀で，食道癌の0.37〜1％を占める[2]．
- 男女比は，4〜8：1と男性に多い[2]．
- 予後に関しては，食道扁平上皮癌と比較し同等〜不良とされている[2,3]．

▶ 特徴的な所見と診断

- 進行癌の報告が散見され，表在癌の報告例は少ない．
- 進行癌の肉眼型は，潰瘍性病変から隆起性病変までさまざまで，腺扁平上皮癌に特徴的な所見はなく，内視鏡所見だけでは扁平上皮癌との区別が困難である[2]．
- 表在癌の内視鏡所見も扁平上皮癌と類似しており（図1），通常光観察，狭帯光域観察（narrow band imaging：NBI）やヨード染色の所見で腺扁平上皮癌と診断するのは難しいことが多い[4]．

▶ 鑑別のピットフォール

- 生検診断では**食道扁平上皮癌と誤診**されることが多く，そのような例では内視鏡治療や外科手術で病変を切除した後に，腺扁平上皮癌と改めて診断される（図2）．その理由として，扁平上皮癌成分が粘膜側に存在し，腺癌成分はより深層に存在する傾向にあるため，NBIでの拡大観察所見も扁平上皮癌の拡大所見と類似し，生検では深層の腺癌成分を確認することが困難なためである[2]．
- 表在癌の症例で日本食道学会の拡大内視鏡分類におけるtype R血管が観察された報告もあるが[5]，その所見だけでは，特殊型や低分化扁平上皮癌も鑑別にあがるため，病理診断と併せての鑑別が肝要と考える．

文献
1) 「食道癌取扱い規約　第12版」（日本食道学会/編），p39，金原出版，2022
2) Schizas D, et al：Adenosquamous Carcinoma of the Esophagus：A Literature Review. J Transl Int Med, 6：70-73, 2018
3) 佐々木善浩，他：食道胃接合部に発生した腺扁平上皮癌の1切除例．日本消化器病学会雑誌，112：848-855，2015
4) Liu GY, et al：Esophageal superficial adenosquamous carcinoma resected by endoscopic submucosal dissection：A rare case report. World J Clin Cases, 9：1336-1342, 2021
5) 鈴木悠悟，他：特殊組織型食道癌の拡大内視鏡診断．胃と腸，53：1372-1382，2018

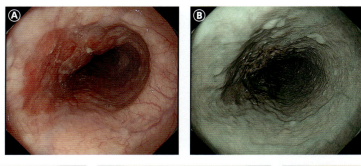
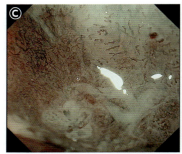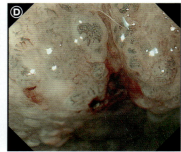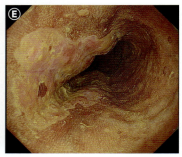

図1　食道腺扁平上皮癌の内視鏡所見

Ⓐ）通常観察像．中部食道に1/3周性の凹凸不整な発赤調病変を認める．
Ⓑ）NBIではbrownish areaとして認識され，食道扁平上皮癌に類似した内視鏡像を呈する．
Ⓒ，Ⓓ）NBI拡大観察像．Ⓒ）画像中央〜左上方ではtype R血管が観察される．Ⓓ）ループがほどけたtype B2血管が観察され，その深部にシアン調のやや太い血管も視認できる．
Ⓔ）ヨード染色像．不染帯となり，pink color sign陽性で，食道扁平上皮癌に類似した像を呈する．

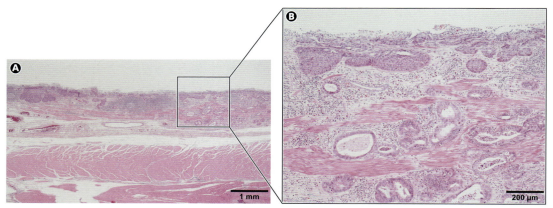

図2　術後病理所見

Poorly differentiated squamous cell carcinoma with focal adenocarcinoma components, Mt, type 0-Ⅱa, 45 × 32 mm, pT1b-SM1, INFb, ly1, v0, pIM0, pPM0, pDM0, pRM0［pT1bN1M0］
Ⓐ）HE染色，ルーペ像（×20）．癌浸潤は粘膜下層に及んでいる．
Ⓑ）黄枠部分の拡大像（×100）．表層は低分化な扁平上皮癌に覆われ，深部側に腺管形成を示す腺癌成分が混在している．

第1章 悪性腫瘍（食道）

7 非小細胞性未分化癌

伊藤　峻

▶ 疾患の概要

- 食道未分化癌は食道原発悪性腫瘍の0.05〜7.6％にみられる稀な腫瘍であり[1]，小細胞性と非小細胞性に分類される[2]．
- 進行が速く早期に血行性・リンパ行性転移をきたし予後不良である．

▶ 特徴的な所見と診断（図1, 2）

- 食道未分化癌の肉眼形態は隆起性病変から陥凹性病変までさまざまだが，早期から膨張性発育をきたすため小病変でも隆起性となっていることが多い．
- 小細胞性・非小細胞性とも同一病変内に扁平上皮癌成分が混在している場合がある．
- 病理像としては，小細胞性が小型でN/C比の高い類円形核を有する腫瘍細胞がびまん性・充実性の発育形式を呈するのに対し，非小細胞性では大型で核質が粗く核形の凹凸不正が目立つ．
- 免疫染色では小細胞性でNSE，chromogranin A，synaptophysin，CD56，bcl-2で陽性であるのに対し，非小細胞性ではいずれも陰性でケラチン・EMAが陽性となる．

▶ 鑑別のピットフォール

- 肉眼形態のみでの鑑別は困難であるが，通常の食道扁平上皮癌（図1❸❻）ではみられないような①上皮下進展②急峻な腫瘍の立ち上がり③薄く平滑な白苔に覆われた潰瘍底などの所見があれば本疾患を考慮し，免疫染色が可能なように十分量の生検組織検体を採取する必要がある．

参考文献
1）幕内博康，鬼島　宏：食道原発未分化癌の診断と治療．病理と臨床，20：479-488，2002
2）「食道癌取扱い規約 第12版」（日本食道学会/編），金原出版，2022

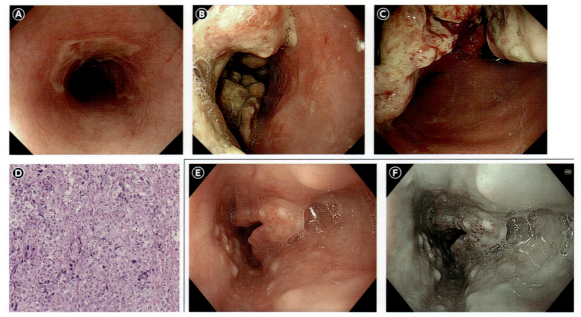

図1 50歳代男性．閊え感の精査目的に上部消化管内視鏡検査を実施したところ，中部食道〜噴門部に巨大な病変を指摘された．

Ⓐ）中部食道に浅い潰瘍面が伸びだしており，薄く均一な白苔を伴う．
Ⓑ）肉芽様の急峻な立ち上がりを伴う不整隆起性病変が内腔を占有している．
Ⓒ）噴門下まで白苔に覆われた肉芽様の隆起性病変が連続している．
Ⓓ）生検検体の病理組織像．核腫大や大小不同，濃染化など異型を示す中型からやや大型細胞のシート状増生がみられる．免疫染色でvimentin・CK-5/6陽性，synaptophysin・CD56陰性であり，非小細胞性未分化癌の診断となった．

＜鑑別疾患＞
Ⓔ）上皮内進展を伴う2型進行食道扁平上皮癌．上皮内進展部位は通常光で血管透見消失として認識され，びらんや白苔は伴わない．
Ⓕ）Ⓔと同病変．NBI観察ではIPCLを伴うbrownish areaとして認識される．

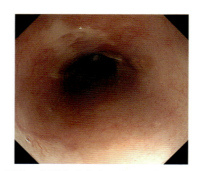

図2 食道未分化癌の肉眼形態の一例
白苔に覆われた潰瘍性病変は長軸方向に長く，隆起性の主病変と連続している．

第1章 悪性腫瘍（食道）

8 粘表皮癌

山本信三

▶ 疾患の概要

- 食道では比較的稀な腫瘍．
- 癌細胞内に粘液を含有する腺癌細胞と扁平上皮癌巣が混在して増生する癌腫．「食道癌取扱い規約第12版」[1]においては「扁平上皮癌の一部に粘液含有（腺癌）を含む癌で，通常明瞭な腺管構造は認められない．腺癌細胞は杯細胞または印環細胞型で，粘液はときに細胞間や間質に流出する」と定義されている．
すなわち，「**粘液細胞分化を一部に伴う扁平上皮癌**」が本疾患に分類され，多くの食道粘表皮癌は扁平上皮癌の部分像として認められることが多い．上皮性悪性腫瘍の1組織型として亜分類され，発生母地は粘膜下層の固有食道腺および導管上皮に由来するとの考えが一般的であるが，扁平上皮や，導管上皮から扁平上皮の移行部に由来するとの報告もある．

▶ 特徴的な所見と診断

- 早期癌・進行癌ともに報告が希少であるため内視鏡所見上特徴的といえる明らかな所見は知られていない．多くの食道粘表皮癌は扁平上皮癌の部分像として認められることも多いため，生検では扁平上皮癌と診断されることも多い．粘表皮癌に特化した治療方針はなく，扁平上皮癌と同様の方針で治療を行う．

▶ 鑑別のピットフォール

- 一般的に内視鏡所見で扁平上皮癌と鑑別することは難しく最終的には治療後の病理結果で診断がつくことも多い．

▶ 症例

食道粘表皮癌（図1～4）
50歳代・男性　長径12 cmの全周性0-Ⅱb病変．
治療として食道亜全摘を施行．口側断端近傍まで癌が認められた．
その後頸部食道の再発病変に対してくり返しESDを施行した．

参考文献
1）「食道癌取扱い規約　第12版」（日本食道学会/編），金原出版，2022

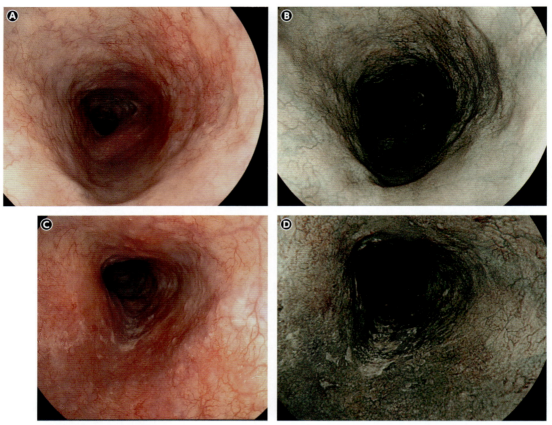

図1　食道粘表皮癌　内視鏡像
白色光では一部発赤を伴い，BLI観察ではBrownish areaを呈する全周性病変．

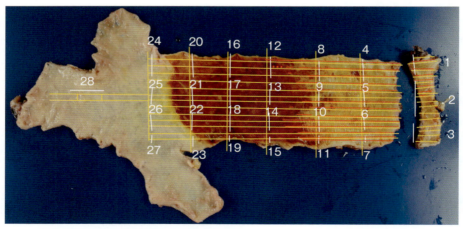

図2　食道粘表皮癌　手術検体（食道亜全摘後）
ルゴール染色で不染を呈する全周性病変．

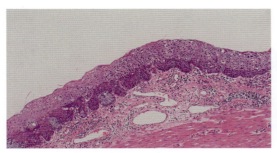

図3 食道粘表皮癌 病理組織像（HE染色）
上皮内に腫瘍細胞の増殖を認める．

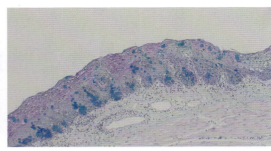

図4 食道粘表皮癌 病理組織像（PAS-Alcian blue染色）
PAS-Alcian blue陽性の粘液を含む腺癌細胞成分が混在している．

第1章 悪性腫瘍(食道)

9 神経内分泌腫瘍

木澤温子,七條智聖

疾患の概要

- 以前は神経内分泌細胞由来の腫瘍に対しカルチノイドという名称が使用されていたが,現在は膵・消化管神経内分泌腫瘍は neuroendocrine neoplasms(NEN)と総称される.
- 2017/2019年のWHO分類において,NENは予後が比較的良好な高分化の**神経内分泌腫瘍**(neuroendocrine tumor:NET)と予後不良な低分化の**神経内分泌細胞癌**(neuroendocrine carcinoma:NEC)に分類された.また,神経内分泌腫瘍に非神経内分泌成分を合併した混在性腫瘍を mixed neuroendocrine-non-neuroendocrine neoplasms(MiNENs)とした.NENは分化度と細胞増殖動態(核分裂指数,Ki-67指数)に基づいて**表1**のように分類される[1].
- 本邦におけるNENの原発としては,直腸が最も多く(53%),次いで膵臓(20%),胃(13%),十二指腸(5%)の割合となっている[2].また,NEN自体は頻度が低い疾患で食道癌の0.4%と稀な疾患である[3].

特徴的な所見と診断(図1,2)

- NETは,腫瘍が粘膜深層にある内分泌細胞より発生し膨張性に発育するため,表面を正常粘膜に覆われた粘膜下腫瘍様隆起を呈することが多い.腫瘍が増大するにつれ,中心陥凹や潰瘍形成を伴う[1].
- NECは,NET同様,downward growth および上皮下発育傾向を示し,表面を非腫瘍上皮で被覆されることが多い.表在型では0-Ⅰ型の隆起型を示すことが多く,進行すると1型や2型を呈することが多い.発育速度が速いため,隆起性病変として増大するが,しだいに隆起頂部にびらんや潰瘍を形成することがある.NBI拡大内視鏡観察所見の詳細な報告は少ないが,type Rに相当する不規則な異常血管が観察された報告が散見する[4].

表1:NENのWHO分類(2019)

	分化度	異型度	核分裂指数 (/2 mm²)	Ki-67 index (%)
NET, G1 NET, G2 NET, G3	高分化	低 中間 高	<2 2〜20 >20	<3 3〜20 >20
NEC 小細胞型 大細胞型	低分化	高	>20 >20	>20 >20
MiNEN	高分化/低分化	様々		

NET:neuroendocrine tumor, NEC:neuroendocrine carcinoma,
MiNEN:mixed neuroendocrine-non-neuroendocrine neoplasms
文献1より引用

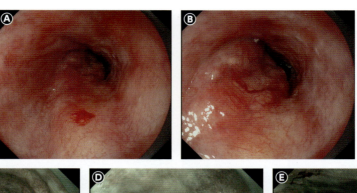
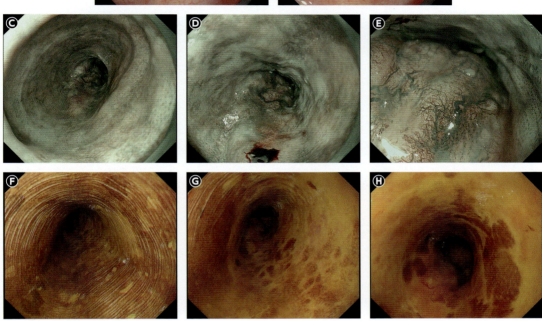

図1　食道神経内分泌細胞癌の内視鏡所見

- Ⓐ）通常観察像．胸部食道　後壁側に縦走する白色調の粘膜下腫瘤様のなだらかな隆起性病変を認める（口側の発赤はスコープとの接触で生じた oozing）．
- Ⓑ）通常観察における近接像．不整な隆起性病変で，表面に拡張した血管が視認できる．
- Ⓒ）NBIの遠景像．隆起部分は周囲と比較し白色調で，口側に淡く全周性の brownish area が広がる．
- Ⓓ）NBIの近接像．隆起部分の色調は白色，茶色，緑色が混在している．
- Ⓔ）NBI拡大観察像．隆起の中央部分に一部血管が視認できない領域があり，その周囲にtypeR様の細い血管とその深部にシアン調の拡張した血管を認める．
- Ⓕ，Ⓖ）ヨード染色像の遠景．隆起性病変の口側にはヨード不染帯が広がり，一部で pink color sign 陽性となる．同部位からの生検で扁平上皮癌を検出．
- Ⓗ）隆起部分は pink color sign 陽性の不染帯となる．

▶鑑別のピットフォール

- 食道の隆起性病変として扁平上皮癌，悪性黒色腫，粘膜下腫瘍（GIST，平滑筋腫），顆粒細胞腫などが鑑別となる．食道神経内分泌腫瘍との内視鏡所見の違いは，食道扁平上皮癌は表層が非腫瘍性病変に覆われないことが多い，悪性黒色腫は特有の黒色調を示すことが多く，GISTや平滑筋腫といった粘膜下腫瘍は立ち上がり急峻で表面を非腫瘍扁平上皮に覆われる．顆粒細胞腫は白色調の大臼歯状が特徴的である．

参考文献

1）「膵・消化管神経内分泌腫瘍（NEN）診療ガイドライン2019年　第2版」〔日本神経内分泌腫瘍研究会（JNETS）膵・消化管神経内分泌腫瘍診療ガイドライン第2版作成委員会/編〕，金原出版，2019

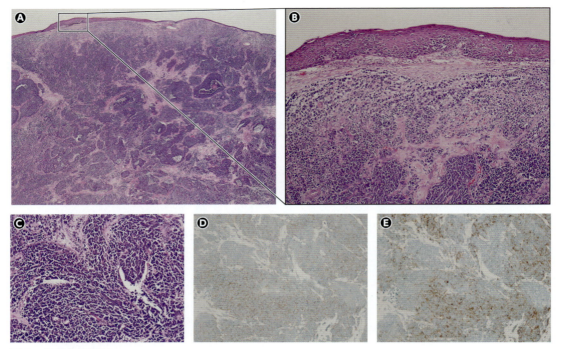

図2 術後病理所見

Neuroendocrine carcinoma(NEC),type 5, 45×35 mm, pT2(MP), INFb, Ly0, V0, pIM0, pPM0, pDM0, pRM0 [pT2N0M0]

Ⓐ 術後検体のHE染色像(×20).癌浸潤は固有筋層に及んでいる.
Ⓑ 黒枠部分の拡大像(×100).腫瘍表層は扁平上皮癌成分で覆われている.
Ⓒ NEC部分の拡大像(×200).N/C比の高い異型細胞が充実胞巣状に増殖している.
Ⓓ 免疫組織化学染色所見.synaptophysinは陽性を示す.
Ⓔ 免疫組織化学染色所見.chromogranin Aも陽性を示す.

2) Masui T, et al：Recent epidemiology of patients with gastro-entero-pancreatic neuroendocrine neoplasms (GEP-NEN) in Japan：a population-based study. BMC Cancer, 20：1104, 2020

3) Tachimori Y, et al：Comprehensive registry of esophageal cancer in Japan, 2012. Esophagus, 16：221-245, 2019

4) 千野 修，他：食道神経内分泌細胞癌の内視鏡診断—形態学的・病理組織学的特徴と診療における問題点．胃と腸，52：402-411，2017

第1章 悪性腫瘍（食道）

10 悪性黒色腫

植田　錬，横井千寿

疾患の概要

- 食道原発悪性黒色腫は稀な疾患で，食道悪性腫瘍の0.1〜0.8％にみられ，全悪性黒色腫の0.05％未満を占める[1]．
- 食道扁平上皮の基底部から間質境界部に存在するメラノサイトに由来する腫瘍細胞の増生から成る悪性腫瘍である．
- 平均年齢は60〜70歳で，2：1で男性に多く，初発症状は嚥下困難が多い．
- 皮膚原発悪性黒色腫は生検が禁忌とされているが，**食道原発悪性黒色腫は確定診断のため生検が必須**である．
- 治療は外科的切除が第一選択となるが，非常に悪性度の高い腫瘍で，診断時に60％以上の症例でリンパ節転移，約20％に遠隔臓器転移がみられる[2]．

特徴的な所見と診断（図1，2）

- 胸部中部〜下部食道が好発部位である．
- 肉眼型は約80％が表在隆起型・隆起型を示し，メラニン色素沈着のため黒色調の腫瘍が特徴的である．
- 腫瘍は平滑で光沢があり比較的やわらかいため[1]，症状が現れにくく，サイズが大きくなってから発見されることが多い．

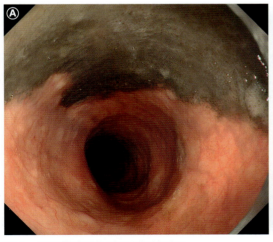 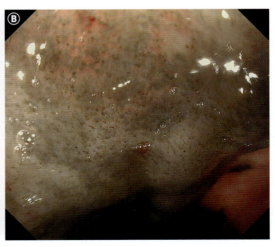

図1　食道悪性黒色腫の内視鏡所見
Ⓐ）白色光観察像．切歯より17〜24 cmの範囲に半周性の黒色扁平隆起を認める．
Ⓑ）隆起内には色素沈着を認める．

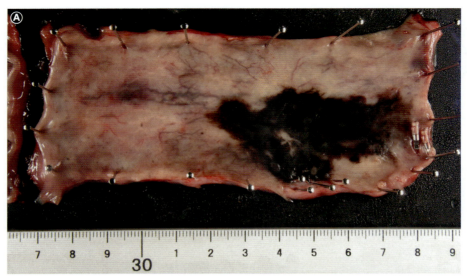

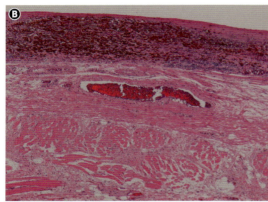
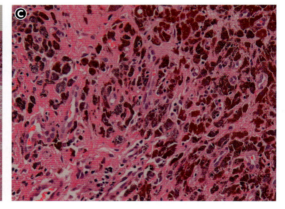

図2 病理画像
Ⓐ) 手術新鮮標本．肉眼的には頸部〜上部食道において 56×26 mm の範囲に半周性の 0-Ⅱa 病変が認められ，隆起は黒色であり，辺縁は暗褐色を呈する．
Ⓑ) 扁平上皮の基底部に異形細胞がみられ，粘膜筋板まで占めている．
Ⓒ) メラニン顆粒を多数含む異形細胞が崩れた小胞巣状を呈して増生している．

▶ 鑑別のピットフォール

- 黒色腫の 10〜25％ は灰白色や青色などさまざまな色を示すことがあり[3]，メラニン色素欠乏性悪性黒色腫（amelanotic melanoma）も約 15％ 程度でみられる[4]．生検の正診率は 78％ とされ，生検でもメラニン細胞が出ない場合は低分化癌と誤診されることもある．
- 判断が困難な場合は生検検体に対して，免疫染色（S-100 蛋白，HMB-45，Melan-A）を行うことが推奨される．

参考文献
1) Cazzato G, et al：The Thousand Faces of Malignant Melanoma：A Systematic Review of the Primary Malignant Melanoma of the Esophagus. Cancers（Basel），14：3725, 2022
2) Makuuchi H, et al：Esophageal malignant melanoma：analysis of 134 cases collected by the Japan Esophageal Society. Esophagus, 12：158-169, 2015
3) Jiang W, et al：Primary malignant melanoma of the esophagus：A case report and review of the literature. Oncol Lett, 9：2036-2040, 2015
4) 千野　修，他：悪性黒色腫．胃と腸，57：568-569, 2022

第1章 悪性腫瘍（食道）

11 悪性リンパ腫

頻度 ★☆☆
難易度 ★★☆

横井千寿

▶ 疾患の概要

- 食道原発悪性リンパ腫の組織型は，びまん性大細胞性B細胞性リンパ腫（diffuse large B-cell lymphoma：DLBCL）の報告が最も多いが，MALT（mucosa-associated lymphoid tissue）リンパ腫，マントル細胞リンパ腫やT細胞性リンパ腫の報告もあり，いずれも非常に稀である．
- 食道DLBCLは進行食道癌との鑑別を要する不整潰瘍を伴う隆起性病変で嚥下障害などの有症状例の報告が多いが，潰瘍形成を伴わない食道MALTリンパ腫は線維成分が少ないため柔らかく，進行しても無症状で，スクリーニングで偶発的に発見される．
- 稀な疾患ゆえ食道悪性リンパ腫に対する標準治療は確立されておらず，国内外の報告例も少なく予後も不明であるが，臨床病期や組織型によって患者ごとに治療方針が決定される．

▶ 特徴的な所見と診断（図1）

- 粘膜固有層から粘膜下層を主座に増殖存在するため，粘膜下腫瘍（submucosal tumor：SMT）様を呈する．NBI観察では上皮乳頭内毛細血管ループ（intraepithelial papillary capillary loop：IPCL）は圧排されて「疎」で観察しがたく，上皮下の充実性腫瘍成分の存在を示唆する．
- 長軸方向に増殖進展する所見は他の腫瘍性病変ではあまりみられず，巨木型[1] あるいは静脈瘤

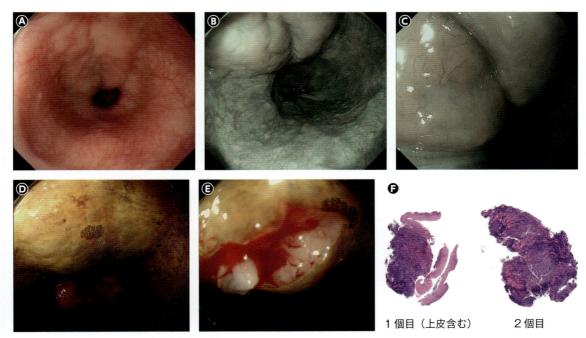

1個目（上皮含む）　　2個目

図1　食道MALTリンパ腫の内視鏡画像
ⓐ）白色光観察．ⓑ）NBI非拡大観察．ⓒ）NBI中拡大観察．ⓓ）ヨード染色（正染）．ⓔ）ボーリング生検時．ⓕ）ボーリング生検検体．

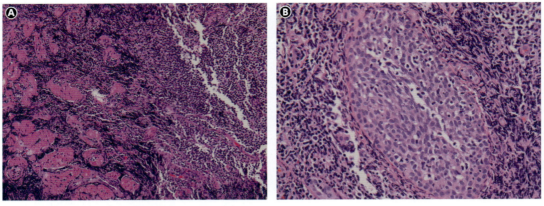

図2　食道MALTリンパ腫の病理（HE染色）
Ⓐ）弱拡大：粘膜筋板直下の異型リンパ球増殖．**Ⓑ）**強拡大．

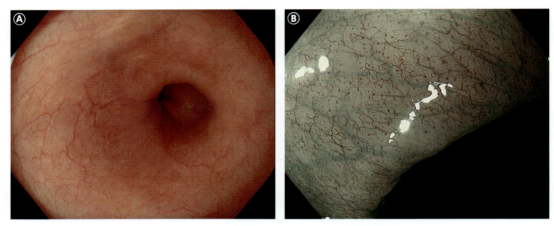

図3　食道MALTリンパ腫に対する放射線治療（30 Gy）後の内視鏡画像
ボーリング生検瘢痕が残存するがSMT様の壁肥厚所見は消失し，正常なIPCLが観察される．

様とも表現される．
- 主座が粘膜下層にあるため深めの生検を採取する必要があり，十分な組織量を獲得するため適切な生検鉗子を選択するとよい．ボーリング生検も有効である．

▶ 鑑別のピットフォール

- 日常的にしばしば遭遇する頻度の多い食道SMT様隆起は，平滑筋腫（leiomyoma）や顆粒細胞腫（granular cell tumor）である．前者は弾性軟な腫瘍で，粘膜筋板由来では可動性のある急峻な立ち上がりを呈し，粘膜筋板由来では可動性に乏しくなだらかな立ち上がりを呈するSMTとして描出される．後者は腫瘍細胞が扁平上皮に親和性が高いため頂部で陥凹を呈して臼歯状の形態を呈することが特徴であり，いずれも悪性リンパ腫との鑑別は比較的容易である．

参考文献
1) 高橋亜紀子, 小山恒男：症例─隆起を主体とする非上皮性病変の特徴と鑑別─食道MALTリンパ腫. 胃と腸, 51：194-196, 2016

第1章 悪性腫瘍（食道）

12 転移性腫瘍

柿本 光

▶ 疾患の概要

- 他臓器悪性腫瘍から食道へ血行性・リンパ行性に生じる腫瘍である．転移元としては，肺癌，乳癌，胃癌が多いが，原発巣が転移をきたすまでの進行度であるため頻度としてはかなり少ない．
- 1カ所で巨大化した腫瘍については通過障害をきたすことがあるが，通常は，この腫瘍のみでの症状は稀である（原発疾患での症状が強い）．
- 内視鏡検査で偶発的に認めることもあるが，CT検査が行われることの多い本邦においては，CTで指摘された他臓器腫瘍の精査の一環で行われるスクリーニング検査で認めることが多い．

▶ 特徴的な所見と診断

- 肉眼的には，隆起性びらんや粘膜下腫瘍様の小隆起を呈することが多い．隆起の形態であっても，隆起の中心に陥凹やびらん・潰瘍を認めることがある（図1）．びらん・潰瘍派腫瘍組織が露出によることがほとんどであることから，同部位を生検することによって，悪性組織を検出しやすい．
- 1カ所への転移がそのまま大きくなることもある一方，複数の転移を認めることもあり，その場合は，脈管による転移を示すように転移病変が直線状に並ぶことがある（図2）．

▶ 鑑別のピットフォール

- 粘膜下腫瘍や粘膜下腫瘍様の形態を示す食道原発悪性腫瘍（類基底細胞癌，小細胞癌など）との鑑別を要する．

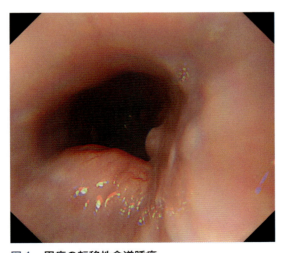

図1　胃癌の転移性食道腫瘍
中部食道の下壁（背側）に，中心に陥凹を伴うなだらかな隆起病変を認める．

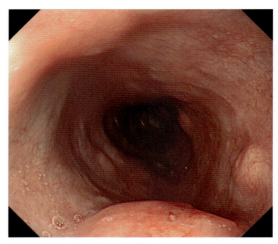

図2 胃癌の転移性食道腫瘍（図1と同様の症例）
中部食道の背側に，中心にわずかな陥凹を伴うなだらかな隆起病変を認める．陥凹面は周囲に比べわずかに発赤を認める．またその肛門側の右壁も中心にわずかな陥凹を伴うなだらかな隆起病変を認め，転移病変が疑われ，その直線状に肛門側にも隆起性病変を認める．

- 多発のものは転移性腫瘍である可能性が高いが，単発のものでは肉眼での診断が難しく，生検による確定診断が必要となる．

参考文献
1) 都宮美華，有馬美和子：転移性食道腫瘍．消化器内視鏡，26：1626-1627, 2014

第1章 悪性腫瘍（食道）

13 壁内転移

田代 淳，新井雅裕

疾患の概要

- 食道癌取扱い規約第12版[1]によると「原発巣より明らかに離れた食道または胃の壁内に転移病巣をみとめる場合を壁内転移とする」とされている．
- 食道癌原発巣の口側や肛門側にskip lesionとして認められ，複数つらなることもある．
- 癌が上皮下のリンパ管内を非連続性に縦軸方向へ進展するリンパ行性の転移として，予後不良因子の一つである．

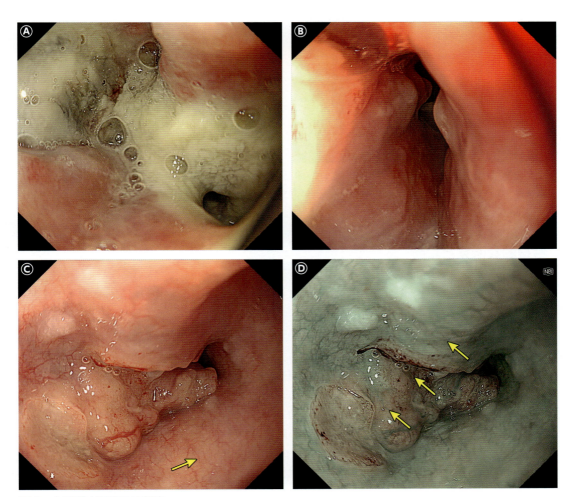

図1 食道壁内転移の症例①
77歳男性．中下部食道に全周性の深い潰瘍性病変を認め，右側壁では胸腔との瘻孔を認めた．その口側には縦走傾向に辺縁は正常粘膜で立ち上がった壁内転移と考えられる病変を多数認めた（→）．

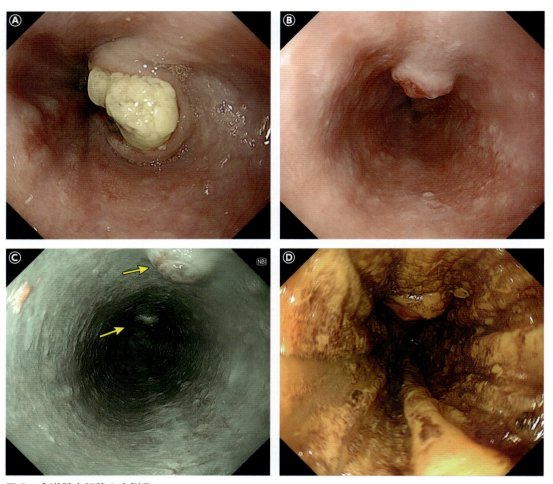

図2 食道壁内転移の症例②
原発巣は上部食道．その肛門側に2個の粘膜下腫瘍様に立ち上がった小病変のskip lesionを認める（⇨）．小隆起の頂部はヨード不染．壁内転移と考えられた

▶ 特徴的な所見と診断（図1，2）

- 飛び石状に，複数認められることがある．
- 形態は主病巣に類似するが，リンパ行性にひろがることから，病変辺縁部分に関しては正常粘膜で立ち上がり粘膜下腫瘍様の形態を呈することが多い．

▶ 鑑別のピットフォール

- 食道癌自体，多発することもあるため，病変が主病巣であるのか，壁内転移であるのか，病変辺縁の立ち上がり形態を詳細に観察することが重要である．
- ヨード染色も積極的に使用して診断の補助とする．
- 原発巣よりは総じて小さく，多発．粘膜下隆起の頂部が腫瘍露出により，**頂部のみヨード不染**（図2Ⓓ）となるのが特徴的で，他の粘膜下腫瘍とは鑑別可能．
- 術後異時性に出現する場合もあることを，念頭に置いておく必要がある．

参考文献
1）「食道癌取扱い規約 第12版」（日本食道学会／編），金原出版，2022．
2）「消化器内視鏡 Vol.35増刊号 食道疾患アトラス」（「消化器内視鏡」編集委員会／編），東京医学社，2023

第1章 悪性腫瘍（食道）

14 GIST

大河原 敦

疾患の概要

- GIST（gastrointestinal stromal tumor）は粘膜下腫瘍として診断され，腸管壁の主に平滑筋層ないし粘膜筋板層に発生する．
- 食道から直腸まで粘膜下腫瘍として認める．
- 発育形態により壁内発育型，管内発育型，管外発育型，混合型に分けられる．
- 胃＞小腸＞大腸＞食道の順に多い．

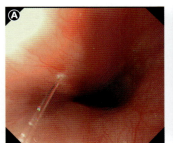
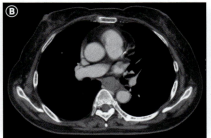
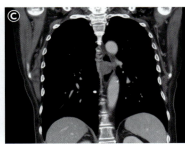
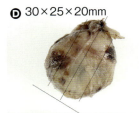
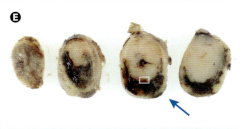
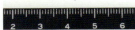
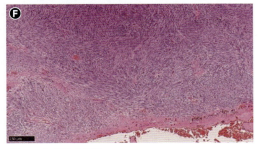

図1　GIST 症例①
肉眼的に，検体は表面概ね平滑で割面は主として乳白色調，一部暗赤色出血様の充実性腫瘍．組織学的に，紡錘形の腫瘍細胞が束をなしながら錯綜するように増殖している．
腫瘍細胞は CD117（c-kit）（＋），desmin（－），S-100（－），Ki-67（30-9）index 1.9％で GIST と診断．

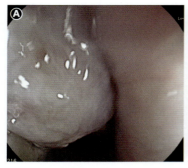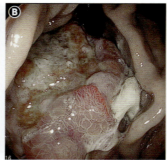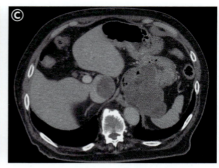

図2　GIST症例②
食道下部から胃壁へと浸潤する粘膜下腫瘍．腫瘍頂部は自壊し腸管内腔に腫瘍の露出を認める．免疫組織化学的に，増生している紡錘形細胞はCD117（＋），CD34（＋），desmin（－），S-100（－）．GISTと診断．

特徴的な所見と診断（図1, 2）
- 粘膜下腫瘍として認めるため診断にはEUS-FNAが有用である．

鑑別のピットフォール
- 粘膜下隆起を伴うため，食道嚢腫，後縦隔の神経原性腫瘍，悪性リンパ腫，食道癌肉腫，血管腫，リンパ管腫などが鑑別となる．診断にはEUS-FNAやCT，MRIなどが有用である．

参考文献
1) 「GIST診療ガイドライン2022年4月改訂　第4版」（日本癌治療学会／編），金原出版，2022
2) 宮部美圭，他：食道GIST．消化器内視鏡，35：96-97，2023
3) 阿部展次，他：GIST診療ガイドライン．消化器内視鏡，35：1278-1283，2023

第1章 悪性腫瘍（食道）

15 脂肪肉腫

卜部祐司，岡 志郎

▶ 疾患の概要

- 脂肪肉腫は全軟部悪性腫瘍の15〜25％を占めるが，好発部位は四肢や後腹膜であり食道に発生するのは稀である[1]．
- WHOで脂肪肉腫の組織型は高分化型，脱分化型，粘液型，多形型の4つに分類されており，組織型により生物学的悪性度が異なることが知られている[2]．
- 食道脂肪肉腫の組織型は高分化型が60％以上と報告されている[2]．

▶ 特徴的な所見と診断

- 上部消化管造影検査では多くの症例で発生部位より垂れ下がり，可動性良好な"へちま"状の粘膜下腫瘍として描出される（図1Ⓐ）．
- 粘膜下腫瘍であり，好発部位は頸部食道である．報告例のほとんどは食道内腔発育型で，食道内へ下垂し，可動性がよい有茎性の腫瘍であることが多い（図1Ⓑ）．

▶ 鑑別のピットフォール

- 高分化型脂肪肉腫と，脂肪腫との鑑別は困難である．腫瘍の頂部に潰瘍を伴う場合は悪性腫瘍を示唆し脂肪肉腫を疑う（図1Ⓒ）．超音波内視鏡検査や造影CTで，線維化や腫瘍血管の増生（図1Ⓓ，Ⓔ）を疑う所見があれば，脂肪肉腫を疑う．
- 食道線維血管ポリープ（FVP）は，線維組織，脂肪組織，血管構造の3つの組織が混在し（図1Ⓕ〜Ⓗ），正常の食道重層扁平上皮に被われており，同一組織内でも部位により構成している組織が異なっているものと定義されている[3]．近年，免疫組織化学的検索（CDK4やMDM2，図1Ⓘ），FISH法（MDM2遺伝子増幅）による再評価により，FVPは脂肪肉腫の前病変である可能性が示唆されている[4]．
- 高分化型脂肪肉腫の場合，遠隔転移率はほぼ0％のため，局所切除のみでよいと思われる．

参考文献

1) 「Enzinger & Weiss's Soft Tissue Tumors, 7th ed」（Goldblum JR, et al, eds），Elsevier, 2020
2) 「WHO Classification of Tumours, 5th ed, Vol. 3 Soft Tissue & Bone Tumours」（WHO Classification of Tumours Editorial Board），WORLD HEALTH ORGANIZATION, 2020
3) 「Histological Typing of Oesophageal and Gastric Tumours, 2nd ed」（Watanabe H, et al, eds），p16, Springer, 1990
4) Graham RP, et al：Polypoid fibroadipose tumors of the esophagus：'giant fibrovascular polyp' or liposarcoma? A clinicopathological and molecular cytogenetic study of 13 cases. Mod Pathol, 31：337-342, 2018

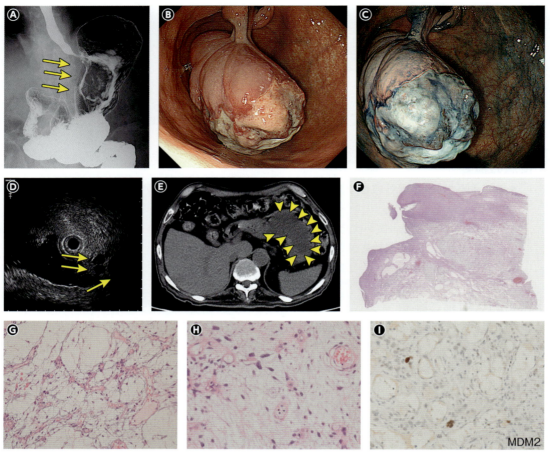

図1 症例：70歳代，男性

Ⓐ）上部消化管X線造影検査．食道胃接合部を基部とする10 cm大の有茎性隆起性病変を認める（⇨）．隆起部の表面は比較的平滑な粘膜下腫瘍様であった．
Ⓑ）白色光観察では食道側から連続する，茎を伴った10 cm大の隆起性病変を認める．腫瘍の付着側は食道粘膜に覆われ，粘膜下腫瘍の形態を呈している．
Ⓒ）インジゴカルミン散布像．頂部には自壊様の潰瘍を認める．潰瘍辺縁は比較的smoothであった．
Ⓓ）超音波内視鏡観察像．腫瘍内部は高エコーで，一部内部に不規則な索状構造と無エコーな領域を認める（⇨）．
Ⓔ）腹部単純CT．胃内に内部均一な低吸収領域を認め（▷），明らかなリンパ節腫大や遠隔転移は認めなかった．食道原発の脂肪肉腫と診断し，患者のperformance status 3と低く，食道亜全摘のリスクが高いと考え，ESDによって一括切除し，腹腔鏡下にて腫瘍を回収した．
Ⓕ）病理組織所見（HE染色ルーペ像）．
Ⓖ）病理組織所見（HE弱拡大像）．大小不同の脂肪腫様の細胞が密に増生し，間質には血管増生，微細な線維化を認めた．
Ⓗ）病理組織所見（HE強拡大像）．脂肪細胞の核異型を認め，疎な線維性組織中にも異型細胞を認めた．
Ⓘ）免疫染色で異型細胞はMDM2陽性であった．

第1章 悪性腫瘍（食道）

16 癌肉腫

伊藤　峻

疾患の概要
- 食道原発悪性腫瘍の0.2〜2.8％にみられる比較的稀な腫瘍である[1]．
- 表在癌腫に肉腫様化生が起こり，肉腫成分が隆起性成分を形成する．
- 肉腫成分が内腔方向への急速な発育を示すため一般的な食道癌よりも早期に通過障害症状をきたしやすく，発見時に70％程度が粘膜下層以浅の浸潤であるという報告もある[2]．
- 内視鏡切除も選択肢となる場合があるが，脈管浸潤をきたしやすい傾向があり，最終的に系統的郭清を伴う外科手術が必要となることが多い．

特徴的な所見と診断
- 肉腫成分と癌腫成分に分かれて構成され，肉腫成分は白苔に覆われた隆起性病変を形成し時に有茎性ポリープ様の形態を呈し，基部に表在癌成分からなる平坦病変を伴う（図1❹❺）．
- 隆起周囲の表在癌には食道扁平上皮癌と同様のIPCLが観察され，ルゴール不染帯となる（図1❻）．

鑑別のピットフォール
- 早期癌肉腫病変と0-Ⅰ型食道癌との鑑別は肉眼所見だけでは困難な場合があるが，0-Ⅰ型食道癌が高率に粘膜下層深部〜筋層浸潤をきたし可動性に乏しい場合が多いのに対し（図2），可動性が保たれた有茎性ポリープ様の形態をとる場合はより癌肉腫の可能性を考慮する．
- よく目立つ隆起成分からの生検を行いたくなるが，壊死物質・白苔に覆われており適切な生検組織検体が難しい場合がある．また，隆起成分（肉腫）と周囲の平坦病変（癌腫）とで組織型が全く異なるため，同一病変内でも性状が異なる複数個所の生検を行わないと術前診断で癌肉腫と正診することは困難である（図1❹〜❻）．

参考文献
1) 大橋健一：通常型扁平上皮癌と鑑別すべき食道癌．病理と臨床，29：932-938，2011
2) 市川和人，他：食道癌肉腫の1例 本邦147報告例の臨床病理学的検討．三重医学，37：485-489，1993

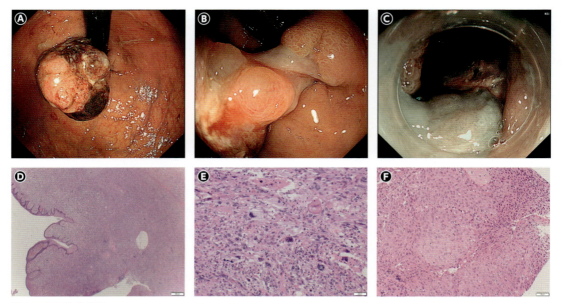

図1　80歳代男性

定期スクリーニング内視鏡検査で噴門直下に巨大な隆起性病変を指摘された．隆起部分からの生検組織検査からは有意な診断に至らず，内視鏡的粘膜下層剥離術による切除生検が行われた．
- Ⓐ) 食道内から噴門直下に垂れ下がる巨大な有茎性隆起性病変を認める．
- Ⓑ) 隆起性周囲の粘膜は食道扁平上皮で構築されている．
- Ⓒ) NBI観察を行うと基部にType-B1 IPCLを伴うbrownish areaが連続している．
- Ⓓ) 病理組織像．HE染色弱拡大観察では正常扁平上皮下に大量の肉腫成分を認める．
- Ⓔ) 肉腫部分の拡大．紡錘状の腫瘍細胞を認める．
- Ⓕ) 同一病変内に扁平上皮癌成分が混在している．

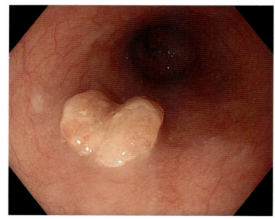

図2　一般的な0-Ⅰ型食道癌
基部が広く可動性に乏しい．

第2章 悪性腫瘍（胃）

1 腺癌①：早期癌（分化型）

H. pylori 感染関連胃癌

頻度 ★★☆
難易度 ★★☆

七條智聖，北川大貴

▶ 疾患の概要

- *Helicobacter pylori*（*H. pylori*）感染から慢性胃炎（萎縮性胃炎），腸上皮化生，dysplasia，そして発癌に至る Correa's cascade が提唱されている[1]．
- 胃癌はほとんどが *H. pylori* 感染胃に発生することが報告されていたが[2]，今後は感染者の減少，除菌療法の広がりにより，未感染胃癌および除菌後胃癌[3, 4] の割合の増加が見込まれる．
- 早期胃癌の定義は，胃粘膜に発生する上皮性悪性腫瘍のうち，リンパ節転移の有無を問わず，腫瘍の浸潤が粘膜内または粘膜下層までにとどまるものである．
- **高分化管状腺癌，中分化管状腺癌あるいは乳頭腺癌が優勢な胃癌を分化型癌**とする[5]．
- 近年，早期発見される機会の増加に伴い，本邦において，より低侵襲な治療である内視鏡治療（特にESD）の件数は胃癌手術件数を超えている．さらにESDの良好な成績を受け[6, 7] ガイドラインでも ESD の適応が拡大された（①cT1a, UL0, any size，②cT1a, UL1, ≦3 cm がESD絶対適応に）[5]．一方，ESDでは胃が温存されることから，10％程度の異時性再発が報告されており[8]，その抑制のための除菌治療[9]，およびサーベイランスが重要となる．

▶ 特徴的な所見と診断（図1，2）

- 早期胃癌のうち，肉眼型で**隆起型（0-Ⅰ），表面隆起型（0-Ⅱa）**の病変は**分化型癌**の頻度が高く，未分化型癌の頻度は低い．
- 分化型癌は**発赤調**を呈することが多い．
- 拡大内視鏡診断の胃癌診断に対する有用性が報告されている（magnifying endoscopy simple diagnostic algorithm for gastric cancer：MESDA-G，**付録4参照**）．分化型癌では明瞭な demarcation line の内側に irregular microvascular pattern を認め，網目状の微細血管模様を呈する頻度が高い．

▶ 鑑別のピットフォール

- 癌は単発で，表面構造は不整，境界は明瞭であることが多い．
- 胃に潰瘍性病変を認めた場合，辺縁が不整であれば癌，急性胃粘膜病変，サイトメガロウイルス潰瘍を，辺縁が不整でなければ良性潰瘍，消化管間葉系腫瘍（GIST），悪性リンパ腫を考慮する．
- 消化性潰瘍に見えても癌を合併している場合があることに注意する．潰瘍合併早期胃癌の診断は難しい場合があり，潰瘍は治癒するまで経過観察し，癌の合併がないことを確認することが肝要である．
- 過形成性ポリープは腺窩上皮の過形成により生じ，*H. pylori* 除菌療法により縮小・消失することも多いが，癌を合併する場合もあるため[10]，1 cm 以上のもの，発赤の強いもの，表面不整を見るものなどは除菌後も経過観察が必要である．

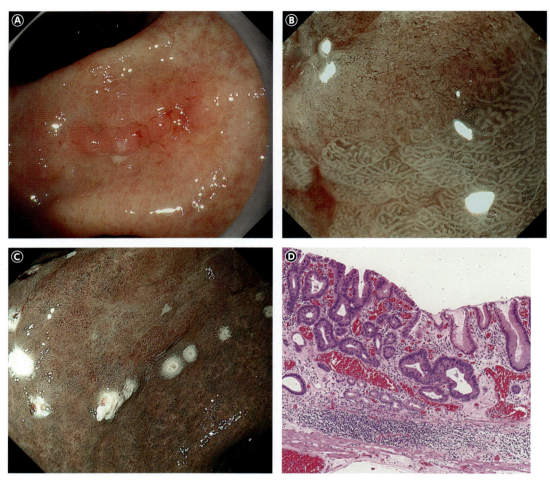

図1 Narrow band imaging（NBI）観察により正確な範囲診断に結びついた症例

Ⓐ）白色光観察像（術前検査時）．前庭部小彎に20 mm大の発赤した0-Ⅱa病変を認める．
Ⓑ）NBI拡大観察像．明瞭なdemarcation line，irregular surface pattern，irregular vascular patternを認める．
Ⓒ）ESD施行時．NBI観察で前壁側への伸び出しが確認できる．
Ⓓ）HE染色×100．0-Ⅱa，48×25 mm，tub2＞tub1，pT1a，pUL0，ly0，v0，pHM0，pVM0と治癒切除を得た．

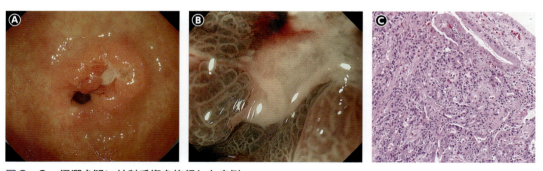

図2 Sm浸潤を疑い外科手術を施行した症例

Ⓐ）白色光観察像．幽門前庭部後壁に15 mm大の0-Ⅲ型病変を認める．病変中央は発赤し，白苔が付着する．辺縁隆起にはやや厚みを感じる．
Ⓑ）NBI拡大観察像．前医生検ではgroup 2だったが，demarcation lineの内側にirregular surface patternを認め，癌と診断，生検でtub2＞porの診断となった．
Ⓒ）Sm浸潤を疑い，幽門側胃切除術を施行．Type 0-Ⅱc，15×11 mm，tub2，pT1a（M），pUL1，ly0，v0，pPM0（120 mm），pDM0（5 mm），pN2（3/30）とリンパ節転移を認めた．

▶ 鑑別症例（図3, 4）

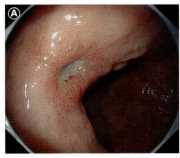 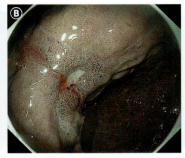 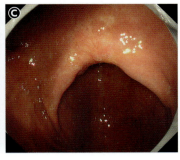

図3　良性潰瘍に対して，除菌治療を施行した症例
- Ⓐ）体下部小彎にA2 stageの潰瘍を認める．辺縁の粘膜は発赤し，浮腫状を呈する．
- Ⓑ）NBI観察で，表面構造に不整やdemarcation lineを認めない．
- Ⓒ）2カ月後の内視鏡検査で潰瘍の治癒を確認した．

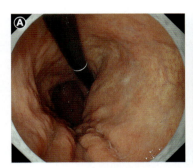 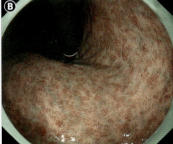 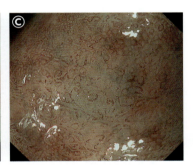

図4　*H. pylori* 現感染の萎縮性胃炎に腸上皮化生を認めた症例
- Ⓐ）白色光観察像．びまん性発赤，粘液付着あり，open typeの萎縮性胃炎を認める．
- Ⓑ）NBI非拡大観察像．Pathyに褪色粘膜が広がる．
- Ⓒ）NBI拡大観察像．Light blue crestを認め，腸上皮化生と診断する[11]．

参考文献

1) Correa P：Helicobacter pylori and gastric carcinogenesis. Am J Surg Pathol, 19 Suppl 1：S37-S43, 1995
2) Matsuo T, et al：Low prevalence of Helicobacter pylori-negative gastric cancer among Japanese. Helicobacter, 16：415-419, 2011
3) Shichijo S, et al：Detection of Early Gastric Cancer after Helicobacter pylori Eradication. Digestion, 103：54-61, 2022
4) Shichijo S & Hirata Y：Characteristics and predictors of gastric cancer after Helicobacter pylori eradication. World J Gastroenterol, 24：2163-2172, 2018
5) 小野裕之，他：胃癌に対するESD/EMRガイドライン（第2版）．日本消化器内視鏡学会雑誌，62：273-290, 2020
6) Hasuike N, et al：A non-randomized confirmatory trial of an expanded indication for endoscopic submucosal dissection for intestinal-type gastric cancer（cT1a）：the Japan Clinical Oncology Group study（JCOG0607）. Gastric Cancer, 21：114-123, 2018
7) Shichijo S, et al：Long-term outcomes after endoscopic submucosal dissection for differentiated-type early gastric cancer that fulfilled expanded indication criteria：A prospective cohort study. J Gastroenterol Hepatol, 36：664-670, 2021
8) Mori G, et al：Incidence of and risk factors for metachronous gastric cancer after endoscopic resection and successful Helicobacter pylori eradication：results of a large-scale, multicenter cohort study in Japan. Gastric Cancer, 19：911-918, 2016
9) Choi IJ, et al：Helicobacter pylori Therapy for the Prevention of Metachronous Gastric Cancer. N Engl J Med, 378：1085-1095, 2018
10) Forté E, et al：Risk of neoplastic change in large gastric hyperplastic polyps and recurrence after endoscopic resection. Endoscopy, 52：444-453, 2020
11) Uedo N, et al：A new method of diagnosing gastric intestinal metaplasia：narrow-band imaging with magnifying endoscopy. Endoscopy, 38：819-824, 2006

第2章 悪性腫瘍（胃）

H. pylori感染関連胃癌

2 腺癌②：早期癌（未分化型）

七條智聖，北川大貴

▶ 疾患の概要

- 早期胃癌の定義は，胃粘膜に発生する上皮性悪性腫瘍のうち，リンパ節転移の有無を問わず，腫瘍の浸潤が粘膜内または粘膜下層までにとどまるものである．
- **低分化腺癌，印環細胞癌あるいは粘液癌が優勢な胃癌を未分化型癌**とする[1]．
- 未分化型癌は*Helicobacter pylori*（*H. pylori*）未感染胃に発生することが知られているが，実際は日本人の胃癌の99％以上は*H. pylori*が原因であり[2]，未分化型癌も萎縮性胃炎に発生することが多い[3]．
- 未分化型癌においてもESDの良好な成績が報告され[4]，ガイドラインでも基準を満たす病変（cT1a，UL0，≤2 cmがESD）が絶対適応となった[1]．
- 未分化型癌ESD後も5.8年の経過観察期間中に2％と，分化型癌よりは低いものの異時性再発が報告されており[5]，内視鏡による経過観察が望まれる．

▶ 特徴的な所見と診断（図1, 2）

- 表面陥凹型（0-Ⅱc）の病変について，未分化型癌は**陥凹境界が明瞭**で**断崖状**を呈し，陥凹内に**大小不同の顆粒**が認められ，褪色調を呈する．また，ひだ集中を伴った病変では，**粘膜の急なヤセや中断**が認められる．
- 拡大内視鏡診断の胃癌診断に対する有用性が報告されている（MESDA-G，**付録4参照**）．未分化型癌では癌部周囲のregular subepithelial capillary network pattern，absent microsurface patternを呈する頻度が高いと報告されている．癌の組織型の診断では内視鏡診断および鉗子生検による病理組織診断を総合的に判断する[6]．

▶ 鑑別のピットフォール

- 早期の未分化型胃癌と鑑別が問題となる病変としてはMALTリンパ腫，潰瘍瘢痕，良性びらん，慢性胃炎（萎縮性胃炎）などがある．
- リンパ腫も褪色調の領域として認識され，NBI拡大観察でdemarcation lineは認めず，樹枝状に走行するtree like appearance（TLA）を認めることが知られているが[7]（図3），未分化型胃癌との鑑別はしばしば困難であり生検を行う．
- 良性びらんも単発の場合は，生検を考慮する．
- 非典型例もあるため，癌の可能性を疑った場合は生検をし，陰性でも経過観察することが望ましい．

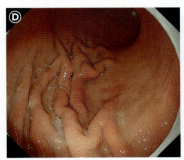
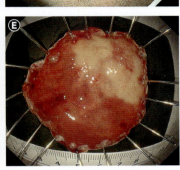
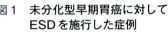

図1 未分化型早期胃癌に対してESDを施行した症例

Ⓐ 白色光観察像．体下部大彎に褪色調の病変を認める．
Ⓑ Narrow band imaging（NBI）非拡大観察像．褪色調の0-Ⅱc病変として認識できる．
Ⓒ NBI拡大観察像．Microsurface patternは消失，microvascular patternはcorkscrew patternを呈する．
Ⓓ 背景胃粘膜には粘液付着，皺襞腫大，びまん性発赤がみられ，*H. pylori*現感染の胃である（血中抗IgG抗体≧100 U/mL）．
Ⓔ ESDを行い，0-Ⅱc, 17×6 mm, por＞tub2＞sig, pT1a（M），ly0（HE, D2-40），V0（HE, EVG），pUL0, pHM0, pVM0と治癒切除を得た．

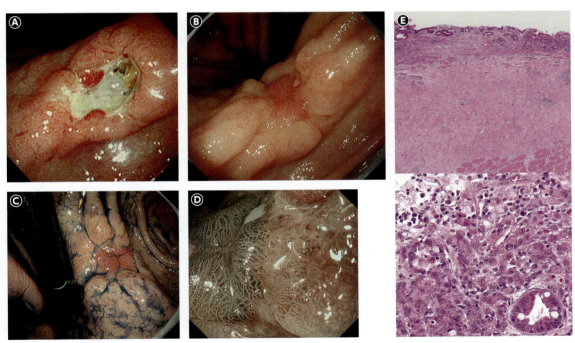

図2 未分化型早期胃癌に対して幽門側胃切除術を施行した症例

Ⓐ 前医での白色光写真．開放性潰瘍の辺縁が不整で，その周囲に不整な血管を有する褪色調の粘膜を認め，腫瘍性変化が疑われる．生検でporの診断．
Ⓑ 白色光観察像．角部小彎に褪色調の陥凹性病変を認め，中心部は再生上皮に覆われる．
Ⓒ インジゴカルミン散布像．辺縁隆起がやや目立ち，sm浸潤の可能性がある．
Ⓓ NBI拡大観察像．再生上皮に接して，表面構造の消失した領域にcorkscrew状の血管を見る．
Ⓔ 幽門側胃切除術を施行，type 0-Ⅱa+Ⅱc, 30×30 mm, por＞sig＞tub2, pT1a（M），pUL1, ly0, v0, pPM0（50 mm），pDM0（50 mm），pN0（0/38）の診断だった．

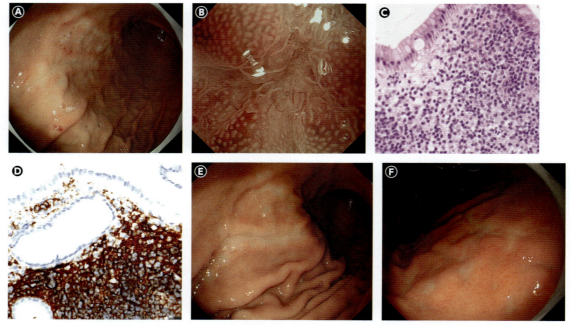

図3 MALTリンパ腫に対して *H. pylori* 除菌療法が無効で放射線治療を施行した症例

- ⓐ）白色光観察像．体下部前壁に線状の褪色域が連なる．
- ⓑ）NBI拡大観察像．Tree like appearance と表現される．
- ⓒ）生検で粘膜固有層内に密なリンパ球浸潤を認める（HE染色，×400）．
- ⓓ）CD20陽性（×400）．
- ⓔ）除菌療法施行後．線状の褪色域が残存する．生検で no change と判断された．
- ⓕ）放射線治療（30 Gy/20 Fr）施行後．褪色域は少し縮小し，生検でも残存を認めず，CR（complete remission）と判断．

参考文献

1) 小野裕之，他：胃癌に対するESD/EMRガイドライン（第2版）．日本消化器内視鏡学会雑誌，62：273-290，2020
2) Matsuo T, et al：Low prevalence of Helicobacter pylori-negative gastric cancer among Japanese. Helicobacter, 16：415-419, 2011
3) Shichijo S, et al：Association between gastric cancer and the Kyoto classification of gastritis. J Gastroenterol Hepatol, 32：1581-1586, 2017
4) Takizawa K, et al：A nonrandomized, single-arm confirmatory trial of expanded endoscopic submucosal dissection indication for undifferentiated early gastric cancer：Japan Clinical Oncology Group study（JCOG1009/1010）. Gastric Cancer, 24：479-491, 2021
5) Abe S, et al：Incidence and treatment outcomes of metachronous gastric cancer occurring after curative endoscopic submucosal dissection of undifferentiated-type early gastric cancer：Japan Clinical Oncology Group study-post hoc analysis of JCOG1009/1010. Gastric Cancer, 24：1123-1130, 2021
6) 八尾建史，他：早期胃癌の内視鏡診断ガイドライン．日本消化器内視鏡学会雑誌，61：1283-1319，2019
7) Nonaka K, et al：Is narrow-band imaging useful for histological evaluation of gastric mucosa-associated lymphoid tissue lymphoma after treatment? Dig Endosc, 26：358-364, 2014

第2章 悪性腫瘍（胃）

H. pylori 感染関連胃癌

3 腺癌③：進行胃癌

北川大貴，七條智聖

疾患の概要

- 「進行胃癌」とは，癌腫が固有筋層以深まで及んでいる胃癌と定義される．また内視鏡の分類については，癌腫の壁深達度が固有筋層以深まで及んでいると推定される病変が「進行型」とされ，その形態から1〜5型に分類されている[1]．詳細な肉眼型分類は**付録2参照**．
- 3型（潰瘍浸潤型）＞2型（潰瘍限局型）＞4型（びまん浸潤型）＞1型（腫瘤型）＞5型（分類不能型）の順に多い[2]．

特徴的な所見と診断

- 1型：明らかな隆起を呈する．緊満感があり，凹凸不整もみられる（**図1**）．
- 2，3型：潰瘍形成を呈する．潰瘍底は凹凸が目立ち，不整である．潰瘍底や潰瘍の辺縁に，癌が露出した所見（白苔に覆われておらず，発赤が強く，凹凸不整な部分）を認めることがあり，同部位からの生検が病理診断につながる[3]．潰瘍をとりまく周堤は，硬さがあり時に崩れている．潰瘍の辺縁や周囲粘膜との境界が比較的明瞭なものが2型（**図2**），不明瞭なものが3型である（**図3**）．
- 4型：胃壁の伸展不良，肥厚，硬化所見がみられる（**図4**）．上皮性変化に乏しい場合が多いが，一部にびらんや潰瘍を認めることもある．高度に進展した場合には，管腔が狭窄しスコープの通過が困難となることがある．

鑑別のピットフォール

- いずれの肉眼型においても，悪性リンパ腫や転移性胃癌と鑑別を要する．また2，3型では胃潰瘍，4型では急性胃炎，肥厚性胃炎，胃梅毒，胃サルコイドーシスなどとの鑑別も心掛ける必要がある．
- 他疾患との鑑別として，壁伸展不良の有無に着目する．進行胃癌では壁伸展不良となるが（特に高度に進展した4型では顕著である），他疾患では壁伸展は比較的保たれている．
- 進行癌でも周囲に0-Ⅱc成分など，表在病変の伸び出しを認めることがあり，範囲診断を行う際には注意を要する（**図3©**）．
- 生検を行う場合には，癌が露出している部分を狙う．白苔部分は癌組織自体の脱落，壊死であり，生検で確定診断が得られないことが多い．また4型では上皮性変化に乏しいため内視鏡下生検による組織学的診断が困難なこともある．その場合は，EMRやEUS-FNA，腹水細胞診や審査腹腔鏡等も考慮する[4, 5]．
- 外科手術時には術式決定のため，病変部位と，食道胃接合部や胃角，幽門輪との位置関係がわかるような写真を残すことが大切である．食道胃接合部から病変までの距離，食道や十二指腸への浸潤の有無を記録する．

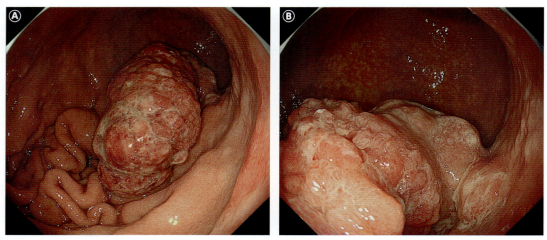

図1　1型進行胃癌

Ⓐ），Ⓑ）通常観察像．胃体下部大彎に50 mm大の発赤調の隆起性病変を認める．緊満感があり，凹凸不整が目立つ．
外科手術を施行され，病理診断はL, Gre, Type 1, 95×60 mm, tub2＞por, pT2（MP），INFb, Ly1c, V0, pPM0（65 mm），pDM0（75 mm），pN2（3/38）であった．

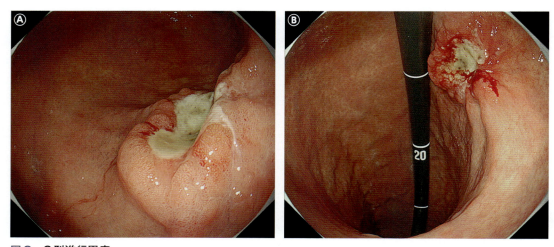

図2　2型進行胃癌

Ⓐ），Ⓑ）通常観察像．胃角部大彎後壁寄りに30 mm大の潰瘍性病変を認める．潰瘍をとりまく周堤と，周囲粘膜との境界は比較的明瞭である．
外科手術の方針となり，病理診断はL, Less, Type 2, 40×30 mm, muc＞tub2＞por1＞sig, pT2（MP），INFb, Ly0, V1a, pPM0（40 mm），pDM0（85 mm），pN0（0/27）であった．

参考文献

1) 「胃癌取扱い規約 第15版」（日本胃癌学会/編），金原出版，2017
2) Kakeji Y, et al：A retrospective 5-year survival analysis of surgically resected gastric cancer cases from the Japanese Gastric Cancer Association nationwide registry（2001-2013）．Gastric Cancer, 25：1082-1093, 2022
3) 「Dr. 平澤の上部消化管内視鏡診断セミナー 上巻・下巻」（平澤俊明/著，河内 洋/病理監修），羊土社，2022
4) Kawakami Y, et al：Underwater EMR for the diagnosis of diffuse infiltrative gastric cancer. VideoGIE, 8：68-69, 2023
5) Ye Y & Tan S：Endoscopic ultrasound-guided fine-needle aspiration biopsy for diagnosis of gastric linitis plastica with negative malignant endoscopy biopsies. Oncol Lett, 16：4915-4920, 2018

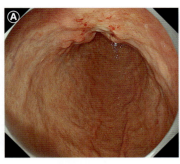 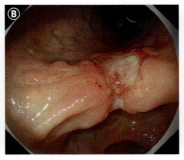 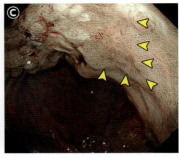

図3　3型進行胃癌

Ⓐ)，Ⓑ) 通常観察像．胃体下部から胃角部小彎にかけて30 mm大の潰瘍性病変を認める．潰瘍をとりまく周堤と，周囲粘膜との境界は不明瞭である．また潰瘍周囲の再生上皮の分布が不整である．

Ⓒ) Narrow-band-imaging弱拡大観察像．潰瘍周囲に0-Ⅱc成分の伸び出しを認めている（▷）．
外科手術の方針となり，病理検査結果はL, Less, Type 3, 35×35 mm, por1＞sig＞muc＞tub2, pT3（SS），INFb, Ly1a, V1a, pPM0（25 mm），pDM0（25 mm），pN3a（7/51）であった．

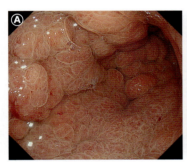 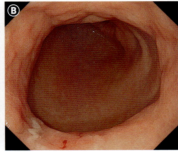 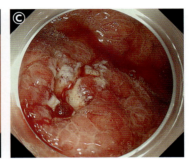

図4　4型進行胃癌

Ⓐ) 通常観察像．胃体部の胃壁の著明な肥厚，発赤，伸展不良を認める．
Ⓑ) 通常観察像．胃幽門前庭部には胃壁の肥厚や発赤は認めない．
本症例は4型進行胃癌が疑われていたが，複数回の通常の生検では非腫瘍上皮が採取されるのみであり，確定診断が得られなかった．
Ⓒ) Underwater EMR（UEMR）施行時．診断目的にUEMRを施行した．切除標本内に低分化型腺癌を認め，確定診断に至った[4]．
本症例では腹膜播種を認めたため，化学療法の方針となった．

第2章 悪性腫瘍（胃）

H. pylori 感染関連胃癌

4 残胃癌

北川大貴，七條智聖

▶ 疾患の概要

- 「初回手術時の病変，切除範囲，再建法などを問わず，再発癌の可能性を含めて，胃切除（胃の一部以上を全層切除した）後の残胃に発生したと考えられる胃癌」と定義される[1]．
- 胃切除後の残胃癌の発生率は1〜3％との報告がある[2]．

▶ 特徴的な所見と診断

- 術式を十分に把握したうえで，検査に臨むことが大切である．
- 非断端部に発生する病変は通常型胃癌と同様に診断される．領域性のある色調の変化や粘膜表面構造の変化，血管透見の消失（図1），自然出血（図2，3）に注目して観察を行う．
- 特にビルロートⅡ法再建後で吻合部近傍に残胃癌が発生することが多いことに留意する（図2）．ビルロートⅡ法再建後では胆汁の残胃への逆流が多く，前癌病変である吻合部ポリープ状肥厚性胃炎（stomal polypoid hypertrophic gastritis：SPHG）をきたしやすいことが一因として考えられている[3]．

▶ 鑑別のピットフォール

- 噴門側胃切除ダブルトラクト再建後の症例では，食道の肛門側に間置空腸が吻合されており，残胃に到達するには間置空腸のさらに肛門側へスコープを挿入する必要がある（図4）．
- 胃管（食道切除胃挙上再建後の残胃）癌では，病変が接線方向での観察となり，見落としやすいことに留意する（図3）．胃管癌の外科手術は侵襲が高く，早期発見が望まれる[4]．
- 残胃癌に対する内視鏡治療時には，病変と，縫合線や吻合部との位置関係も重要になる．一般に残胃の縫合線は小彎側に多い．縫合線上や吻合部に位置する病変の粘膜下層には高度の線維化を認め，内視鏡治療の難易度が高い（図3，4）．吻合部に位置する病変に対するESDは一括切除率が低く，穿孔率も高いことが報告されている[5]．

参考文献

1) 「胃癌取扱い規約 第15版」（日本胃癌学会／編），金原出版，2017
2) Shimada H, et al：Does remnant gastric cancer really differ from primary gastric cancer? A systematic review of the literature by the Task Force of Japanese Gastric Cancer Association. Gastric Cancer, 19：339-349, 2016
3) Koga S, et al：Stomal polypoid hypertrophic gastritis：a polypoid gastric lesion at gastroenterostomy site. Cancer, 43：647-657, 1979
4) Inokuchi Y, et al：Feasibility, efficacy, and cautionary note of endoscopic resection for gastric tube cancer after esophagectomy. Surg Endosc, 36：8096-8106, 2022
5) Yabuuchi Y, et al：Short- and long-term outcomes of endoscopic submucosal dissection for early gastric cancer in the remnant stomach after gastrectomy. J Gastroenterol, 54：511-520, 2019

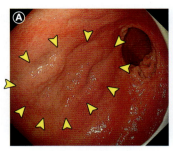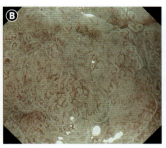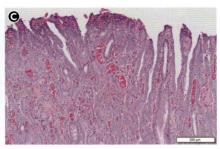

図1 残胃癌（幽門側胃切除ビルロートⅠ法再建後，B-48-O）

Ⓐ）通常観察像．残胃体部前壁に70 mm大の退色調の表面隆起性病変を認める．
Ⓑ）NBI強拡大観察像．表面隆起部分に一致して，微小血管構造および微細顆粒構造の不整を認める．広汎な病変であるが，深部浸潤の所見を認めず，ESDの方針となった．
Ⓒ）病理組織学的所見．病変全体に不整型腺管を認める．Type 0-Ⅱa, 80×70 mm, tub2＞por2＞por1, pT1a（M），pUL0, Ly0, V0, pHM0, pVM0であった．未分化型癌混在部の長径は2 cm未満であり，経過観察中である．

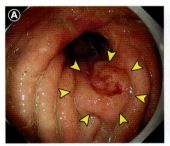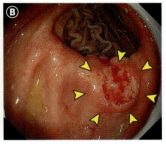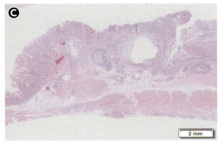

図2 残胃癌（幽門側胃切除ビルロートⅡ法再建後，B-30-O）

Ⓐ）通常観察像（脱気時）．胃空腸吻合部近傍の残胃大彎側に15 mm大の易出血性の厚みのある陥凹性病変を認める．
Ⓑ）通常観察像（送気時）．送気状態でも腫瘍部に厚みが残る．SM深部浸潤と判断され，残胃亜全摘の方針となった．
Ⓒ）病理組織学的所見．病変全体に不整型腺管を認め，粘膜下層へ浸潤していた．Type 0-Ⅱc, 15×12 mm, tub2, pT1b2（SM2, 3 mm），INFb, Ly1b, V1a, pPM0（20 mm），pDM0（40 mm）．

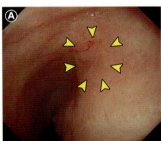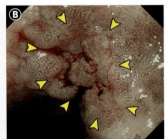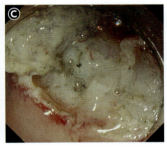

図3 胃管癌（食道切除胃挙上再建術後，M-03-O）

Ⓐ）通常観察像．胃管体部の小彎から前壁にかけて10 mm大の易出血性の陥凹性病変を認める．
Ⓑ）NBI弱拡大観察像．陥凹部分に一致して，微小血管構造および微細顆粒構造の不整を認める．粘膜内癌と診断し，ESDを施行した．
Ⓒ）ESD施行時．粘膜下層に線維化を認めたが，偶発症なく一括切除した．
病理診断は，Type 0-Ⅱc, 10×7 mm, tub1＞tub2, pT1a（M），pUL0, Ly0, V0, pHM0, pVM0であった．

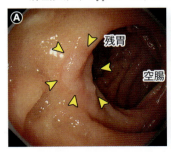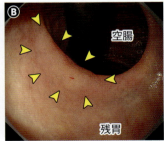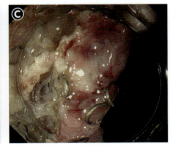

図4 残胃癌（噴門側胃切除ダブルトラクト再建後，M-04-AJ）

Ⓐ）通常観察像．胃空腸吻合部大彎に10 mm大の退色調の陥凹性病変を認める．
Ⓑ）通常観察像（残胃からの反転観察）．病変の主座は胃側であった．
Ⓒ）ESD施行時．粘膜下層に高度の線維化，ステープラーを認めたが，偶発症なく一括切除した．
病理診断は，Type 0-Ⅱc, 9×5 mm, tub1, pT1a（M），pUL0, Ly0, V0, pHM0, pVM0であった．

第2章 悪性腫瘍（胃）

H. pylori 感染関連胃癌

5 除菌後胃癌

小田島慎也

▶ 疾患の概要

- 2013年にH. pylori感染胃炎に対するH. pylori除菌療法が保険適応となり，除菌患者の増加に伴いH. pylori除菌後胃癌の発見率が上昇している．
- 除菌による背景粘膜の炎症改善に伴い癌の認識が容易になる病変の存在する一方で，除菌後の癌表層部が非腫瘍性上皮もしくは異型度の低い上皮によって被覆されることで癌の認識が困難になる病変も存在する．
- 後ろ向きコホート研究により，intestinal typeの胃癌は除菌療法により有意な抑制効果が認められた一方で，diffuse typeの胃癌は有意な抑制効果を認めないという結果が得られている[2]．

▶ 特徴的な所見と診断（図1，2）

- H. pylori現感染症例に生じる胃癌と比較して表面陥凹型胃癌の頻度が多い[3]．
- 癌表層部の非腫瘍性上皮もしくは異型度の低い上皮の被覆により，腫瘍の認識と癌・非癌の鑑別，範囲診断が困難な場合がある．
- 癌が表層に露呈している場合には，H. pylori現感染症例に生じる胃癌と同様に拡大内視鏡による不整な表面微細構造や微小血管を観察できる．

▶ 鑑別のピットフォール

- 除菌後胃癌と鑑別が問題となる病変は，胃炎である．
- 前述のように従来の胃癌の内視鏡所見に乏しい病変も存在し，拡大内視鏡を用いても胃炎と鑑別することが困難な場合も多い．
- 除菌後症例に対する上部消化管内視鏡の際には，胃炎と鑑別困難な胃癌が存在する可能性も考慮し，慎重に胃内の観察を行い，わずかな異常であっても生検等を検討することも必要である．

参考文献

1) Ito M, et al：Morphological changes in human gastric tumours after eradication therapy of Helicobacter pylori in a short-term follow-up. Aliment Pharmacol Ther, 21：559-566, 2005
2) Takenaka R, et al：Helicobacter pylori eradication reduced the incidence of gastric cancer, especially of the intestinal type. Aliment Pharmacol Ther, 25：805-812, 2007
3) Yamamoto K, et al：Clinicopathological analysis of early-stage gastric cancers detected after successful eradication of Helicobacter pylori. Helicobacter, 16：210-216, 2011

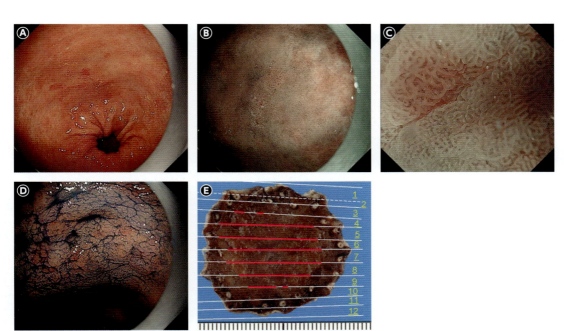
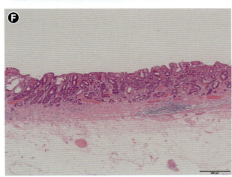
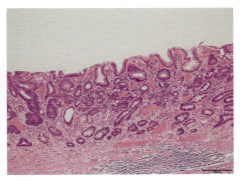

図1 除菌後胃癌

分化型胃癌 L, Less, 18 mm, 0-Ⅱa+Ⅱc, tub2＞tub1, pT1a（M）
- Ⓐ）白色光観察では異常所見はほぼ認めない．
- Ⓑ）NBI非拡大観察では，ごくわずかな不整な粘膜も認めるが境界はほぼ認めず，明らかな上皮性腫瘍を疑う所見は認めない．
- Ⓒ）NBI強拡大観察では，一部に境界（demarcation line）様に見える部位を認めるが，明らかな腫瘍と診断できる所見は得られなかった．
- Ⓓ）酢酸・インジゴカルミンを用いた色素内視鏡観察では，色素をはじく20 mm弱の領域を認識できた．この画像を参考に周囲生検を行い，非腫瘍を確認した段階でESDを施行．
- Ⓔ）ESDによる切除検体．酢酸・インジゴカルミンによる色素内視鏡像と同様の範囲に癌が認められた．
- Ⓕ）病理像

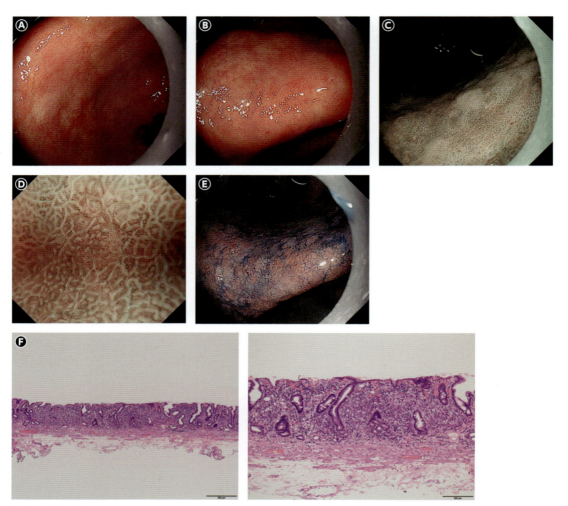

図2 除菌後胃癌

未分化型胃癌 L, Less, 30 mm, 0-Ⅱb, por2＞sig, pT1a (M)

Ⓐ) 白色光観察ではわずかな表面構造の変化を認める領域を認めるが，上皮性腫瘍を強く疑う所見は認めない．
Ⓑ) Ⓐの口側の白色光観察では明らかな異常所見を認めず，上皮性腫瘍を疑う所見はない．
Ⓒ) ⒷのNBI拡大（弱拡大）観察では，わずかな色調変化や構造変化を疑う部位はあるものの明らかな上皮性腫瘍を疑う所見は認めない．
Ⓓ) Ⓒの一部の強拡大画像．明らかなdemarcation lineは認めないが，微小血管構造の不整を認める領域を認める．
Ⓔ) 酢酸・インジゴカルミンを用いた色素内視鏡像では，色素をはじく領域が認められ，その周囲を生検して非腫瘍であることを確認し，ESDで切除を行った．
Ⓕ) 病理像

第2章 悪性腫瘍（胃）

H. pylori未感染胃癌

6 腺窩上皮型胃癌

頻度 ★☆☆
難易度 ★★☆

山本信三

疾患の概要

- ラズベリー様腺窩上皮型胃癌は腺窩上皮細胞への分化を示す胃型形質の上皮性腫瘍である．
- 病理組織像は腺窩上皮に類似した腫瘍細胞からなり，免疫組織化学染色ではMUC5AC強陽性で胃腺窩上皮型の胃型形質を示す（図3）．
- 本邦では癌と診断されることが多いが，非浸潤性の上皮内腫瘍であり，WHO分類（2019）ではfoveolar-type gastric adenomaに分類され低悪性度の腫瘍と考えられる[1]．

特徴的な所見と診断

- H. pylori未感染胃の萎縮のない胃底腺領域（胃体上部〜穹窿部大彎）に好発する（図1Ⓐ）．
- いわゆるラズベリー様外観を呈し，色調は鮮紅色，大きさは数mmと比較的小さく，結節状・顆粒状・乳頭状の表面構造を呈する（図1Ⓑ）．
- NBI拡大観察では時に腺窩辺縁上皮を反映するwhite zoneが菲薄化し，開大した窩間部に不規則で微細な血管の増生を確認できるケースがある（図1Ⓒ）．

鑑別のピットフォール

- 時に過形成性ポリープ（図2Ⓐ）や，PPI内服に関連した発赤調を呈する胃底腺ポリープ（図2Ⓑ）との鑑別を要する．
- 特に過形成性ポリープとの鑑別においては色調，white zoneの厚さの違いが参考となる（過形成性ポリープの方が色調が淡く，腺窩上皮細胞の豊富な細胞質を反映してwhite zoneが厚い）．
- 鑑別のため生検を行うと不十分な摘除につながるケースがあるため注意を要する．そのような懸念がある場合には診断も兼ね，内視鏡的粘膜切除術（EMR）による一括切除を検討することが望ましい．

参考文献

1) Sekine S, et al：Foveolar-type adenoma.「WHO Classification of Tumours, 5th ed, Vol.1 Digestive System Tumours」（WHO Classification of Tumours Editorial Board），pp79-80, WORLD HEALTH ORGANIZATION, 2019

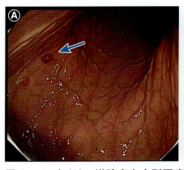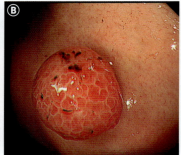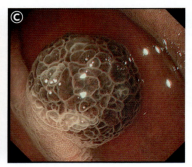

図1　ラズベリー様腺窩上皮型胃癌　内視鏡像

Ⓐ）遠景．背景胃粘膜に萎縮を認めない．胃体中〜上部大彎前壁寄りに10 mm大の鮮紅色を呈するY-Ⅲ型ポリープを認める（➡）．
Ⓑ）近景・白色光．大小不同の表面顆粒状の表面構造を呈する．
Ⓒ）近景・NBI．White zoneの肥厚なく，窩間部の開大が目立つ．

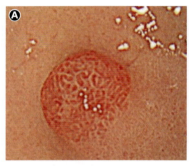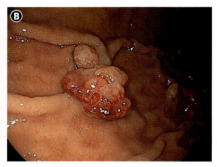

図2　鑑別を要する疾患

Ⓐ）過形成性ポリープ（参考）．Ⓑ）発赤を伴う胃底腺ポリープ（参考）．

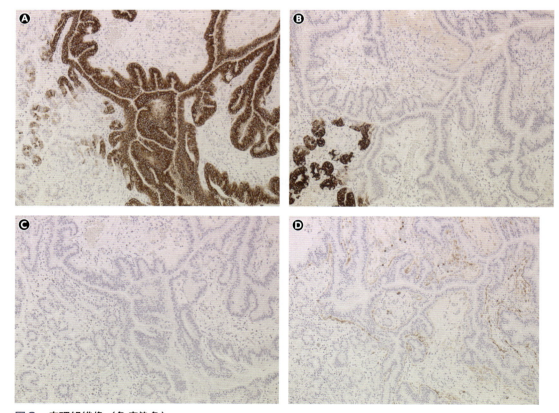

図3　病理組織像（免疫染色）

Ⓐ）MUC5AC 陽性．Ⓑ）MUC6 ほぼ陰性．Ⓒ）MUC2 陰性．Ⓓ）CD10 陰性

第2章 悪性腫瘍（胃）

H. pylori 未感染胃癌

7 胃底腺型胃癌

頻　度
★☆☆
難易度
★★★

大木大輔，辻　陽介

疾患の概要

- 2010年に上山らにより新しい概念として，胃底腺型胃癌（主細胞優位型），gastric adenocarcinoma of fundic gland type（chief cell predominant type）という名称で提唱された疾患である．
- 「胃癌取扱い規約15版」において『特殊型』として追加されており，「胃底腺細胞（主細胞，頸部粘液細胞，壁細胞）への分化を示す細胞が，不規則な腺管構造を形成して増殖する腺癌．多くは低悪性度の腫瘍で，内視鏡的，組織学的にカルチノイドとの鑑別が必要となる．免疫染色（Pepsinogen Ⅰ，H^+/K^+-ATPase，MUC6）が診断に有用である．」[4] とされる．
- 胃体上部〜中部の胃底腺領域に発生することが多い．
- 粘膜深層から発生し，粘膜深層主体に発育するため，粘膜下層浸潤を病変が小さい段階よりきたすことがしばしばある．
- 広義の胃底腺型胃癌は，病理組織学的に狭義の胃底腺型胃癌である胃底腺型腺癌（図1〜4）と，腺窩上皮への分化も示す胃底腺粘膜型胃癌（図5）に亜分類される．
- 胃底腺粘膜型胃癌は胃底腺型胃癌成分に加えて，腺窩上皮細胞や頸部粘液腺への分化を伴い，胃底腺型胃癌に比べて悪性度が高い可能性が示唆されている．胃底腺型胃癌のマーカーに加えて，腺窩上皮細胞のマーカーであるMUC5ACが陽性となることが特徴とされる．

特徴的な所見と診断

- 典型例では粘膜下腫瘍様の形態（60％），褪色調もしくは白色調病変（80％），樹枝状構造をもつ拡張血管（50％），病変周囲粘膜に腸上皮化生/萎縮粘膜を認めない（100％/90％）を有するとされる．
- 形態に関しては隆起型のみならず，平坦・陥凹型も存在し，また色調も発赤調を呈する症例も認める．上山らは白色調・隆起型（図1），白色調・平坦/陥凹型（図2, 3），赤色調・隆起型，赤色調・平坦/陥凹型（図4）の4タイプに分類することを提唱している．
- *H. pylori* 未感染の非萎縮粘膜胃に褪色調もしくは白色調のSMT様隆起性病変を認めた際には胃底腺型胃癌を考慮する必要がある．
- NBI拡大所見ではdemarcation lineが不明瞭，腺開口部の開大，窩間部の開大，開大した窩間部に不整に乏しい微小血管を認める，が認められると報告される．
- 典型的な4つの所見がそろう症例は内視鏡所見からも強く疑うことができるが，診断には組織生検を行い免疫組織化学的評価が必要となる．

鑑別のピットフォール

- 鑑別としてはカルチノイド腫瘍があげられるほか，GIST・平滑筋腫などのSMTや胃底腺ポリープなどがあげられる．
- 白色・平坦/陥凹型では同様に褪色調の0-Ⅱb病変を呈するMALTリンパ腫や印環細胞癌や低分化腺癌が鑑別にあがる．

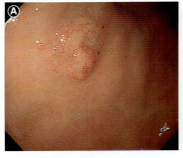 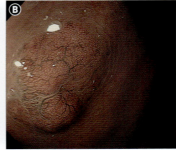 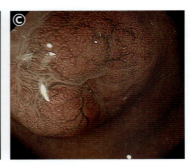

図1　胃底腺型胃癌　白色隆起型
Ⓐ）白色光．白色で粘膜下腫瘍様の隆起を認める．表面に拡張した赤色調樹枝状血管を認める．
Ⓑ）NBI．拡張血管がより明瞭に認識できる．
Ⓒ）NBI併用拡大観察．拡張血管像の他，腺開口部の開大を認める．

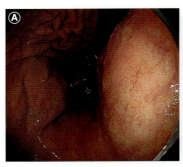 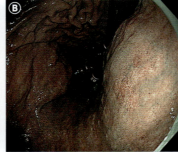 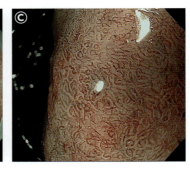

図2　胃底腺型胃癌　白色・平坦型
Ⓐ）白色光．Demarcation lineが不明瞭で白色調の平坦病変を認める．赤色調の血管を伴う．
Ⓑ）NBI．Demarcation lineは同様に不明瞭．
Ⓒ）NBI拡大．腺開口部の開大および，不整に乏しい微小血管を認める．

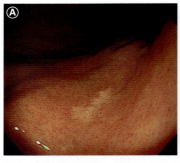 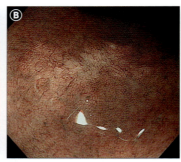 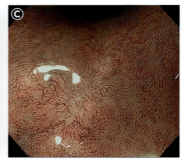

図3　胃底腺型胃癌　褪色・平坦型
Ⓐ）白色光．褪色調の平坦病変を認める．低分化型癌との鑑別を要した．
Ⓑ）NBIでも同様に褪色調として認識される．
Ⓒ）NBI併用拡大観察．不整に乏しい微小血管を認める．

参考文献

1) Ueyama H, et al：Gastric adenocarcinoma of fundic gland type（chief cell predominant type）：proposal for a new entity of gastric adenocarcinoma. Am J Surg Pathol, 34：609-619, 2010
2) Ueyama H, et al：Gastric adenocarcinoma of the fundic gland type（chief cell predominant type）. Endoscopy, 46：153-157, 2014
3) 上山浩也，他：特殊な組織型を呈する早期胃癌―胃底腺型胃癌．胃と腸，53：753-767, 2018
4) 「胃癌取扱い規約 第15版」（日本胃癌学会／編），金原出版，2017

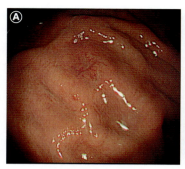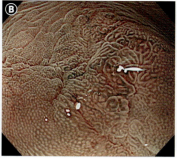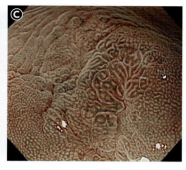

図4 胃底腺型胃癌 赤色調・平坦型
Ⓐ) 白色光. 赤色調で, 拡張した血管を伴う.
Ⓑ), Ⓒ) NBI併用拡大で, 窩間部の開大を認める.

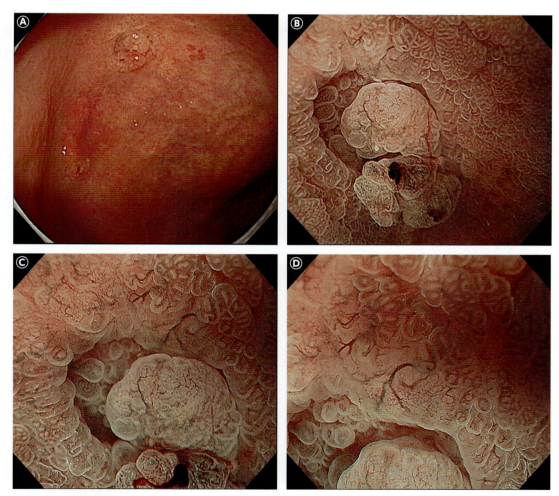

図5 胃底腺粘膜型胃癌
Ⓐ) 白色光. 憩室様の陥凹内に山田Ⅲ型の隆起様病変を認める. 病変左下に同時に赤色調の早期胃癌が併存していた.
Ⓑ) NBI.
Ⓒ) NBI併用拡大. 憩室用陥凹の周囲にも不整な微小血管を認める.
Ⓓ) NBI併用拡大. 同様に不整な微小血管を認める.
ESDの結果, 最終病理は13×11 mm, SM2 1,800 μm, INFb, Ly0 (D2-40), V1 (EVG) で非治癒切除となり追加外科切除が施行された.

第2章 悪性腫瘍（胃）

H. pylori 未感染胃癌

8 印環細胞癌

頻度 ★☆☆
難易度 ★★★

岡本　真

▶ 疾患の概念

- *H. pylori* 未感染胃癌は，胃癌全体の約1％と報告されている．*H. pylori* 感染者の減少に伴い，未感染胃癌が相対的に増えると予想される．
- *H. pylori* 未感染胃癌としては，腺窩上皮型胃癌，胃底腺型胃癌，印環細胞癌が代表的である．
- *H. pylori* 未感染の印環細胞癌の特徴は，①胃体下部から前庭部に好発，②肉眼型は表面平坦型（0-Ⅱb）や表面陥凹型（0-Ⅱc），③色調は褪色調，④腫瘍径の小さい粘膜内癌が多い，⑤印環細胞癌のみからなる，などがあげられる．
- *H. pylori* 感染による印環細胞癌と比較して，進行が緩徐で浸潤癌になりにくいと考えられている．

▶ 特徴的な所見と診断（図1～3）

- 胃底腺と幽門腺の境界領域である胃体下部から前庭部に好発する．
- 褪色調の平坦または浅い陥凹性病変として認められる．
- NBI観察では白色調に観察され，周囲の正常粘膜との境界が明瞭である．
- インジゴカルミン散布では境界が不明瞭になり，病変の認識が困難になる．
- 生検組織で診断される．

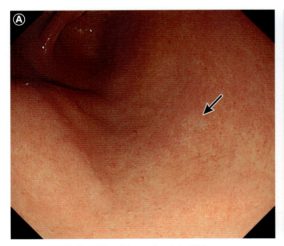 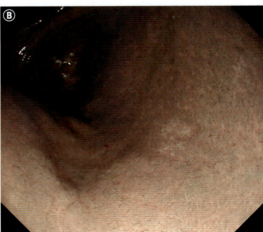

図1　40歳代女性　*H. pylori* 未感染．
Ⓐ）前庭部大彎に平坦な褪色調領域を認めるが，非常に不明瞭である（→）．
Ⓑ）NBI観察では，境界明瞭な白色調の病変として認識できる．

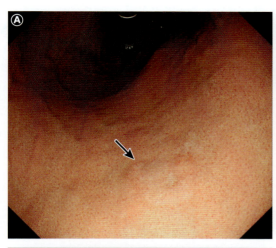
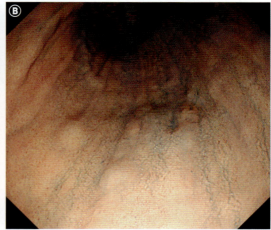
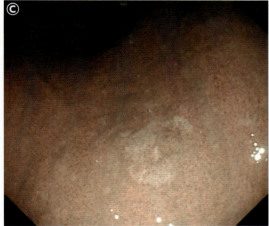

図2 60歳代男性　背景粘膜に萎縮はなく，血清 *H. pylori* 抗体陰性であることから，*H. pylori* 未感染である．

Ⓐ）胃体下部小彎に平坦な褪色調領域を認める（→）．大きさ10 mm.
Ⓑ）色素散布では，境界が不明瞭である．
Ⓒ）NBI観察では，白色調に観察され，病変の境界も明瞭になる．

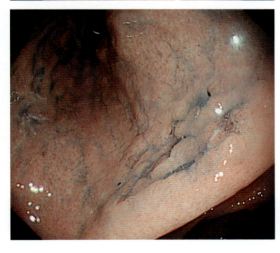

図3 30歳代男性　*H. pylori* 未感染．
胃角上小彎に20 mm大の陥凹性病変を認める．

▶ 鑑別のピットフォール

- *H. pylori* 未感染で，胃体下部から前庭部の褪色調の領域に注意することが拾い上げ診断に有用である．NBI観察で白色が強調され，病変が認識しやすくなる．
- 褪色調の平坦型ないし陥凹型病変の鑑別としては，MALTリンパ腫があげられる．印環細胞癌では境界が比較的明瞭であるのに対して，MALTリンパ腫は境界不明瞭なことが多い．またMALTリンパ腫はしばしば複数病変を認める．
- 萎縮調の正常粘膜も鑑別となる．この場合も境界が不明瞭である．

第2章　悪性腫瘍（胃）

9　神経内分泌腫瘍

頻度 ★☆☆
難易度 ★★☆

大河原 敦

▶ 疾患の概要
- 神経内分泌腫瘍の概要については，第1章-9を参照．
- 胃に発生するNETはRindi分類に基づき，Ⅰ型，Ⅱ型，Ⅲ型に分類される（**付録11を参照**）．

▶ 特徴的な所見と診断
- NET（**図1〜3**）は粘膜深層にある内分泌細胞から発生し，膨張性に発育するため，上皮性腫瘍であるにもかかわらず正常粘膜に覆われた表面平滑なSMT様隆起性病変として認められる．腫瘍径が小さく，深達度が浅い場合はリンパ節転移をきたすことは少ない．色調は正常からやや黄色調で，表面に拡張した血管を認める．増大すると頂部に陥凹や潰瘍形成を伴う．
- NEC（**図4〜8**）は悪性度がきわめて高く，表在病変では0-Ⅱc型や0-Ⅱa＋Ⅱc型など陥凹性病変が多く，辺縁部に粘膜下腫瘍様の立ち上がりを伴いやすいため，進行すると2型が最も多く認められる．

▶ 鑑別のピットフォール
- SMT様隆起性病変として胃癌，粘膜下腫瘍（GIST）などの鑑別が必要である．その他に胃底腺型胃癌，リンパ球浸潤癌，MALTリンパ腫など．NETとNECは全く異なる腫瘍であり，悪性度が非常に高いNECは一般形胃がんとも厳密に鑑別する必要がある．

参考文献
1) 「消化器難治癌シリーズⅣ　神経内分泌腫瘍（NET NEC）」（日本消化器病学会/編），日本消化器病学会，2023
　　https://www.jsge.or.jp/committees/intractable_cancer/pdf/NETNEC.pdf
2) 松枝克典，他：胃神経内分泌腫瘍（NET）・神経内分泌細胞癌（NEC）の内視鏡診断．胃と腸，57：900-911，2022
3) Rindi G, et al：Three subtypes of gastric argyrophil carcinoid and the gastric neuroendocrine carcinoma：a clinicopathologic study. Gastroenterology, 104：994-1006, 1993
4) Soga J：Gastric carcinoids：a statistical evaluation of 1,094 cases collected from the literature. Surg Today, 27：892-901, 1997

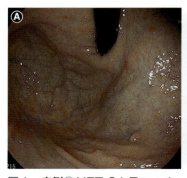
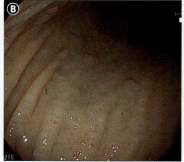
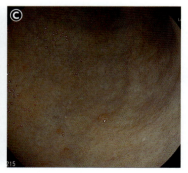

図1　症例①NET G1 Type 1
chromogranin A（+），synaptophysin（+），CD56（+, focal）．核分裂像はみられず（＜1/1HPF），Ki-67陽性率2％未満．

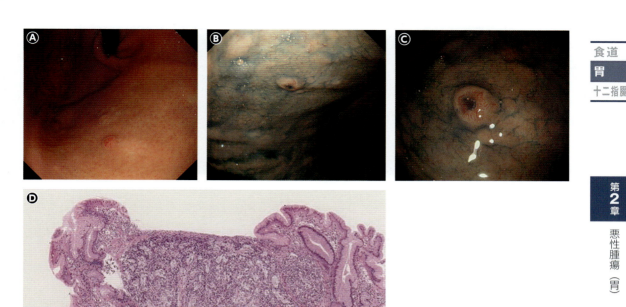

図2　症例②NET G1
小型類円形の核を有する細胞が，粘膜深部から粘膜筋板にかけて小胞巣状に増殖．核分裂像はほとんど認められず，明らかな壊死もなく，NET G1，多発カルチノイドの像．

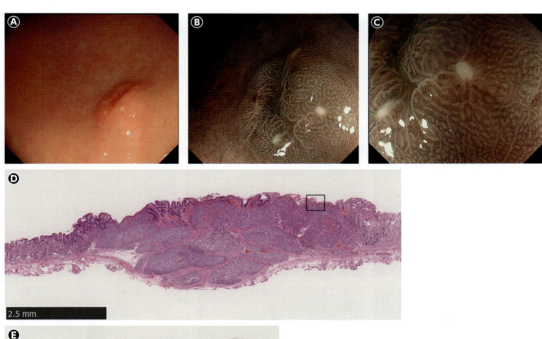

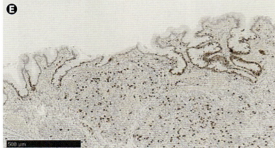

図3　症例③NET G2
隆起している部分の粘膜固有層間質内～その直下に腫瘍が認められ，小型類円形核を有する多角形の腫瘍細胞が細い類洞状の血管を豊富に伴いながら索状，胞巣状，充実性に密に増殖している．核分裂像数は3/10HPF，免疫組織化学的に，これらの腫瘍細胞はchromogranin A（＋），synaptophysin（＋），CD56（＋，weak），Ki-67（30-9）陽性率14.4％．

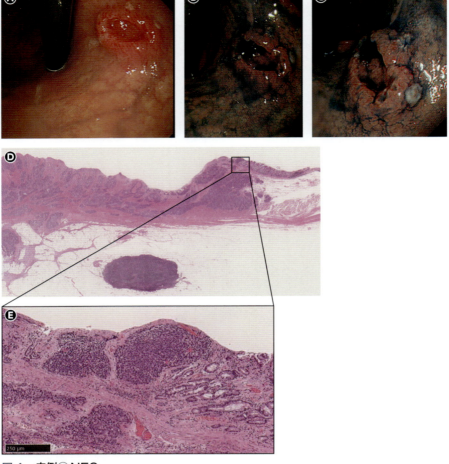

図4 症例④ NEC
腫瘍細胞には核異型が目立つものも混在しており，核分裂像も多くみられる（＞20個/10HPFs）．免疫組織化学的に，腫瘍細胞はchromogranin A（＋），synaptophysin（＋），CD56（＋，very focal）を呈し，Ki-67陽性細胞は30％程度みられる．

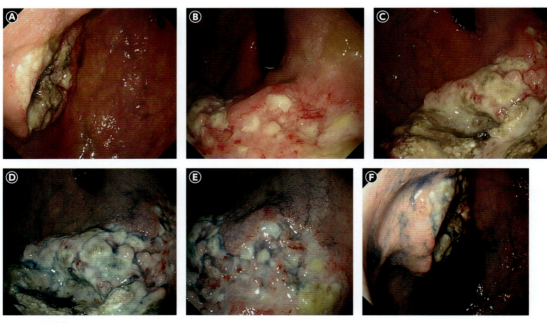

図5 症例⑤ NEC

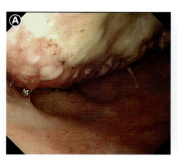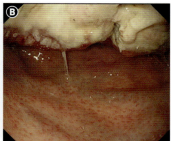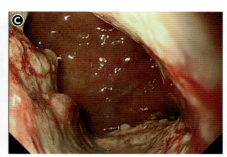

図6 症例⑥NEC

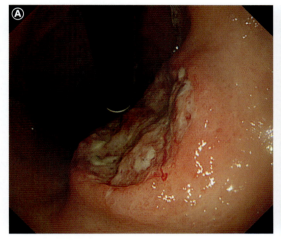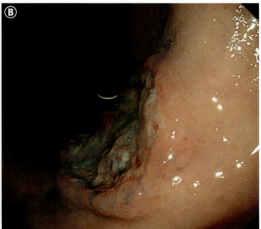

図7 症例⑦NEC

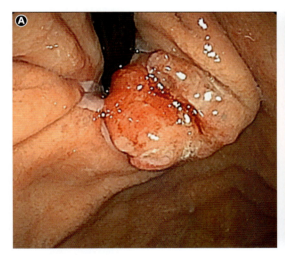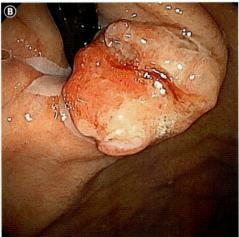

図8 症例⑧MiNEN
Mixed adenoneuroendocrine carcinoma.

第2章 悪性腫瘍（胃）

10 悪性黒色腫

神宝隆行

▶ 疾患の概要

- 悪性黒色腫は，神経堤起源細胞でメラニンを産生するメラノサイト（melanocyte）に由来する悪性腫瘍である．そのほとんどは皮膚に原発するが，その他にもメラノサイトが存在する鼻腔，口腔・食道・胃・大腸・肛門など消化管の粘膜や眼の脈絡膜，脳軟膜，脊髄膜にも発生しうることが知られている．
- 早期から多数の臓器に血行性転移を起こし，固形癌のなかで最も予後不良な疾患の一つであったが，2010年代半ばに免疫チェックポイント阻害薬が登場して以降，予後は劇的に改善されつつある．
- 本邦における悪性黒色腫の罹病率は1.12人/10万人とされ，欧米と比して低い．
- 消化管でみられる悪性黒色腫の圧倒的多数は皮膚に原発したものの血行性転移であり，消化管原発の悪性黒色腫は全悪性黒色腫の0.1～2.5％ときわめて少ない．さらにそのなかの多くは食道と直腸肛門部に発生しており，胃原発悪性黒色腫（図1）は本邦できわめて稀である．

▶ 特徴的な所見と診断・鑑別のピットフォール

- 病変の主座は粘膜層深層から粘膜下層にあり，腫瘍細胞内のメラニンが透見されるため，全体に黒色調を呈する．黒色の程度は病変により多少の差があり，淡黒褐色程度（図1A）の場合もある他，一部の症例ではメラニン非産生性（amelanotic）であり内視鏡診断を困難にしている．
- 腫瘍細胞は既存の腺管の間をすり抜けるように増殖するため，粘膜表面の形態変化は大きくなく，微小病変では腺管の腫大傾向を認める程度であることが多い．病変の増大に伴い粘膜下腫瘍様に隆起してくる．
- 病理学的にはメラニン色素が特徴的であることは言うまでもないが，免疫組織化学的にHMB-45およびS-100陽性で確定診断に至ることができる．

参考文献
1) 松島 誠, 他：悪性黒色腫．胃と腸，51：374-377, 2016
2) 望月洋介, 他：食道・胃・十二指腸の転移性悪性黒色腫をNBI観察し得た1例．日本消化器内視鏡学会雑誌，55：267-274, 2013
3) 平本秀二, 京極方久：皮膚悪性黒色腫の胃十二指腸転移の1例．日本消化器病学会雑誌，113：1001-1004, 2016

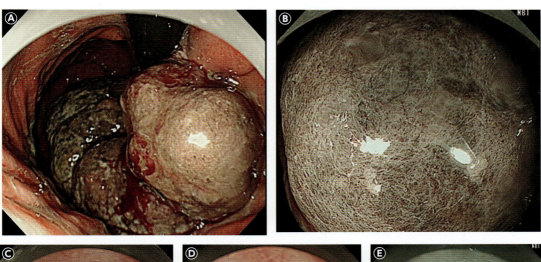
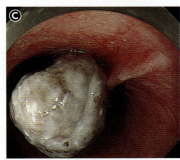
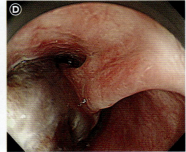
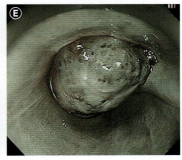

図1　胃原発悪性黒色腫の一例

本症例は下部食道悪性黒色腫を合併していたと考えられるが，両者がそれぞれ独立に発生した原発性腫瘍なのか，一方が他方の転移なのかは判断しがたい．

- Ⓐ）胃病変，白色光，中景．噴門直下に巨大な0-I様病変を認め，病変主部はおおむね淡黒色調ながらも微妙に色合いの異なる3つの緊満感著明な隆起成分が合わさったような形態をとっている．
- Ⓑ）胃病変，NBI，近接．病変表面は全体にほぼ無構造である．
- Ⓒ）食道病変，白色光，中景．噴門直上に2 cm大の0-Ip様病変を認め，病変主部は胃病変と同様に淡黒色を呈しているが，厚い白苔が固着している．
- Ⓓ）食道病変基部，白色光，中景．病変主部と基部の境界は明瞭である．
- Ⓔ）食道病変，NBI，中景．

第 **2** 章　悪性腫瘍（胃）

11　悪性リンパ腫

今野真己

▶ 疾患の概要

- 胃悪性リンパ腫は，胃悪性腫瘍の約5％と比較的稀であるが，節外性リンパ腫のなかでは，30〜40％を占め，最も頻度が多い疾患である．
- びまん性大細胞型B細胞リンパ腫（diffuse large B-cell lymphoma：DLBCL）は，胃原発悪性リンパ腫の30〜40％を占めており，MALTリンパ腫に次いで頻度が高い．稀に，濾胞性リンパ腫（follicular lymphoma：FL），マントル細胞リンパ腫（mantle cell lymphoma）を認める[1]．
- 胃DLBCLの好発年齢は50〜60歳であり，自覚症状として，腹痛，貧血，黒色便などがあげられる[2]．
- 胃DLBCLは，新規（*de novo*）に発生する場合と，MALTリンパ腫やFLなどの低悪性度B細胞性リンパ腫からの高悪性転化（high-grade transformation）により発生する場合がある．
- 分類として佐野分類，八尾分類が汎用されている[3]（表）．

▶ 特徴的な所見と診断（図1〜3）

- 胃DLBCLでは隆起型，潰瘍型などの限局した腫瘍形成型の頻度が高い[2]．
- 典型例として，病変の立ち上がりは正常粘膜に覆われた粘膜下腫瘍様を呈し，潰瘍辺縁は比較的整っていることが多い．
- 時に腫瘍の頂部が潰瘍化して潰瘍を形成する，いわゆる「耳介様周堤」が認められる[4]．

▶ 鑑別のピットフォール

- 胃MALTリンパ腫は境界が不明瞭な陥凹を呈する場合が多く，多発する場合もある．顆粒状変化，敷居石状の粘膜所見があり，NBI拡大観察での血管構造においては，拡張，蛇行はするが口径不同に乏しい，いわゆるtree-like appearanceの所見が得られる[5]．
- 1型，2型進行癌，リンパ球浸潤癌を含む充実型低分化癌や粘液癌などの粘膜下腫瘍様胃癌との鑑別が必要となる．
  ※胃悪性リンパ腫は潰瘍辺縁がなだらかで丈が低く蚕食像や皺襞の中断の所見に乏しいが，胃癌は蚕食像や皺襞の中断途絶が比較的明瞭かつ高頻度で認められる．
  ※胃悪性リンパ腫の潰瘍底は円形から類円形，平皿状である．また，しばしば厚い白苔を認める．胃癌の潰瘍底は凹凸不整が目立つ．
  ※胃悪性リンパ腫は大きな潰瘍であっても柔らかく伸展性が比較的保たれているが，胃癌は伸展性が不良である[2]．
- 平滑筋腫，GISTは，クッションサイン陰性で，硬さをもったある程度急峻な周堤を呈する．
- その他，サイトメガロウイルス（CMV）感染症の抜き打ち潰瘍も鑑別としてあがる．症例のバックグラウンド（compromised host）からの推測とともに，組織の抗CMV抗体を用いた免疫染色が最終的な決め手になることもある[6]．

佐野分類	八尾分類
・表層 ・潰瘍 ・隆起 ・決潰 ・巨大皺襞	・表層拡大 ・腫瘤形成 ・巨大皺襞

表　胃悪性リンパ腫の肉眼分類

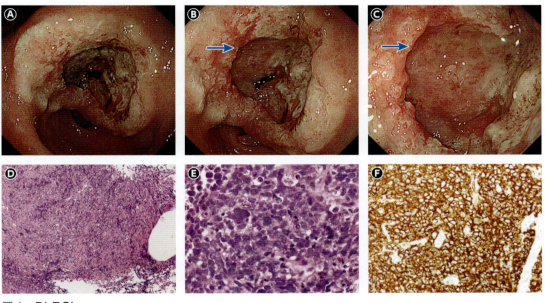

図1　DLBCL
- Ⓐ）前庭部小彎を主座とする潰瘍性病変を認めた．
- Ⓑ）潰瘍辺縁はなだらか丈が低い．明らかな蚕食像は指摘できない（→）．
- Ⓒ）潰瘍底は比較的平滑（→）．
- Ⓓ）HE染色（弱拡大）：肉芽組織のなかにリンパ腫細胞を認める．
- Ⓔ）HE染色（強拡大）：明瞭な核小体を有する，大型異型リンパ球のびまん性増殖を認める．
- Ⓕ）CD20免疫染色

複数の所見が混在して診断が困難な場合もあるため，最終的には生検が必須となる．潰瘍辺縁は，腫瘍の露出部と非腫瘍性上皮がまだらに存在すること，潰瘍底の壊死物質から検体採取しても診断がつかない場合があることに留意し，必要十分な生検を行うことがポイントである．

参考文献
1) 門田智裕，他：びまん性大細胞型B細胞性リンパ腫（DLBCL）の治療と長期経過：胃．消化器内視鏡，27：835-844, 2015
2) 山口 隼，他：胃悪性リンパ腫（DLBCL，Ⅰ型隆起例）．消化器内視鏡，34：122-123, 2022
3) 中村昌太郎，飯田三雄：消化管悪性リンパ腫の臨床．日本消化器病学会雑誌，98：624-635, 2001
4) 中村昌太郎，松本主之：耳介様周堤（リンパ腫）（auriculate ulcer mound）．胃と腸，52：599, 2017
5) Nonaka K, et al：Is narrow-band imaging useful for histological evaluation of gastric mucosa-associated lymphoid tissue lymphoma after treatment? Dig Endosc, 26：358-364, 2014
6) 永田尚義，他：免疫不全患者におけるサイトメガロウイルスの上部消化管病変―内視鏡像と臨床像の検討．日本消化器内視鏡学会雑誌，51：2414-2425, 2009

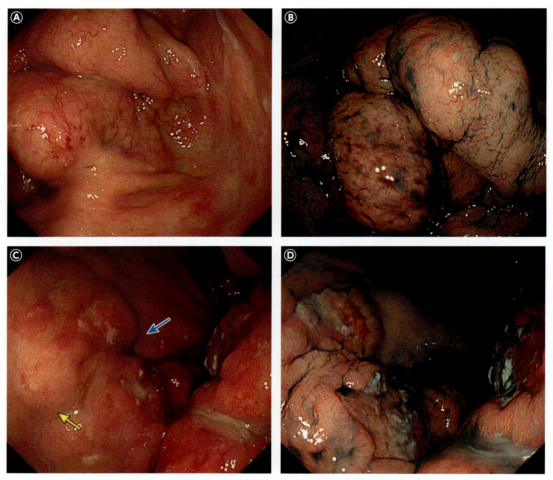

図2　MALTリンパ腫からDLBCLへの高悪性転化症例
Ⓐ）体上部後壁，MALTリンパ腫．Ⓑ）インジゴカルミン撒布像．
経過観察を続けていた，5カ月後
Ⓒ）DLBCLへの高悪性転化．耳介様の周提（→），粘膜下腫瘍様のなだらかな隆起（→）を認める．Ⓓ）インジゴカルミン撒布像．

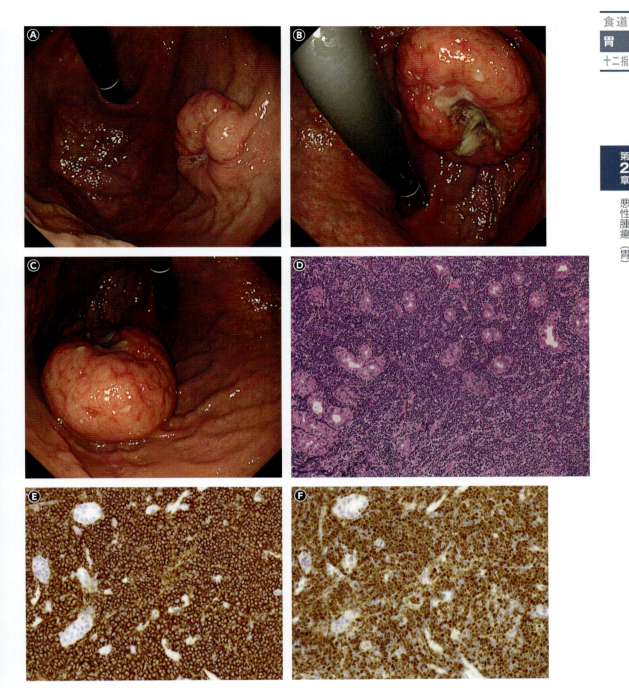

図3　マントル細胞リンパ腫
Ⓐ）初診時，体上部後壁のマントル細胞リンパ腫．
経過観察，3年後
Ⓑ）マントル細胞リンパ腫増大．Ⓒ）小彎側からの観察．Ⓓ）HE染色．Ⓔ）CD20免疫染色．Ⓕ）CyclinD1免疫染色．
cyclinD1の過剰発現が認められる．

第2章 悪性腫瘍（胃）

12 MALTリンパ腫

片岡陽佑，豊島　治

▶疾患の概念

- MALT（mucosa associated lymphoid tissue：粘膜関連リンパ組織）リンパ腫は，1983年にIsaacsonにより提唱され[1]，リンパ節以外に発生する節外性辺縁帯リンパ腫と同義で，低悪性度B細胞リンパ腫に分類される．MALTリンパ腫の好発臓器は胃であるが，小腸，大腸，気管支，唾液腺などにも発生する．
- 胃MALTリンパ腫は胃原発リンパ腫の約40％を占め最多である．発生には慢性炎症が関与していると考えられており，胃MALTリンパ腫の *Helicobacter pylori* 感染率は80％と高率である[2]．臨床的には，無症状でリンパ節転移や骨髄転移が低いことが特徴である．
- 胃MALTリンパ腫の大半が限局期であるが，頸部〜鼠径部CTなどを用いて病期決定する．病期分類は後述のLugano病期分類が用いられることが多い[3]．
  - ◆病期Ⅰ：腫瘍が消化管に限局
  - ◆病期Ⅱ1：腫瘍が原発巣から腹腔内に進展，限局性のリンパ節浸潤
  - ◆病期Ⅱ2：腫瘍が原発巣から腹腔内に進展，遠隔性のリンパ節浸潤
  - ◆病期ⅡE：腫瘍が漿膜を越え，隣接臓器・組織に浸潤
  - ◆病期Ⅳ：リンパ節外の播種性浸潤，横隔膜を越えるリンパ節浸潤を伴う消化管病変
  - ◆（病期Ⅲは設定されていない）
- 治療方針は，限局期胃MALTリンパ腫（図1）では，*H. pylori* 陽性例では除菌治療が推奨される．除菌治療により約70〜80％でCRが達成される[4]．*H. pylori* 陰性例では局所放射線治療（24〜30 Gy）を考慮する．進行期MALTリンパ腫では，化学療法または慎重な経過観察が治療選択肢となる．

▶特徴的な所見と診断

- 胃悪性リンパ腫の肉眼分類には，佐野の分類（表層型，潰瘍型，隆起型，炎潰型，巨大雛壁型）などいくつか存在するものの，国際的に統一された分類はない．胃MALTリンパ腫は，多発潰瘍や，褪色調粘膜，敷石状粘膜，皺襞肥厚など胃炎様所見，早期胃癌Ⅱc様陥凹，粘膜下腫瘍様隆起などさまざまな内視鏡所見を呈することが報告されている[5]．特にⅡcや4型胃癌と類似するケースでは生検により胃癌を除外し，胃MALTリンパ腫の多様な内視鏡像を把握したうえで診断をすすめることが重要である．
- またNBI拡大所見では，木の幹から枝が分岐するような特報的な異常血管像を認めることがあり，tree like appearanceとよばれる．胃癌で認めるirregular microvascular pattern（IMVP）とは異なり，明らかな口径不同やdemarcation lineは伴わない．
- 以下に，褪色調病変（図2，4），ひだ肥厚および敷石状病変（図3），隆起型病変（図5，6）の内視鏡像を示す．

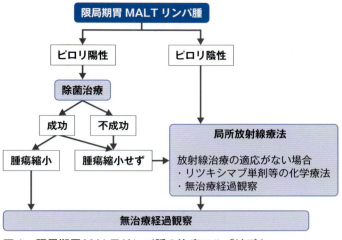

図1 限局期胃MALTリンパ腫の治療アルゴリズム
文献3より作成

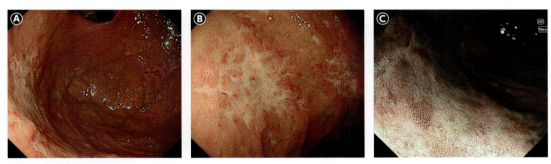

図2 褪色調病変の例
体上部を中心に褪色調粘膜が散在している．明瞭な境界は伴わず，NBIではIMVPを認めない．症例は80歳代男性で，ピロリ陰性，無症状のため経過観察が選択された．

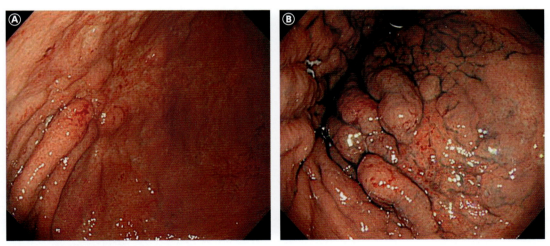

図3 ひだ肥厚および敷石状病変の例
ひだの発赤・肥厚および敷石状粘膜変化を認め胃癌除外目的の生検でMALTリンパ腫と診断された．

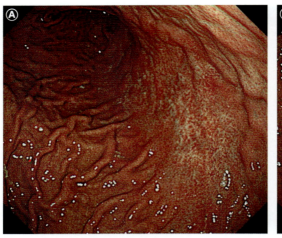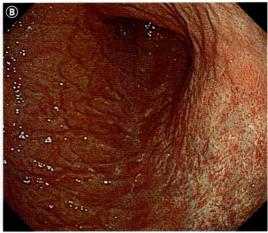

図4 萎縮粘膜に類似した褪色調病変の例
体中部後壁に広い褪色調と発赤の混在した粘膜が広がっており，萎縮粘膜に類似している．リンパ腫，未分化癌の鑑別目的の生検でMALTリンパ腫と診断され，1次除菌治療の成功により，腫瘍の消退が得られた．

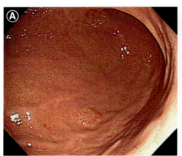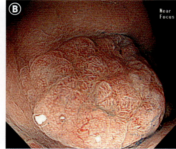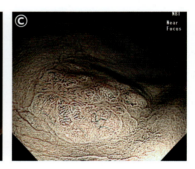

図5 早期胃癌Ⅱaに類似した隆起性病変の例
体下部大彎に早期胃癌Ⅱaに類似した10 mm大の隆起性病変を認めるが，Ⅱaを示唆するIMVPを認めない．除菌後に発生したMALTリンパ腫で，局所放射線療法により消退が得られた．

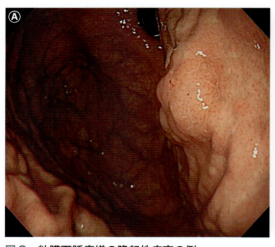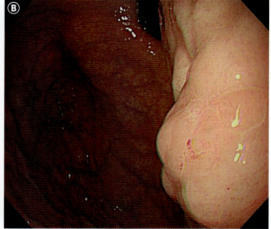

図6 粘膜下腫瘍様の隆起性病変の例
体上部前壁に粘膜下腫瘍様の隆起性病変を呈する．一部表面には顆粒状変化を伴う．肉眼所見では粘膜下腫瘍との鑑別は困難であり，生検でMALTリンパ腫と診断された．

▶ 鑑別のピットフォール

● 隆起型では，早期胃癌0-Ⅰ/Ⅱaや粘膜下腫瘍との鑑別を要する．

● 褪色調病変は，未分化癌と類似するが，胃MALTリンパ腫では多発することがある．またNBI観察ではtree like appearanceが特徴的な所見とされ，口径不同を伴うIMVPやdemarcation lineを認めない点が胃癌との鑑別点である．

● 巨大皺襞型では，4型胃癌と類似するため特に注意が必要である．胃MALTリンパ腫では胃壁の進展性は保たれるが，内視鏡所見での鑑別は難しく，複数箇所から生検を行い鑑別することが重要である．

参考文献

1) Isaacson P & Wright DH：Malignant lymphoma of mucosa-associated lymphoid tissue. A distinctive type of B-cell lymphoma. Cancer, 52：1410-1416, 1983

2) Asenjo LM & Gisbert JP：Prevalence of Helicobacter pylori infection in gastric MALT lymphoma：a systematic review. Rev Esp Enferm Dig, 99：398-404, 2007

3) 「造血器腫瘍診療ガイドライン2023年版 第3版」(日本血液学会/編)，pp216-248，金原出版，2023

4) Nakamura S, et al：Long-term clinical outcome of gastric MALT lymphoma after eradication of Helicobacter pylori：a multi-centre cohort follow-up study of 420 patients in Japan. Gut, 61：507-513, 2012

5) 中村昌太郎, 松本主之：消化管悪性リンパ腫の診断と治療. 日本消化器内視鏡学会雑誌, 56：3599-3606, 2014

第2章　悪性腫瘍（胃）

13　転移性腫瘍

柿本　光

▶ 疾患の概要

- 他臓器悪性腫瘍から胃へ血行性・リンパ行性に生じる腫瘍である．転移元としては，肺癌，乳癌，食道癌が多いが，原発巣が転移をきたすまでの進行度であるため頻度としてはかなり少ない．
- 腫瘍がびらんや潰瘍を呈することがあり，その場合，出血をきたすことがあるが，この転移性腫瘍のみでの症状は稀である（原発疾患での症状が強い）．
- 内視鏡検査で偶発的に認めることもあるが，CT検査が行われることの多い本邦においては，CTで指摘された他臓器腫瘍の精査の一環で行われるスクリーニング検査で認めることが多い．

▶ 特徴的な所見と診断

- 肉眼的には，隆起性びらんや粘膜下腫瘍様の小隆起を呈することが多い（図1～3）．隆起の形態であっても，隆起の中心に陥凹やびらん・潰瘍を認めることがある．びらん・潰瘍は腫瘍組織の露出によることがほとんどであることから，同部位を生検することによって，悪性組織を検出しやすい．
- 1カ所への転移がそのまま大きくなることもある一方，複数の転移を認めることもある．

▶ 鑑別のピットフォール

- 胃原発悪性腫瘍（胃癌や悪性リンパ腫など）や胃潰瘍，各種ポリープ，隆起性びらんとの鑑別を様子する．
- 特に，隆起の中心に陥凹・びらんを呈するものでは，粘膜内部からの腫瘍組織の露出であることから，悪性リンパ腫も同様の似たような形態であり，生検での鑑別が必要とされる．

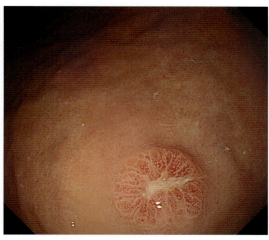

図1　食道癌からの転移性胃腫瘍
隆起性びらん様の隆起で，中心にびらんを伴う．隆起面全体の粘膜面の発赤，浮腫性変化があり，粘膜下の腫瘍による粘膜面への炎症の波及を認める．

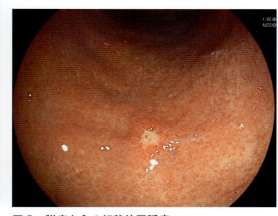

図2　膵癌からの転移性胃腫瘍
周囲に浮腫状の丈の低い粘膜を伴うびらん．

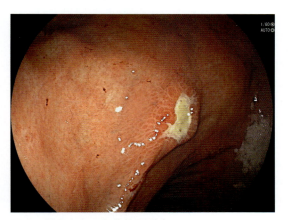

図3　膵癌からの転移性胃腫瘍
粘膜下腫瘍様の隆起で，bridging fold を伴う．潰瘍は不整型で，隆起に対して潰瘍が大きい点が粘膜下腫瘍との鑑別になる．

第2章 悪性腫瘍（胃）

14　GIST

田代　淳, 新井雅裕

▶ 疾患の概要

- 切除可能な腫瘍であれば治療は外科的切除が第一選択となる．
- 約90％で*c-kit*遺伝子変異がみられる．
- EUS-FNAによって比較的小さいうちから精度の高い診断が可能となってきている．

▶ 特徴的な所見と診断（図1～5）

- 「GIST診療ガイドライン第4版」によれば，2 cm未満で悪性所見（潰瘍形成，辺縁不正，増大傾向）がなければ，年1～2回のフォローアップでよいとされているが，2～5 cm未満の病変ではGISTを疑ってFNA/ボーリング生検/切開生検を行う．
- 大きいものでは時に潰瘍や出血を伴うことがある．
- 壁外圧排のような所見でも，壁外発育型GISTの可能性もあるため，積極的に腹部CTを考慮する．

▶ 鑑別のピットフォール

- 平滑筋腫よりは凹凸を伴う頻度がやや高い．
- 経年的な大きさの変化は診断の助けとなることがある．
- メジャー鉗子などで大きさを計測しておくのも経時的フォローの際に有用である．
- 可能であれば造影CTも行い，内部不均一や内部壊死所見を確認するとよい．
- 壁外発育型ではCTで大きさの評価を行う必要がある．

参考文献
1）「胃と腸アトラスⅠ　上部消化管　第2版」（八尾恒良/監，「胃と腸」編集委員会/編），医学書院，2014
2）「GIST診療ガイドライン2022年4月改訂　第4版」（日本癌治療学会/編），金原出版，2022

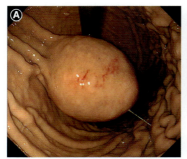 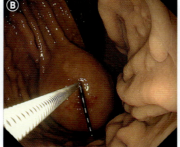 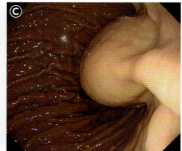

図1　84歳男性　GIST症例
出血をきたして入院．大きさも4～5 cmであり，後日外科手術となった．

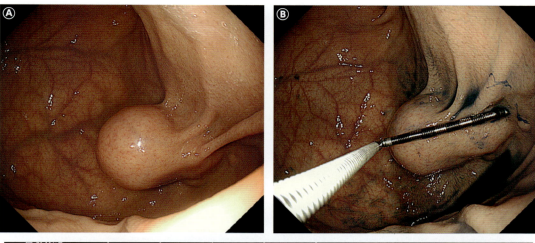
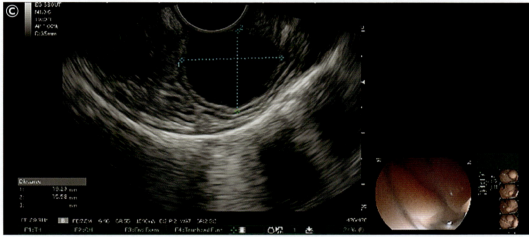
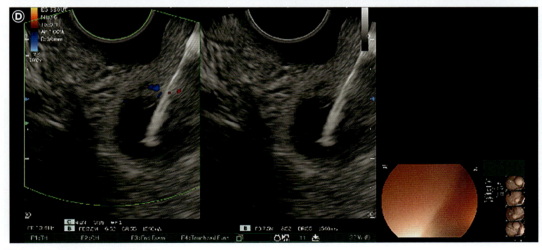

図2 57歳女性　GIST症例
Ⓐ）胃穹窿部にふたこぶ状の20 mm大の粘膜下腫瘍を認める．
Ⓑ）インジゴカルミン撒布で凹凸やひだの状況を確認．メジャー鉗子で客観的に大きさを計測している．
Ⓒ，Ⓓ）EUS-FNAでGISTの診断となった．

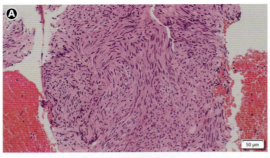
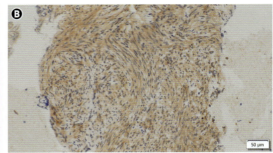
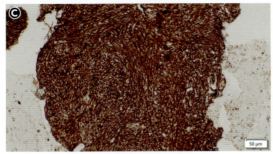

図3 病理標本
Ⓐ）HE染色．紡錘形腫瘍細胞が索状に配列しながら比較的密に充実性増殖する．
Ⓑ）免疫染色 *c-kit*　*c-kit* 陽性
Ⓒ）免疫染色 CD34　CD34陽性．その他，Desmin（−），S-100（−），Ki67陽性率3.4％，核分裂像は確認されず．

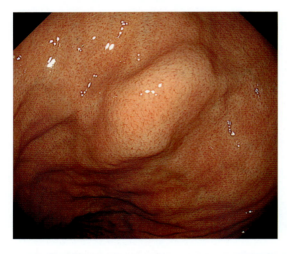

図4 68歳男性　GISTを疑う症例
ややいびつなSMTであり，GISTを疑ってFNA検討する．

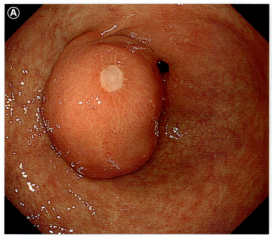
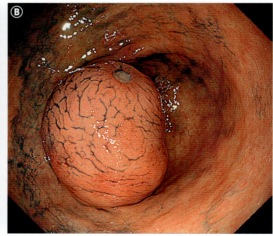

図5 75歳男性　GISTを疑う症例
潰瘍伴う粘膜下腫瘍であり，GISTを疑うが，ご本人経過観察希望．

第2章 悪性腫瘍（胃）

15 脂肪肉腫

伊藤　峻

▶ 疾患の概要

- 脂肪肉腫は悪性軟部腫瘍のなかでは比較的頻度が高いが，胃を含めた消化管に発生することは稀である[1]．
- 疾患特異的な症状はなく，一般的な悪性粘膜下腫瘍と同様の出血・腹痛・腫瘤触知などを契機に発見されることが多い．
- 本邦の組織学的分類では，高分化型（Well differentiated type），脱分化型（dedifferentiated type），粘液型（myxoid type），円形細胞型（round cell type），多形型（pleomorphic type），混合型（mixed type）に分けられ，分化型はさらに，脂肪腫様（lipoma-like），硬化型（sclerosing）に亜分類される．
- 治療術式に関する一定の見解はなく，胃局所切除術が選択されることが多い．
- 予後は発生部位や組織型によって異なり，高分化型・粘液型は一般的に予後良好であるのに対し，脱分化型・円形細胞型・多形型では予後不良である．

▶ 特徴的な所見と診断（図1）

- 内視鏡像としては粘膜下腫瘍様の形態を呈する．
- 画像診断では組織型により多彩な所見を呈し，CTでは脂肪組織と同等な低吸収域は高分化成分，水と同等な濃度は粘液成分，造影で増強する充実性成分は未分化成分に対応するとされる．MRIでは脂肪腫がT1/T2画像で均一な高信号域として描出されるのに対し，不均一な低信号域となることが多い．

▶ 鑑別のピットフォール

- 肉眼的には脂肪腫や他の粘膜下腫瘍との鑑別が困難な場合が多いが，一般的な粘膜下腫瘍に対する内視鏡診療と同様に潰瘍形成・辺縁不整・増大傾向の内視鏡像があれば鑑別として考慮する必要がある．

参考文献
1) 大橋信治，他：胃脂肪腫，胃脂肪肉腫．「別冊日本臨牀 新領域別症候群シリーズ No.11 消化管症候群（第2版）上」（浅香正博/編），pp335-340，日本臨牀社，2009

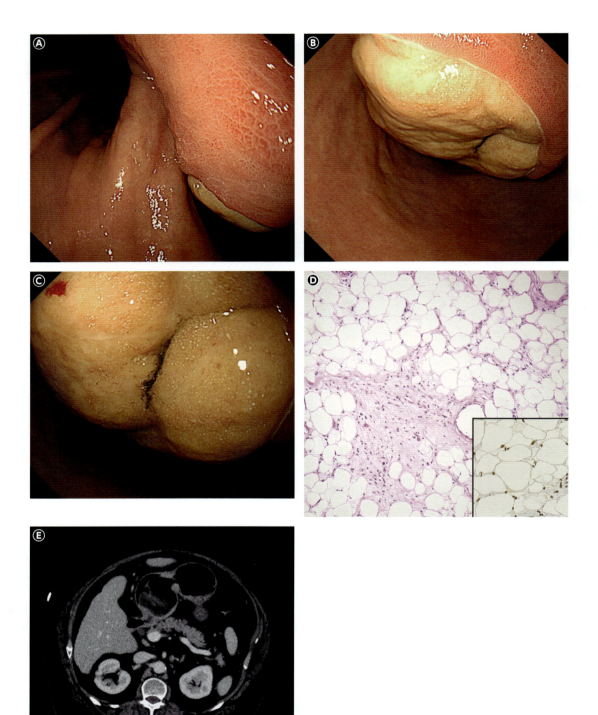

図1 70歳代女性．貧血精査で実施した上部消化管内視鏡検査で病変を指摘された．
- **Ⓐ**) 胃角部〜前庭部小彎後壁に巨大な粘膜下腫瘍を認める．
- **Ⓑ**) 腫瘍の頂部に潰瘍を形成している．
- **Ⓒ**) 近接すると潰瘍面に分葉様の黄色組織が露出しており，油滴が観察される．
- **Ⓓ**) 病理組織画像．HE染色では比較的均一な成熟脂肪細胞様だが局所的に充実成分を伴い，MDM2免疫染色（右下）で陽性像を認め，高分化型脂肪肉腫の診断となった．
- **Ⓔ**) 造影CTでは脂肪と同濃度の低吸収腫瘤を認め，内部不均一で部分的に造影効果を伴う．

第3章 悪性腫瘍（十二指腸）

1 腺癌（非乳頭部）①：早期癌

小田島慎也

▶ 疾患の概要

- 非乳頭部十二指腸腺癌の罹患数は，2016年で3,005人であり，本邦人口を元にした粗罹患率は人口100万人あたり年間23.7人となる希少癌である[1]．
- 近年の内視鏡機器の進歩や内視鏡検診の導入に伴い，表在性十二指腸癌を含めた表在性非乳頭部十二指腸上皮性腫瘍（superficial non-ampullary duodenal epithelial tumor：SNADET）の診断する機会が増え[2]，早期治療への重要性が増している．
- SNADET，もしくは十二指腸癌を鑑別しうる内視鏡診断基準は確立していないのが現状である．その一方で生検診断の正診率はSNADETで71.6％と低く[3]，さらには生検後瘢痕の内視鏡治療への影響が高いことも含めて，内視鏡治療適応となるようなSNADETへの生検は推奨されていないのが現状である．

▶ 特徴的な所見と診断（図1）

- 白色光観察では，0-Ⅱa型が多く，次いで陥凹型である0-Ⅱcや0-Ⅰ型，0-Ⅱa＋Ⅱc型の腫瘍が多く認められる．発赤調やWOS（white opaque substance）を伴った白色調の管状，乳頭状，絨毛状などのさまざまな粘膜構造を呈することがある．
- 十二指腸癌の内視鏡診断は確立していないが，WOSの消退や発赤調病変，表面粘膜の不整，腫瘍径大などが癌を示唆する所見である．

▶ 鑑別のピットフォール

- 十二指腸腺癌と鑑別が問題となる疾患は，十二指腸腺腫，十二指腸神経内分泌腫瘍などの上皮性腫瘍や，異所性胃粘膜やBrunner腺過形成など非腫瘍性病変である．
- 腺腫と癌の鑑別が確立した手段がなく，鑑別に難渋する症例もある．
- 十二指腸神経内分泌腫瘍や異所性胃粘膜，Brunner腺過形成などは，粘膜表層の構造やWOSの有無，粘膜下腫瘍様の所見などを参考にし，鑑別しうる．

参考文献
1) Yoshida M, et al：The incidence of non-ampullary duodenal cancer in Japan：The first analysis of a national cancer registry. J Gastroenterol Hepatol, 36：1216-1221, 2021
2) Goda K, et al：Endoscopic diagnosis of superficial non-ampullary duodenal epithelial tumors in Japan：Multicenter case series. Dig Endosc, 26 Suppl 2：23-29, 2014
3) Kinoshita S, et al：Accuracy of biopsy for the preoperative diagnosis of superficial nonampullary duodenal adenocarcinoma. Gastrointest Endosc, 86：329-332, 2017

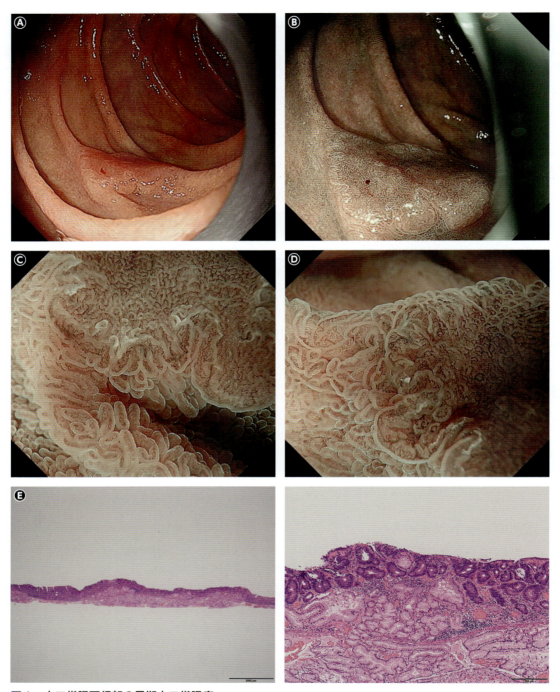

図1 十二指腸下行部の早期十二指腸癌
- **Ⓐ**）十二指腸下行部に径15 mmほどの発赤調の陥凹病変（0-Ⅱc）を認める．
- **Ⓑ**）NBI非拡大観察画像．陥凹面は比較的均一な成分で構成されており，辺縁にWOSを認める．
- **Ⓒ**，**Ⓓ**）NBI拡大（強拡大）観察画像．病変境界付近にわずかなWOSを伴い，腫瘍表層には不整な微小血管構造を認める．
- **Ⓔ**）病理像

第3章 悪性腫瘍（十二指腸）

2 腺癌（非乳頭部）②：進行癌

小田島慎也

▶ 疾患の概要

- 本邦の非乳頭部十二指腸腺癌の罹患数は，2016年で3,005人であり，本邦人口を元にした粗罹患率は人口100万人あたり年間23.7人となる希少癌である[1]．
- 同報告では，本邦で発見された非乳頭部十二指腸腺癌のうち進行癌は43.6％であった[1]．
- 非乳頭部十二指腸進行癌の治療法は主に外科的手術，化学療法が行われ，同報告の進行癌において，外科的手術症例，化学療法症例はそれぞれ39.3％，41.5％で行われた．
- 十二指腸癌の根治術後の補助化学療法は現段階では行わないことが多い．
- 切除不能・再発十二指腸癌に対する化学療法はフッ化ピリミジン，オキサリプラチンを用いた全身化学療法が用いられることが多い．

▶ 特徴的な所見と診断

- 白色光観察では，潰瘍限局型の2型進行癌が多く認められる（図1Ⓐ）．
- 不整の強い潰瘍病変として認識でき，腫瘍増大に伴い，易出血性や狭窄・閉塞を認める場合がある（図1Ⓑ）．

▶ 鑑別のピットフォール

- 十二指腸腺癌と鑑別が問題となる疾患は，十二指腸潰瘍，十二指腸神経内分泌腫瘍などの上皮性腫瘍である．
- 十二指腸潰瘍は境界明瞭で整った形態をもつことが多いが，十二指腸癌は形態や辺縁の不整を認めることが多く，易出血性，狭窄を伴うこともある．
- 十二指腸神経内分泌腫瘍などの悪性腫瘍が進行した場合にも潰瘍を形成する場合があり，鑑別が困難な場合がある．診断には生検診断を行う．

参考文献
1) Yoshida M, et al：The incidence of non-ampullary duodenal cancer in Japan：The first analysis of a national cancer registry. J Gastroenterol Hepatol, 36：1216-1221, 2021

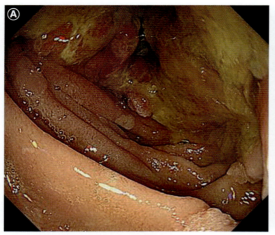 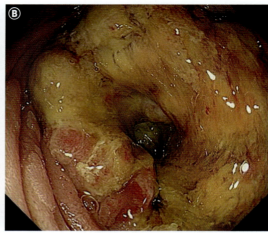

図1 十二指腸下行部 2型進行癌
ⓐ）白色光観察 十二指腸下行部に多量の粘液が付着した周辺隆起を伴う潰瘍性病変を認める．隆起成分は不整な形態で上皮性腫瘍様である．
ⓑ）病変は全周性の病変であった．狭窄をきたしており，細径スコープの通過は不可であった．生検で十二指腸進行癌の診断が得られた．

第3章 悪性腫瘍（十二指腸）

3 乳頭腫瘍（腺腫〜癌）

頻度 ★☆☆
難易度 ★★☆

保坂祥介，小野敏嗣

▶ 疾患の概要

- 十二指腸乳頭部は胆管・膵管の末端が十二指腸壁に加入し開口している部分を指し，その周囲はOddi括約筋に囲まれる．乳頭部腫瘍はそこに発生した腺腫・癌である．乳頭部癌は肉眼形態から腫瘤型，潰瘍型，混在型，その他の型に分類される[1]．治療法は従来では膵頭部十二指腸切除術（pancreatoduodenectomy：PD）が選択されてきたが，侵襲の大きさから近年では内視鏡的乳頭切除術（endoscopic papillectomy：EP）が広く行われるようになってきている．

▶ 特徴的な所見と診断

- 腺腫の粘膜は白色調から褐色調を呈することが多く，NBIを用いることで正常粘膜と異型粘膜の境界が明瞭になるため診断の一助になる[2, 3]（図1 Ⓐ Ⓑ，図2 Ⓑ Ⓒ Ⓓ）．
- 潰瘍，易出血性，硬さなども伴ってみられるような所見は腺癌を示唆する可能性がある[4]．
- 内視鏡的所見のみでは腺腫と腺癌の診断は難しく生検を行うが，深部で異型が強いことが多く，なるべく深部より採取する[5]．

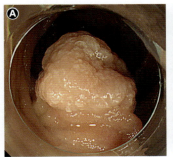
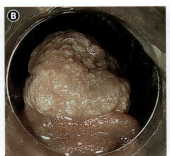
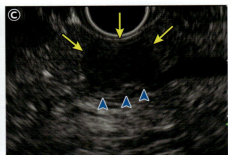

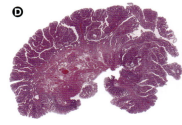
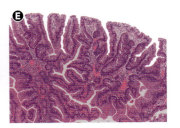

図1　80歳代，女性
Ⓐ）通常観察像．白色調の隆起性病変を認める．
Ⓑ）NBI像．正常と異型粘膜の境界が明瞭になり，粘膜構造の乱れや異常血管は目立たず．
Ⓒ）病変は低エコーの腫瘤像を呈する（⇨）．十二指腸固有筋層は保たれており，Oddi括約筋への浸潤はなしと判断（▶）．EPを行う方針となり病変を一括切除した．
Ⓓ）病理組織学的所見（HEルーペ像）．
Ⓔ）病理組織学的所見（拡大像）粘膜層に軽度核腫大を示す腸型の異型腺管を認める．Tubular adenoma low grade of the ampulla of Vater.

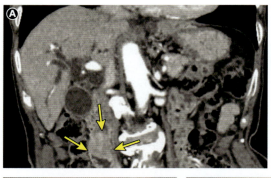
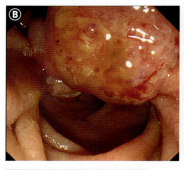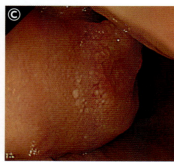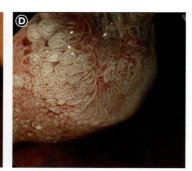
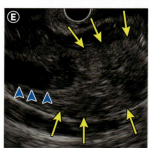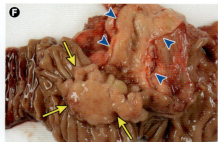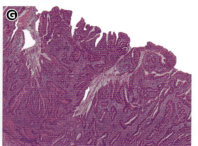

図2 80歳代，女性
- Ⓐ) 冠状断面のCT画像．十二指腸内に軽度造影効果のある腫瘤を認める（⇨）．また，肝側胆管の拡張も認める．
- Ⓑ，Ⓒ) 通常観察像．発赤調で頂部の一部に潰瘍を伴う．
- Ⓓ) NBI像．粘膜の構造異型や異常血管を認める．
- Ⓔ) 腫瘤（⇨）が十二指腸固有筋層や胆管（▶）への浸潤を認める．胆管内にも一部病変が陥入している．
- Ⓕ) 手術生検．⇨は主病変，▶は胆管を示す．
- Ⓖ) 病理組織学的所見（拡大図）：蛇行，拡張，不規則な吻合を示す腫瘍腺管の増生と核は腫大，極性の乱れ，偽重層化を伴っている．Adenocarcinoma（well＞mod），pT3a，pPV0，pA0，INFb，Ly0（D2-40），V0（EVG），Pn0，pN1，cM0 pHM0，pPM0，pEM0，pR0，pStage ⅢAであった．

▶ 鑑別のピットフォール

- 腫瘍の胆管や膵管への進展の有無によって治療方針が変わる．一般的には進展がある場合はPDであり，進展がなく腺腫の場合はEPとされるが癌に対するEPの明確なコンセンサスは得られていない[5]．
- 十二指腸乳頭部癌は乳頭部粘膜内に限局するT1aとOddi括約筋に達するT1bとに区別される．T1a病変の場合はリンパ節転移をほとんど認めない[6,7]が，T1b癌ではリンパ節転移率が高くなると報告されており[8,9]，Oddi括約筋への浸潤有無の評価は大事となる．術前に超音波内視鏡検査（endoscopic ultrasound：EUS）や管腔内超音波検査（intraductal ultrasonography：IDUS）を行うことで，Oddi括約筋への進展の有無の評価の一助になる（図1Ⓒ，図2Ⓔ）．

● 生検の結果が腺腫であっても深部には高異型度癌が存在する可能性があることが指摘されているので，治療方針については慎重な判断が望まれる[5].

参考文献

1）「臨床・病理 胆道癌取扱い規約 第7版」（日本肝胆膵外科学会／編），pp23-25，金原出版，2021

2）Park JS, et al：Usefulness of white-light imaging-guided narrow-band imaging for the differential diagnosis of small ampullary lesions. Gastrointest Endosc, 82：94-101, 2015

3）Uchiyama Y, et al：New approach to diagnosing ampullary tumors by magnifying endoscopy combined with a narrow-band imaging system. J Gastroenterol, 41：483-490, 2006

4）Baillie J：Endoscopic ampullectomy. Am J Gastroenterol, 100：2379-2381, 2005

5）糸井隆夫，他：内視鏡的乳頭切除術（endoscopic papillectomy：EP）診療ガイドライン．日本消化器内視鏡学会雑誌，63：451-480，2021

6）長池幸樹，他：十二指腸乳頭部癌切除例の臨床病理学的検討．胆道，23：74-79，2009

7）大坪 出，他：早期乳頭部癌の臨床的特徴と治療．胆と膵，33：249-254，2012

8）Amini A, et al：Is local resection adequate for T1 stage ampullary cancer? HPB（Oxford），17：66-71, 2015

9）Lee H, et al：Transduodenal Ampullectomy for the Treatment of Early-Stage Ampulla of Vater Cancer. World J Surg, 40：967-973, 2016

第3章　悪性腫瘍（十二指腸）

4　神経内分泌腫瘍

小島健太郎

疾患の概要

- かつてはカルチノイドとよばれた腫瘍であり，本邦における消化管神経内分泌腫瘍のなかでは，十二指腸は直腸，胃に次いで3番目の好発部位である．
- 十二指腸神経内分泌腫瘍は，粘膜深層の内分泌細胞から発生する腫瘍であり，膨張性に発育するため，粘膜下腫瘍様の形態を呈する．
- 内視鏡切除の適応となる神経内分泌腫瘍は，大きさが10 mm以下の深達度が粘膜下層までに留まる非乳頭部病変である．乳頭部病変や大きさが20 mmを超える病変，リンパ節転移を伴う病変については，外科手術が選択される．大きさが10〜20 mmの病変は外科手術または内視鏡切除が選択されるが，標準化されていない[1]．
- 内視鏡切除の方法として，通常のEMRでは深部断端陽性率が高く，深部断端のマージン確保のため，EMR-C（キャップ法）やEMR-L（結紮法），ESDによる切除が推奨される．

特徴的な所見と診断（図1）

- 半球状の粘膜下腫瘍様隆起性病変として認識され，病変の色調は黄色調を呈するものが多いが，正色調や発赤調を呈するものもあり，頂上に微細血管が認識されることもある．
- 大きな病変では，腫瘍の膨張性発育のため，頂部に浅い陥凹を生じる．さらに進行し，深部浸潤した病変では，2〜3型進行癌の形態を呈する．

鑑別のピットフォール

- 鑑別疾患としては，Brunner腺過形成，異所性胃粘膜，異所性膵，GIST，悪性リンパ腫，転移性腫瘍などの粘膜下腫瘍様形態を呈する病変があげられる．Brunner腺過形成，異所性胃粘膜，転移性腫瘍などは通常多発性であることから神経内分泌腫瘍と鑑別される．

参考文献
1） Delle Fave G, et al：ENETS Consensus Guidelines for the management of patients with gastroduodenal neoplasms. Neuroendocrinology, 95：74-87, 2012

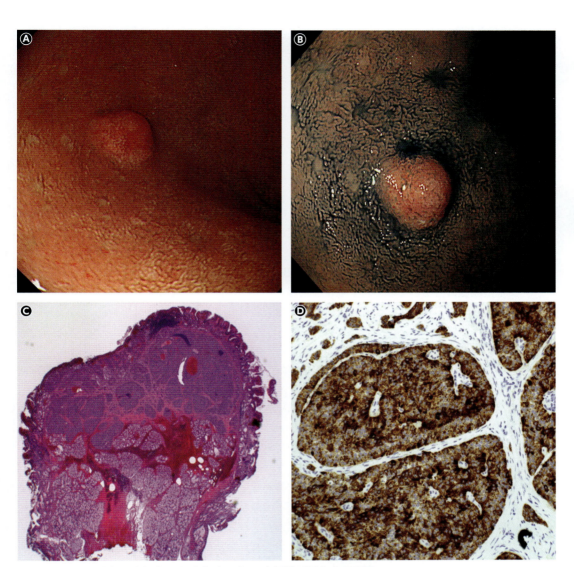

図1 十二指腸球部の神経内分泌腫瘍（G1）の内視鏡所見と病理所見
Ⓐ）白色光：十二指腸球部前壁に5 mmの軽度発赤調の粘膜下腫瘍様の隆起性病変を認める．
Ⓑ）インジゴカルミン撒布像：病変頂上は軽度発赤調であるが，辺縁は黄色調である．
Ⓒ）EMR-L病理標本（HE染色，×2）：類円形核と好酸球顆粒状の胞体を有する腫瘍細胞が，胞巣状や篩状構造をとって粘膜固有層から粘膜下層に浸潤している．
Ⓓ）EMR-L病理標本（Chromogranin A染色，×20）：神経内分泌マーカーであるChromogranin Aに陽性となる．

第3章 悪性腫瘍（十二指腸）

5 悪性リンパ腫

石橋　嶺，辻　陽介

▶ 疾患の概要

- 消化管悪性リンパ腫の発生部位は，胃が最も多く，ついで小腸（20〜30％），大腸（10〜20％）であり，食道は稀である．発生部位の頻度は地域によって異なり，中東・地中海沿岸地域では小腸からの発生が75％を占める[1]．
- 十二指腸では濾胞性リンパ腫の頻度がDLBCLよりも高い[1]．
- 標準治療は確立されておらず，緩徐な進展であり，無治療経過観察になることもあるため，施設によっては手術，化学療法，放射線治療が行われることもある[1]．

▶ 特徴的な所見と診断（図1〜4）

- 悪性リンパ腫の内視鏡像は発赤，びらん，隆起，陥凹，敷石状粘膜など多彩であり，組織診断・免疫染色が必要になる[2〜4]．
- 内視鏡所見としては，胃悪性リンパ腫の八尾らの分類や佐野分類を基に表現されることが多い（第2章-11参照）[3,4]．

▶ 鑑別のピットフォール

- 表層型では浅い陥凹性変化を示すため十二指腸癌との鑑別が必要になる．悪性リンパ腫の場合には陥凹辺縁に不整がなく，病変の境界が不明瞭なことが多い．
- 潰瘍型や決潰型では進行十二指腸癌との鑑別が必要になる．悪性リンパ腫の場合には潰瘍周囲の周提は平滑で典型像としては耳介状と表現され，全体的に柔らかく進展は良好である．悪性リンパ腫の場合には蚕食像を認めないことが多い．

参考文献
1) 中村信彦：消化管リンパ腫．日本臨牀，81：434-438，2023
2) 岡田裕之，吉野　正：上部消化管の悪性リンパ腫．「専門医のための消化器病学 第2版」（小俣政男，千葉　勉/監，下瀬川徹，他/編），pp143-147，医学書院，2013
3) 八尾恒良，他：胃悪性リンパ腫の集計成績．胃と腸，15：905-908，1980
4) 中村昌太郎，松本主之：八尾らの分類（「胃と腸」誌胃悪性リンパ腫編集小委員会分類）〔Classification of Yao et al.〕．胃と腸，54：768-769，2019

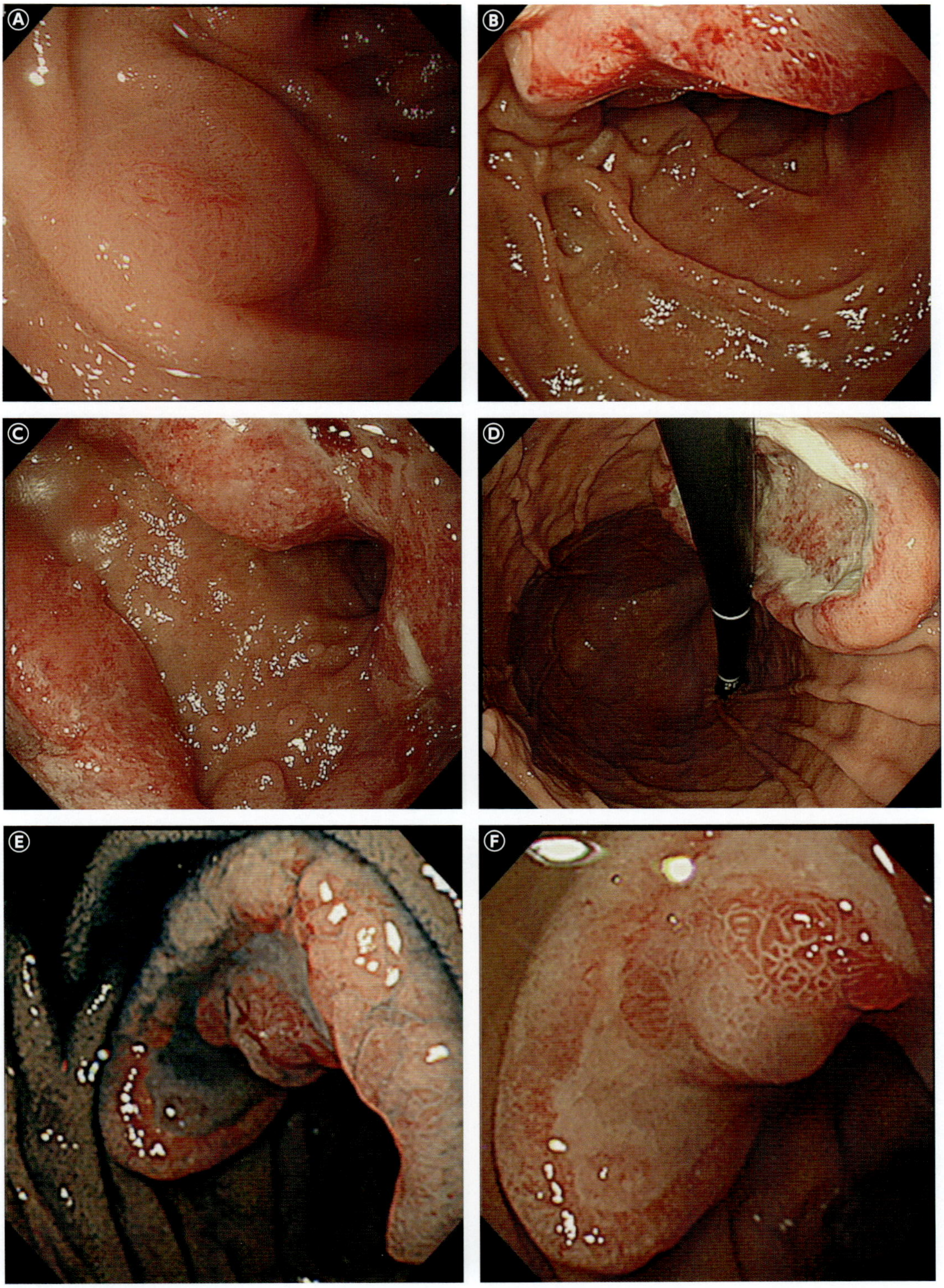

図1　DLBCL

Ⓐ）76歳　女性　わずかに発赤を伴うびらん様の隆起性変化を認める．びらんとの鑑別が難しかったが，DLBCLの診断となった．

Ⓑ）73歳　女性　十二指腸下行部に発赤調，隆起性病変を認める．

Ⓒ，**Ⓓ**）75歳　男性　十二指腸球部に全周性の隆起性病変を認め，胃には耳介様の病変を認める．

Ⓔ，**Ⓕ**）77歳　男性　十二指腸下行部に中央に潰瘍を伴う耳介様の隆起性病変を認める．

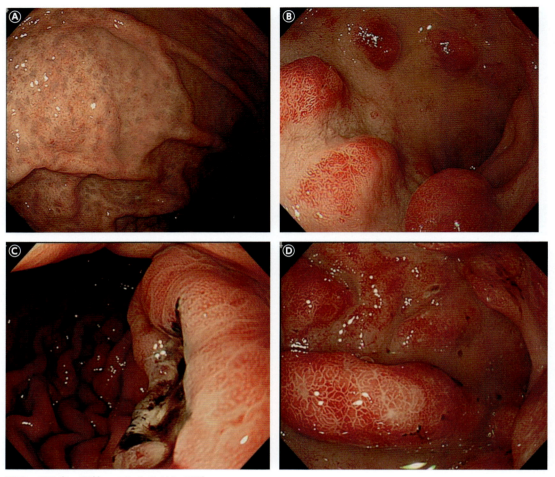

図2　57歳　男性　マントルリンパ腫
Ⓐ）（診断時）胃体上部大彎にリンパ濾胞様の小隆起が多発している．
Ⓑ）（診断時）十二指腸球部に表面平滑ななだらかな発赤調隆起が散在している．
Ⓒ）（増悪時）体部大彎のひだ上に潰瘍を形成している．
Ⓓ）（増悪時）十二指腸球部の隆起は大きくなり，隆起上にびらんが散在している．

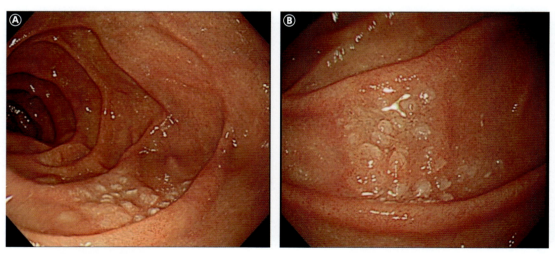

図3　52歳　男性　濾胞性リンパ腫
Ⓐ，Ⓑ）十二指腸下行脚に白色の小濾胞が集簇している．同様の所見を数カ所に認める．

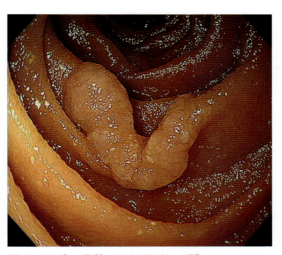

図4 71歳 男性 MALTリンパ腫
十二指腸水平部に15 mm大の白色調隆起性病変を認める.

第3章　悪性腫瘍（十二指腸）

6　GIST

石橋　嶺，辻　陽介

▶ 疾患の概要

- 一般的なGISTについては，**第1章-14参照**．
- 消化管GISTのうち胃に発生するものが60〜70％を占める．続いて，小腸20〜30％，大腸5％であり，食道にはほとんど認められない[1]．
- 最近では，2〜5cmであれば低侵襲治療と考えられている十二指腸腹腔鏡内視鏡合同手術（D-LECS：duodenal laparoscopic and endoscopic cooperative surgery）が選択されることもある．これは2020年に保険収載された[2]．

▶ 特徴的な所見と診断（図1〜3）

- 内視鏡所見や診断については，**第1章-14参照**．

▶ 鑑別のピットフォール

- GISTは粘膜下腫瘍の一種であり，病変の部位により発生頻度が異なることを意識しておく必要がある．多くは胃に発生するが，食道に発生することは稀である[1]．
- EUS所見は第4層を主座とすることが多いが，第2，3層のこともある．内部に低エコー領域を認めることが多く，不均一な内部エコーとして観察されることが多い．第4層を主座とする低エコー腫瘤としては平滑筋腫，神経鞘腫，平滑筋肉腫などが鑑別にあがる．最終的にはEUS-FNAの病理診断を基に判断することになる[3]．

参考文献

1）杉山敏郎：消化管間質腫瘍（GIST）［胃］．「専門医のための消化器病学 第2版」（小俣政男，千葉 勉／監，下瀬川徹，他／編），pp147-149，医学書院，2013
2）鷲尾真理愛，他：十二指腸腫瘍に対するD-LECS．手術，77：1393-1401，2023
3）「消化管EUSパーフェクトガイド」（藤城光弘／編），日本医事新報社，2017

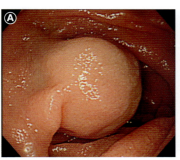 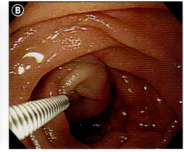 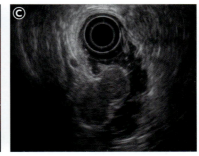

図1　36歳　男性　GIST

Ⓐ, Ⓑ）通常光観察像．十二指腸下行部に 15 mm 大の非腫瘍性粘膜で覆われた表面平滑で立ち上がり急峻な正色調隆起性病変を認める．表面に delle は認めず，Cushion sign は陰性である．
Ⓒ）EUS．内部エコーに点状の高エコーを含む不均一な低エコー腫瘤を認め，第2層は保たれており，第4層との連続性は不明瞭である．

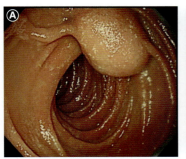 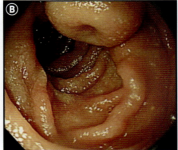 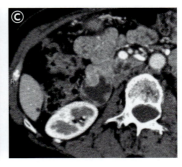

図2　62歳　女性　GIST

Ⓐ）通常光観察像．十二指腸下行脚の乳頭対側に 20 mm 大の非腫瘍性粘膜に覆われた立ち上がり急峻な隆起性病変を認める．
Ⓑ）通常光観察像．delle を認める．
Ⓒ）CT．早期濃染され，やや内部の造影が不均一な腸管壁内から壁外へと突出した腫瘤を認める．

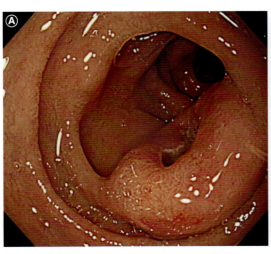 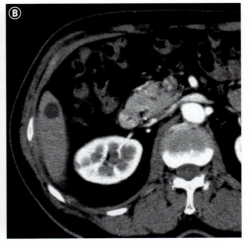

図3　58歳　男性　GIST

Ⓐ）通常光観察像．十二指腸下行部の乳頭対側に 25 mm 大の非腫瘍性粘膜に覆われた立ち上がり急峻な隆起性病変を認める．頂部に潰瘍を伴う．
Ⓑ）CT．十二指腸下行部に，早期濃染される隆起性病変を認める．

第4章 良性〜境界領域腫瘍（食道）

1 乳頭腫

加藤知爾

▶ 疾患の概要
- 食道乳頭腫は組織学的に食道扁平上皮の乳頭状増殖からなる良性腫瘍で悪性化することはきわめて稀である．
- 男性，中高年者に多く食道下部に好発し，ほとんどが10 mm未満で発見頻度は0.07〜0.44％程度と報告されている[1〜3]．
- 逆流性食道炎との合併が多く慢性胃酸逆流との関連が考えられている．

▶ 特徴的な所見と診断（図1，2）
- 白色調や透明感を伴う白色調，発赤調の小隆起性病変として認識される．
- 表面構造は腫瘍により粒状，房状，松毬状，桑実状，イソギンチャク様の形態などの隆起が集簇する構造[4,5]を認め，比較的変化に富み均一ではない．
- ヨード染色では不染は示さず淡染を呈することが多い．
- NBI拡大観察ではIPCL（intra-epithelial papillary capillary loop）の不整のない延長，拡張，蛇行を認める．

▶ 鑑別のピットフォール
- 白色調や淡い発赤調の小隆起病変において鑑別診断が必要となる．
- 食道癌（扁平上皮がん）は白濁度が強く，また乳頭腫に特徴的な構造は示さず．NBI拡大観察ではIPCLの口径不同，形状不均一な不整所見やヨード染色での不染の所見を認める．
- 食道胃接合部癌（腺癌）は食道胃接合部の発赤調の乳頭腫と鑑別を必要とし，表面の粘膜不整やNBIでの不整な血管所見などから鑑別する．
- グリコーゲン・アカントーシスなどの過形成粘膜とは白濁の度合い[4]，縦走する微細な表面模様[5]やNBIでのIPCLが認識されないことなどから鑑別する．

参考文献
1) 有馬美和子，他：食道乳頭腫の2切除例．胃と腸，43：305-309，2008
2) Kawaura Y：Squamous cell papilloma of the esophagus：report of 17 cases and review of the literature. Esophagus, 2：161-164, 2005
3) 五味博子，他：食道乳頭腫．「別冊日本臨牀 新領域別症候群シリーズNo.11 消化管症候群（第2版）上」（浅香正博/編），pp119-121，日本臨牀社，2009
4) 山口達也，他：食道乳頭腫．消化器内視鏡，26：1552-1553，2014
5) 小澤俊文，他：食道乳頭腫．胃と腸，55：260-262，2020

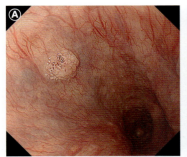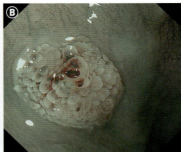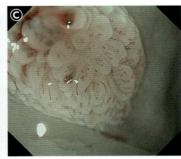
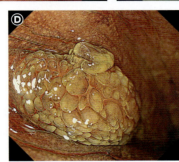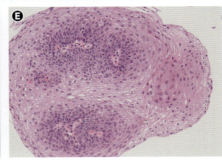

図1　60代　男性

Ⓐ）通常光観察像．胸部中部食道に約5 mm大の白色調の桑実状の隆起病変を認める．
Ⓑ）NBI拡大観察像．表面構造が明瞭化し内部にIPCLが認識される．
Ⓒ）NBI拡大観察像．IPCLの延長，拡張を認めるが，口径不同，形状不均一は認めない．
Ⓓ）ヨード染色像．病変は淡く染色される．
Ⓔ）病理組織学的所見（HE染色ルーペ像）．間質と乳頭状重層扁平上皮の増殖を認める．

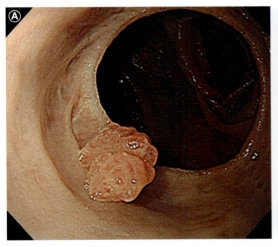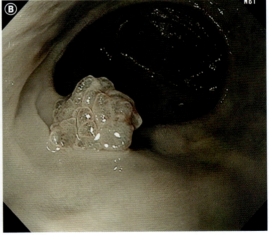

図2　80代　男性

Ⓐ）通常光観察像．胃全摘後，食道空腸吻合部に認めた約10 mmの発赤調松毬状隆起性病変．
Ⓑ）NBI観察像．構造は明瞭化し，拡張したIPCLが認識される．

第4章 良性〜境界領域腫瘍（食道）

2 グリコーゲン・アカントーシス

森 仁志，七條智聖

疾患の概要

- グリコーゲン・アカントーシス（glycogenic acanthosis）はグリコーゲンを含む扁平上皮の過形成である．
- 上部消化管内視鏡検査の3.5〜15％で指摘され，病変の局在は中部食道に多い．加齢に伴い増加すると考えられている[1]．
- 通常は無症状で治療を必要としないが，多発する場合にはCowden症候群合併の有無を考慮する必要がある[2]．Cowden症候群は皮膚・粘膜，消化管，乳腺，甲状腺，中枢神経，泌尿生殖器などに良性の過誤腫性病変が多発する常染色体優性遺伝性疾患で，PTEN遺伝子の関連が示唆されている．

特徴的な所見と診断

- 通常内視鏡では白色調で半透明な類円形，平板状隆起を呈し，大きさは2〜10 mmで多発することが多い[3]（図1 Ⓐ）．
- 近接すると表面に白色の微細顆粒を認める．NBI（narrow band imaging）拡大観察では内部に細い線状の血管が規則正しく配列している（図1 Ⓑ）．
- ヨード染色では境界明瞭な褐色調の濃染像を呈し，内部に点状の不染が観察される（図1 Ⓒ）．ヨード染色されるのは粘膜上皮の表層および有棘細胞層内に蓄えられているグリコーゲンがヨウ素に対して化学反応を起こすためであり，有棘細胞が増生するグリコーゲンアカントーシスは濃染する．
- 病理組織像では，明るく豊富な細胞質をもつ有棘細胞の増生を伴う，粘膜上皮の肥厚性変化を認める（図1 Ⓓ）．

鑑別のピットフォール

- 角化上皮は白色調の扁平隆起を呈するため，**角化上皮を伴う表在型食道癌**との鑑別には注意を要する．食道癌の場合には形態的に表面が不整で，ヨード染色では不染〜淡染となる．白色隆起のみではなく，**周囲に癌を疑う所見がないか**を観察することが必要である．
- 食道乳頭腫も白色隆起として認められるが，桑実状やイソギンチャク様の形態を呈することが多く，放射状あるいは車軸様にやや拡張した血管がみられ，比較的鑑別は容易である．ヨード染色で正染〜淡染となることも鑑別に有用である．
- **食道epidermization**は食道扁平上皮表面に厚い角化層を認める疾患で，白色調の扁平隆起を呈するが，**ヨード染色で不染〜淡染**となることが鑑別となる．

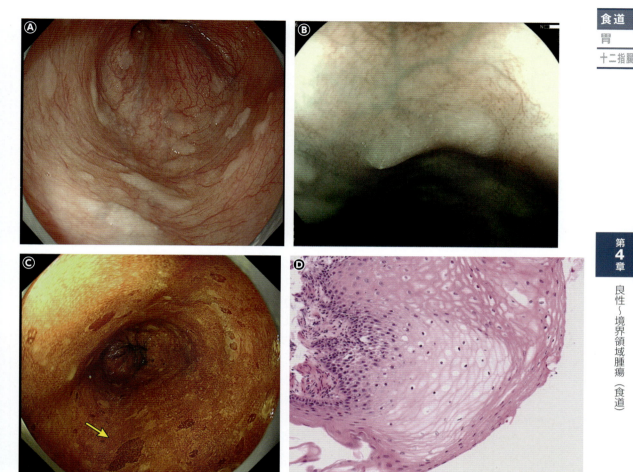

図1 グリコーゲン・アカントーシスの内視鏡像, 病理組織像
Ⓐ) 白色光観察
Ⓑ) NBI拡大観察像
Ⓒ) ヨード染色像
Ⓓ) 病理組織像（HE染色ルーペ像）

参考文献

1) 「食道病変内視鏡アトラス」(「消化器内視鏡」編集委員会/編, 小原勝敏, 他/編集代表), 東京医学社, 2018
2) Kay PS, et al：Diffuse esophageal glycogenic acanthosis：an endoscopic marker of Cowden's disease. Am J Gastroenterol, 92：1038-1040, 1997
3) 入口陽介, 小田丈二：glycogenic acanthosis. 胃と腸, 47：676, 2012

第4章 良性〜境界領域腫瘍（食道）

3 異所性皮脂腺

和田友則

疾患の概要

- 皮脂腺は汗腺や乳腺と並ぶ皮膚腺の一種であり，毛包上部や表皮，粘膜に開口し，皮脂を産生する外分泌腺として手掌や足底を除く全身に分布している．異所性皮脂腺は外胚葉系由来のため，口腔，口唇に黄色の顆粒として認められるが，内胚葉由来の食道粘膜にも稀にみられる．
- 食道の異所性皮脂腺の由来としては，先天的な外胚葉組織の迷入であるとする説と成人以降の後天的な化生性変化であるとする説があり，いまだ結論が得られていない．
- 食道異所性皮脂腺は1962年にDe La Pavaらが剖検例200症例の病理学的検索を行い，うち4例（2％）に顕微鏡的皮脂腺を確認したことにはじまる．内視鏡検査による食道皮脂腺の診断はRamakrishnanらの報告が第1例目であり，本邦では藤木らがはじめて報告しており，これ以降に報告例が散見される．
- 中部食道に好発し，男性に多く，大きさは5mm以下で多発例が多い．通常は無症状である．悪性化の報告はなく，特に治療の必要はなく経過観察のみでよい．
- 発生頻度は約0.1％と比較的稀とされてきたが，内視鏡検査の普及や機器，診断技術の向上に伴いその特徴的な内視鏡所見が周知されつつあり，検査時に時折遭遇する病態になってきている．

特徴的な所見と診断

- 内視鏡所見では，多発する黄白色調の小扁平隆起あるいは顆粒状の小隆起が集簇した像として観察される（図1Ⓐ〜Ⓒ）．敷石状や花弁状を示し（腺房部分），その中心部や頂部に棘状の白色調小突起（皮脂腺導管開口部）が認められる．
- ヨード染色では，被覆上皮の菲薄化の影響で淡染所見を呈する．
- NBI（narrow band imaging）観察では，小隆起には血管増生がないため背景粘膜より白色調に観察される（図1Ⓓ）．NBI併用拡大観察では，白色突起をとり囲むように横走する異型を伴わない微小血管が観察される．
- 病理組織所見では，粘膜固有層内の明るい好酸性の細胞の集団が，扁平上皮に接するか島状に存在し，食道内腔に開口する導管が認められる．

鑑別のピットフォール

- 鑑別診断として，類似する色調や形態から黄色腫，グリコーゲン・アカントーシス，カンジダ症，乳頭腫などがあげられる．
- 食道黄色腫は，異所性皮脂腺よりもさらに発生頻度が低く，きわめて稀である．内視鏡的には微小な黄白色斑が集簇した5mm以下の領域として観察される点が異所性皮脂腺と類似しているが，白色調の棘状突起物（導管開口部）がなく単発性が多いことが鑑別点となる．
- グリコーゲン・アカントーシスはグリコーゲンを含む扁平上皮の過形成である．上部消化管内視鏡検査時に10％前後の頻度で認められる．多発する半透明の白色調平板状小隆起で，表面に微細顆粒を認める（第4章-2参照）．

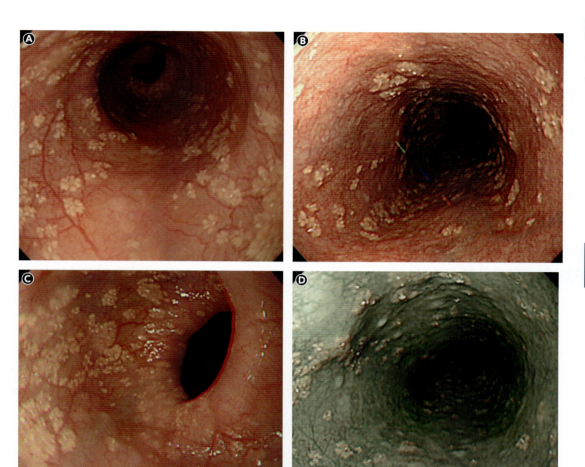

図1　60歳代　男性　無症状　健診内視鏡所見
Ⓐ〜Ⓒ）白色光観察．Ⓓ）NBI観察．
光沢のある小さな黄白調の顆粒集簇様隆起の多発を認め，中心部に角状の白色調小突起を伴っている．

- 食道カンジダ症とは，カビの一種で口腔内や消化管に常在する真菌の一つであるカンジダ菌が食道で増殖した状態である．多発する白苔状の付着物が認められ，水洗にて一部は剝離される．
- 食道乳頭腫は上皮性の食道良性腫瘍である．内視鏡検査時に偶然発見される場合が多い．内腔に突出するポリープ状隆起性病変であり，色調は乳白色で透明感を有する．松毬・桑実状・イソギンチャク様の形態を呈するなどのバリエーションがみられる（第4章-1参照）．
- いずれも顆粒状の小隆起が集簇した黄白色調の小扁隆起の多発像を呈する異所性皮脂腺との鑑別は容易である．

参考文献
1）DE LA PAVA S & PICKREN JW：Ectopic sebaceous glands in the esophagus. Arch Pathol, 73：397-399, 1962
2）Ramakrishnan T & Brinker JE：Ectopic sebaceous glands in the esophagus. Gastrointest Endosc, 24：293-294, 1978
3）藤木茂篤，他：食道皮脂腺の1例．Gastroenterol Endosc, 6：1684, 1986
4）島田英雄，幕内博康：食道皮脂腺（esophageal sebaceous gland）．胃と腸，47：674-675, 2012

第4章 良性〜境界領域腫瘍（食道）

4 炎症性ポリープ（逆流性）

岩田琢磨, 中込 良

▶ 疾患の概要
- 胃酸の逆流に関連して発症する良性の隆起性病変である.
- 組織学的にはポリープの発生母地により扁平上皮由来と腺窩上皮由来に大別される.

▶ 特徴的な所見と診断（図1）
- 食道胃接合部（0時から2時方向）に好発する発赤調で無茎性の隆起性病変で, 単発が多い.
- 病変の口側に連続するびらんや潰瘍を伴っていることが多い.

▶ 鑑別のピットフォール
- Barrett食道腺癌（図2）や胃噴門部癌といった悪性腫瘍を鑑別することが重要であるが, 病理学的に炎症細胞浸潤に伴って異型細胞が観察されることがあるため, 悪性腫瘍の除外診断が難しいことがある.
- 炎症が強い場合には酸分泌抑制薬を2〜4週間程度内服することによって炎症性ポリープは縮小・消失することがあるので, 酸分泌抑制薬の内服後に内視鏡検査を再検することが望ましい.
- 悪性腫瘍との鑑別に迷うことがあれば, 内視鏡的切除という選択肢もある.

参考文献
1）「消化器内視鏡 Vol.35 増刊号 食道疾患アトラス」（「消化器内視鏡」編集委員会/編）, 東京医学社, 2023
2）「胃食道逆流症（GERD）診療ガイドライン2021改訂第3版」（日本消化器病学会/編）, 南江堂, 2021
3）平澤 大, 他：食道の非腫瘍性ポリープの内視鏡所見. 胃と腸, 56：799-808, 2021
4）「胃と腸 Vol.56 No.6 上部消化管非腫瘍性ポリープの内視鏡所見と病理所見」（二村 聡/編）, 医学書院, 2021

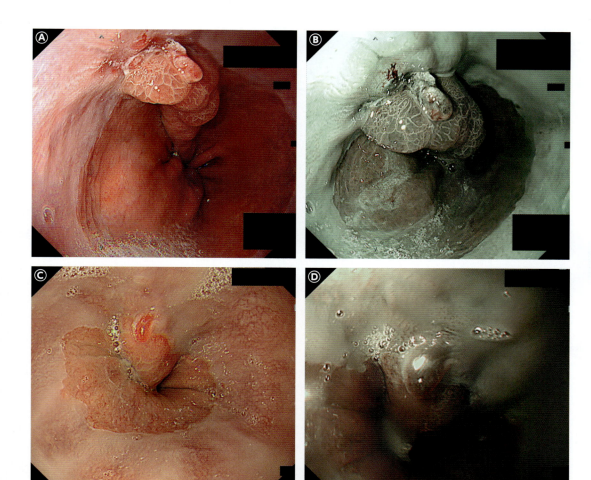

図1　食道炎症性ポリープの内視鏡所見

Ⓐ）通常光観察像．
食道胃接合部0時方向に発赤調の炎症性ポリープ（腺窩上皮型）を認める．また，口側には逆流性食道炎を伴う．
Ⓑ）NBI観察像．
粘膜面は大小不同に拡大したpit patternが観察される．
Ⓒ）通常光観察像．
PPI内服3カ月後のEGD再検．炎症性ポリープは著明に縮小して，口側の逆流性食道炎の所見は消失している．
Ⓓ）NBI観察像．
縮小したポリープではpit patternを認識できない．

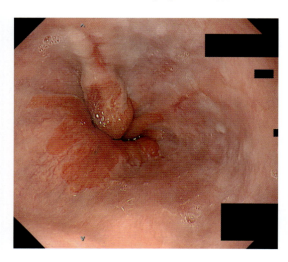

図2　鑑別疾患：食道腺癌の内視鏡所見

前述の症例と同様に，食道胃接合部0時方向に発赤調の隆起性病変を認め，口側には縦走びらんが観察される．病理診断は食道腺癌であった．

第4章　良性～境界領域腫瘍（食道）

5　粘膜下腫瘍（非悪性）

神宝隆行

疾患の概要
- 食道に発生する粘膜下腫瘍は，悪性では平滑筋肉腫や悪性リンパ腫，良性では平滑筋腫，顆粒細胞腫，脂肪腫，囊胞などがあるが，実際は良性が圧倒的に多く，そのなかでも特に**平滑筋腫**（図1，2）が最も多い．
- ほとんどの場合は無症状で内視鏡検査やCT検査等で偶発的に指摘される．病変が大きい場合には食道内腔狭窄による通過障害をきたす場合があり，外科手術が考慮され得る．
- 平滑筋腫は粘膜筋板由来の場合と固有筋層由来の場合がある．

特徴的な所見と診断
- 典型的な粘膜下腫瘍の形態をとることが多く，なだらかな立ち上がりを有し正常粘膜に完全に被覆された隆起性病変を呈する．隆起の頂部でびらんや潰瘍を形成することは稀である．
- 平滑筋腫や顆粒細胞腫は弾性軟，脂肪腫や囊胞は軟であるため，鉗子による圧迫で病変がへこむように変形する「クッションサイン」が前者では陰性，後者では陽性になることで鑑別が可能である．また脂肪腫は黄色調，囊胞は透明感のある色調であることからも鑑別がしやすいが，平滑筋腫と顆粒細胞腫はいずれも正色調～やや白色調であり鑑別が難しい場合がある．（顆粒細胞腫については第4章-8も参照のこと）．
- EUSで観察すると，平滑筋腫は第2層深層～第3層浅層（粘膜筋板由来の場合）もしくは第4層（固有筋層由来の場合）に主座をもち，境界明瞭，辺縁整，内部が比較的均一な低エコー（図2）を呈する（稀に石灰化による高エコーが混在する）．ただしGISTでも類似の所見を示す場合が多いため，これのみでの鑑別はしばしば困難である．脂肪腫は内部が均一な高エコーを呈すること，囊胞は内部が均一な無エコーを呈する（気管支原性囊胞等では粘液を反映した均一な低エコーを呈する場合あり）ことで比較的容易にこれらと鑑別できる．
- 通常の生検のみで病理診断に至ることはしばしば難しいが，ボーリング生検で診断をつけられる場合がある（図1の提示症例はボーリング生検で平滑筋腫と診断された）．これで診断がつかない場合は，EUS-FNAや，ESDに準じて粘膜切開を施行してから粘膜下層以深の組織を生検する，等の病理診断法がある．

鑑別のピットフォール
- 前述のように，通常内視鏡の所見のみで確定診断に至るのが困難で，EUSやボーリング生検を加える必要がある場合は少なくない．内視鏡以外のモダリティとして，CT（できれば造影）は有用と考えられる．

参考文献
1）島田英雄，他：食道でみられる粘膜下腫瘍．臨牀消化器内科，33：1533-1540，2018
2）吉田成人，田中信治：消化管粘膜下腫瘍に対するEUS診断．日本消化器内視鏡学会雑誌，63：264-278，2021

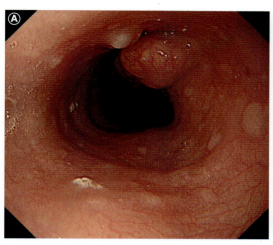
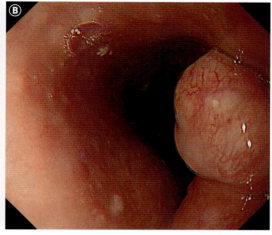

図1　食道平滑筋腫の一例
Ⓐ）白色光，遠景．
Ⓑ）白色光，やや近景．
本症例はボーリング生検により平滑筋腫と確定診断された．

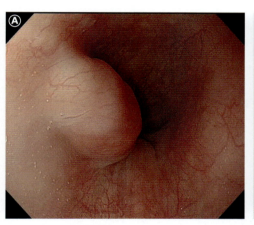
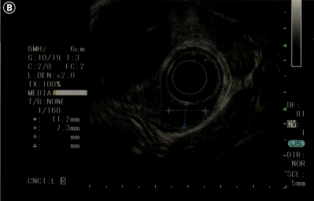

図2　食道平滑筋腫疑いの別の一例　食道胃接合部近傍に発生した病変
Ⓐ）白色光．
Ⓑ）EUS（専用機使用：バルーン圧迫法）．食道第3層に連続する，境界明瞭，辺縁整，内部が比較的均一な低エコーを呈する長径11 mmの病変を認める．カラードップラー法で目立った血流を認めない．食道平滑筋腫（粘膜筋板由来）が最も疑われた．

第4章　良性〜境界領域腫瘍（食道）

6　囊胞

小野敏嗣

▶ 疾患の概念
- 食道に生じる囊胞性病変であり先天性囊胞と後天性囊胞とに分けられる．
- 先天性囊胞には気管支原性囊胞や重複囊胞があり，発生学的な異常分化により生じると考えられている．
- 後天的囊胞には食道貯留囊胞がある．
- 食道良性腫瘍のなかでも頻度は非常に稀であり，食道良性腫瘍のなかで3.4％程度とされる．

▶ 特徴的な所見と診断
- 透光性を伴う正色調の粘膜下腫瘍の形態をとる（図1，2Ⓐ，3Ⓐ）．
- 非常に柔らかく鉗子などで抑えると容易に変形する．
- NBIでは透光性などの粘膜下層の情報が失われて，かえって他の粘膜下腫瘍との鑑別が困難になる（図2Ⓑ，3Ⓑ）．
- 超音波内視鏡では内部無エコー像を認め，液体貯留が確認される（図2Ⓒ，3Ⓒ）．

▶ 鑑別のピットフォール
- 平滑筋種などの他の粘膜下腫瘍との鑑別は問題になるが，色調や鉗子などによる触診で柔らかさを確認することで鑑別は可能である．
- 孤立性静脈拡張（**第4章-7参照**）も鑑別になるが，色調がやや青みを帯びている点で囊胞とは異なっており，また超音波内視鏡にて血流が確認できれば鑑別は可能である．
- 前述を踏まえ不用意な生検などは控えるべきである．

参考文献
1) Suzuki H & Nagayo T：Primary tumors of the esophagus other than squamous cell carcinoma--histologic classification and statistics in the surgical and autopsied materials in Japan. Int Adv Surg Oncol, 3：73-109, 1980
2) Arbona JL, et al：Congenital esophageal cysts：case report and review of literature. Am J Gastroenterol, 79：177-182, 1984
3) 吉田成人，田中信治：消化管粘膜下腫瘍に対するEUS診断．日本消化器内視鏡学会雑誌, 63：264-278, 2021

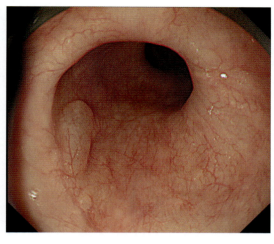

図1　60歳代，男性
中部食道に透光性を伴う粘膜下腫瘍様の隆起性病変を認める．貯留嚢胞と考えられる病変の表面粘膜には明らかな異常を伴わない．

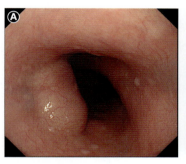 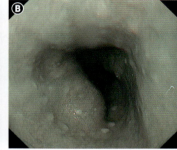 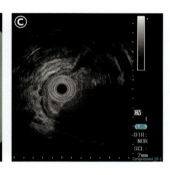

図2　50歳代，男性
Ⓐ）中部食道に正色調の粘膜下腫瘍様の隆起性病変を認める．気管支原性嚢胞と考えられる病変の表面粘膜には明らかな異常を伴わない．
Ⓑ）NBIでは特記すべき所見を認めない．
Ⓒ）超音波内視鏡では病変に一致して無エコー領域を認める．

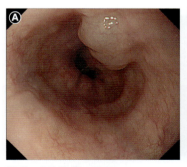 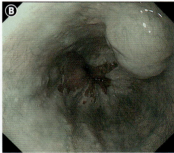 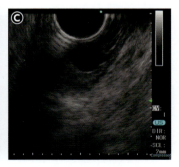

図3　60歳代，男性
Ⓐ）下部食道に透光性を伴う粘膜下腫瘍様の隆起性病変を認める．貯留嚢胞と考えられる病変の表面粘膜には明らかな異常を伴わない．
Ⓑ）NBIでは特記すべき所見を認めない．
Ⓒ）超音波内視鏡では病変に一致して第2〜3層を主座とした無エコー領域を認める．

第 **4** 章　良性〜境界領域腫瘍（食道）

7　孤立性静脈拡張

神宝隆行

▶ 疾患の概要

- 「消化器内視鏡用語集」[1)]では，「食道の上・中部に認められる孤在性の青色小隆起で，限局性に拡張した粘膜下静脈のほかに食道腺の貯留嚢胞などがある．門脈圧亢進症との関連は否定的である．」と定義されている．英語ではsolitary venous dilatationと表記される．日本語では孤立性静脈瘤とよばれることもあるが，前述のように門脈圧亢進症下で臨床的に問題となる食道静脈瘤と区別するため，孤立性静脈拡張の呼称が採用されている．
- 単発のことも多発のこともある．胸部中部食道に最も好発し，食道静脈瘤のように食道胃接合部から連続的にみられることはない．
- 破裂・出血リスク，悪性化リスクいずれも低いと考えられており，原則的に治療の必要はないと考えられている．

▶ 特徴的な所見と診断

- 正常粘膜に被覆された粘膜下腫瘍様の形態をとる（図1）．送脱気で変形し，鉗子で圧迫するとへこむほど軟らかい（クッションサイン陽性）．同様の軟らかい粘膜下腫瘍には嚢胞や脂肪腫があげられるが，青色〜暗紫色の色調が特徴的であり鑑別は容易である．

▶ 鑑別のピットフォール

- 前述のように，門脈圧亢進症を背景として発生する食道静脈瘤とは内視鏡所見のみならず臨床的意義も全く異なるため，内視鏡所見記載時などにも混同を招くことがないよう注意することが望ましい．

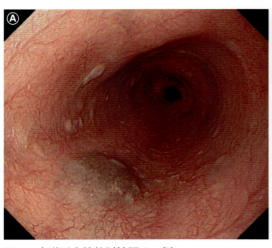
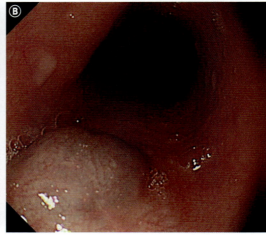

図1　食道孤立性静脈拡張の一例
Ⓐ）白色光，遠景．
Ⓑ）白色光，やや近景．

参考文献

1）「消化器内視鏡用語集 第5版」（日本消化器内視鏡学会用語委員会／編），日本消化器内視鏡学会，2023

　　https://www.jges.net/wp-content/uploads/2023/02/yougosyu5.pdf

2）有吉隆佑，梅垣英次：孤立性静脈拡張（solitary venous dilatation）．胃と腸，52：546，2017

第4章 良性〜境界領域腫瘍（食道）

8 顆粒細胞腫

片岡陽佑, 和田友則

▶ 疾患の概念

- 顆粒細胞腫は1926年にAbrikossoffらが初めて報告した良性腫瘍で, 現在ではSchwann細胞由来の腫瘍とされている[1]. 発生部位は皮膚や舌など多彩で, 消化管では食道に多い. 通常は無症状であるが, サイズが大きいものでは嚥下困難や胸痛を来たすことがある.
- 多くは良性腫瘍のため, 生検による経過観察が可能とする報告もあるが一定の治療方針は確立していない[2]. 稀に悪性化の報告もあることから[3], 近年ではESDによる切除の報告が増えている[4].

▶ 特徴的な所見と診断

- 黄白色調で, NBIでは表面構造の変化を認めず粘膜下腫瘍様の隆起性病変を呈する（図1, 2）. 中心部が陥凹した大臼歯様の形態を示すことが多い.
- EUSでは, 粘膜固有層から粘膜下層を主座とした等〜低エコー腫瘤として描出される（図1 Ⓑ）. 稀に固有筋層にまで及ぶ.
- 病理組織所見は, 粘膜固有層から粘膜下層を中心に好酸性顆粒を有する胞体からなる腫瘍細胞の増殖を認める（図3 Ⓐ, Ⓑ）. また免疫染色S-100は陽性を示す（図3 Ⓒ）.
  病理学的悪性度は, Funburg-Smithらの基準では, ①N/C比, ②核分裂像の増加, ③大きな核小体を有する小胞状核, ④核の多形性, ⑤腫瘍壊死像, ⑥紡錘形の腫瘍細胞, のうち3項目が該当する場合を悪性と判定する.

▶ 鑑別のピットフォール

- 黄白色の色調および大臼歯様の特徴的な内視鏡所見から, 平滑筋腫など他の粘膜下腫瘍との鑑別を行う.
- 生検による組織学的診断が可能なことが多い. また病変のサイズ, 局在についてはEUS精査の追加を検討する.

参考文献

1) Abrikossoff A：Über Myome ausgehend von der quergestreiften willkürlichen Muskulatur. Virchows Arch Pathol Anat, 260：215-233, 1926
2) Voskuil JH, et al：Occurrence of esophageal granular cell tumors in the Netherlands between 1998 and 1994. Dig Dis Sci, 46：1610-1614, 2001
3) Ohmori T, et al：Malignant granular cell tumor of the esophagus. A case report with Light and electron microscopic, histochemical, and immunohistochemical study. Acta Pathol Jpn, 37：775-783, 1987
4) 岡本 豊, 他：ESDで切除しえた食道顆粒細胞腫の1例. 日本消化器内視鏡学会雑誌, 52：1857-1865, 2010

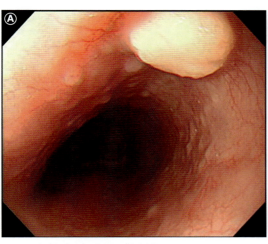
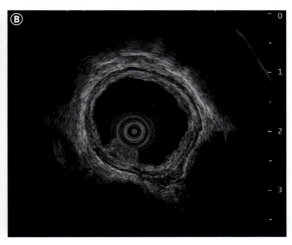

図1 食道顆粒細胞腫の症例①

Ⓐ）胸部下部食道に 7 mm 大の黄白色調の隆起性病変を認める．
Ⓑ）EUS（20 MHz プローブ）では，病変は粘膜下層を主座とする内部エコーは均一な腫瘤であり，固有筋層には達していない．

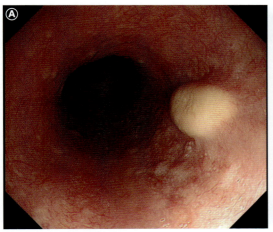
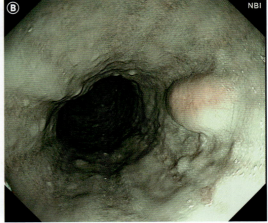

図2 食道顆粒細胞腫の症例②

胸部中部食道に 10 mm 大の黄白色調の隆起病変を認め，中心部がやや陥凹しており顆粒細胞腫の典型的な所見を認める．ESD にて一括切除を施行した．

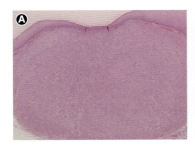
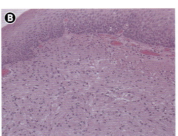
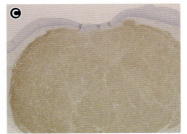

図3 食道顆粒細胞腫の病理組織所見

Ⓐ，**Ⓑ**）HE 染色では粘膜固有層に好酸性顆粒を有する腫瘍細胞の増生を認める．
Ⓒ）S-100 染色で，腫瘍全体が陽性を示す．

第4章 良性～境界領域腫瘍（食道）

9 扁平上皮内腫瘍

小田島慎也

▶ 疾患の概要
- 扁平上皮内腫瘍の定義は，上皮の構造ならびに細胞異型から腫瘍と判定される上皮内病変のうち癌を除いたものである[1]．
- 扁平上皮内腫瘍は癌には至っていない低異型度の腫瘍であるため，すべてが切除適応ではない．しかし，内視鏡診断で癌や炎症と鑑別が困難な病変が存在し，診断や治療方針に迷う場合がある．

▶ 特徴的な所見と診断
- 白色光画像では正色調やわずかに発赤調の平坦病変が多い．NBIでは領域性のある淡いbrownish areaとして認識できることが多い（図1 ⒶⒷ，2 Ⓐ）．
- 拡大内視鏡所見としては，食道学会分類のIPCLの4徴（拡張，蛇行，口径不同，形状不均一）が揃っていないtype Aを示すことが多い（図1 Ⓒ）が，IPCLの異型もほぼ認めない病変も存在する[2]．
- ヨード染色では淡染を示すことが多く，pink color sign陰性となることが多い（図1 Ⓓ，2 Ⓒ）．

▶ 鑑別のピットフォール
- 扁平上皮内腫瘍と鑑別が問題となる病変は，食道扁平上皮癌である．
- 明らかな扁平上皮癌は，拡大内視鏡所見として食道学会分類type B1以上を認める場合が多く鑑別が容易である．しかし，一部のtype A症例にも扁平上皮癌を認めることがあり，鑑別が困難な病変も存在する．

参考文献
1）「食道癌取扱い規約 第12版」（日本食道学会／編），金原出版，2022
2）竹内 学，他：食道上皮内腫瘍の内視鏡的検討―ESD切除例をもとに．胃と腸，57：263-272，2022

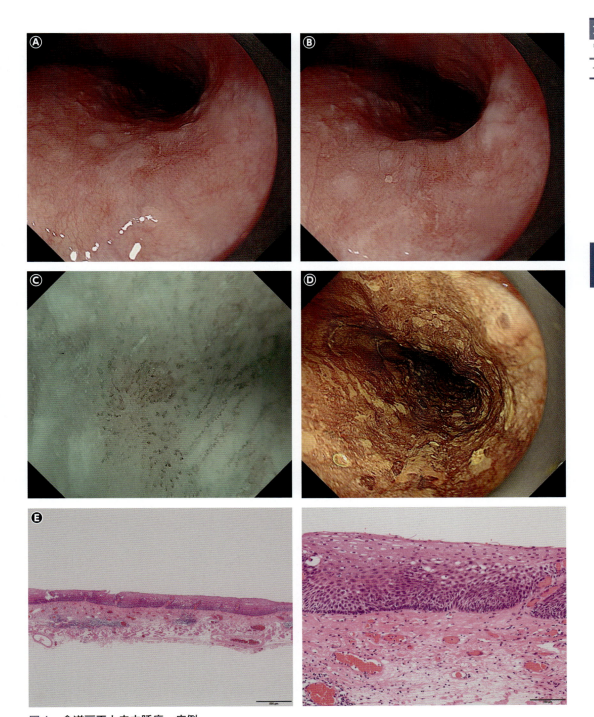

図1 食道扁平上皮内腫瘍 症例
Ⓐ) 白色光観察像. Mt領域後壁にわずかな発赤陥凹面を認める.
Ⓑ) Ⓐの肛門側の白色光観察像. わずかな発赤面を認識できる.
Ⓒ) Ⓑの発赤面のNBI拡大観察像. ごくわずかな淡いbrownish areaの内部に軽度異型を示すIPCLを認める. 食道学会分類type Aと診断.
Ⓓ) Ⓑ部位のヨード染色後の色素内視鏡画像. 同部位は小淡染領域として認識できる.
Ⓔ) 病理像

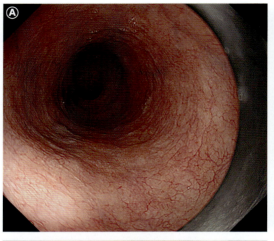
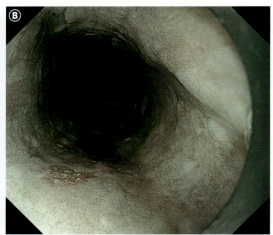
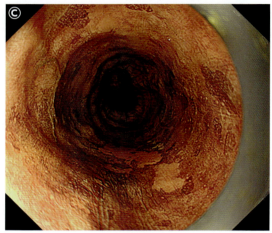
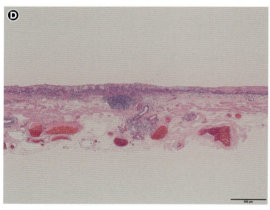
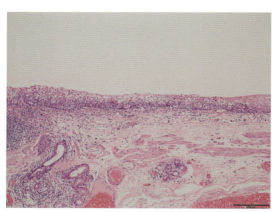

図2 食道SCC（pT1a-EP）に近接した食道扁平上皮内腫瘍

- Ⓐ）Mt領域後壁側にわずかな発赤調の不整上皮を認める．その口側は樹脂状血管網の走行も明瞭であり，腫瘍を疑う所見はない．
- Ⓑ）NBI観察では不整粘膜はbrownish areaとして認識でき，IPCL異型もわずかながら認める．その口側には明らかなbrownish areaは認めない．
- Ⓒ）不整粘膜は明瞭な不染色粘膜として認識できる．病変の肛門側にヨード不染領域を認める．その口側に白色光・NBI観察では病変の指摘ができなかった部位にヨード淡染色領域を認める．
- Ⓓ）病理像

第5章 良性〜境界領域腫瘍（胃）

1 胃底腺ポリープ

大河原 敦

疾患の概要

- 胃底腺ポリープ（fundic gland polyp：FGP）は *Helicobacter pylori*（*H. pylori*）陰性の胃底腺領域に認められる頻度の高いポリープである．5 mm 程度の方面平滑な小ポリープで，しばしば多発する．色調は周囲粘膜と同色調〜軽度発赤調である．*H. pylori* 感染率が低下しており，今後 FGP は増加することが予測される．また，**プロトンポンプ阻害薬（PPI）の長期投与が FGP の発生や増大を引き起こすことがある**．

特徴的な所見と診断（図1〜3）

- 表面平滑な山田 II 型，III 型ポリープで胃体部に多発する
- 胃底腺領域に認め，周囲と同色調，表面は平坦
- 背景粘膜は萎縮や腸上皮化生などの慢性胃炎の変化が少ない

鑑別のピットフォール

- 病変の表面性状（結節状ないし顆粒状），色調（発赤調ないし褪色調），背景粘膜と表面の形態や色調差などで腫瘍性病変か非腫瘍性病変かを判別する．大きさが 2 cm 未満でかつ褪色調であれば腺腫の可能性が高く，発赤調が強い場合は腺窩上皮型過形成性ポリープ，背景粘膜と同色調であれば胃底腺ポリープと診断する．

参考文献
1) 藤本 愛，他：胃底腺ポリープ．消化器内視鏡，34：48-49, 2022
2) 入口陽介，他：胃の非腫瘍性ポリープの内視鏡所見．胃と腸，56：817-827, 2021
3) 赤松泰次，他：隆起を呈する胃病変の鑑別診断のポイント．消化器内視鏡，34：40-44, 2022

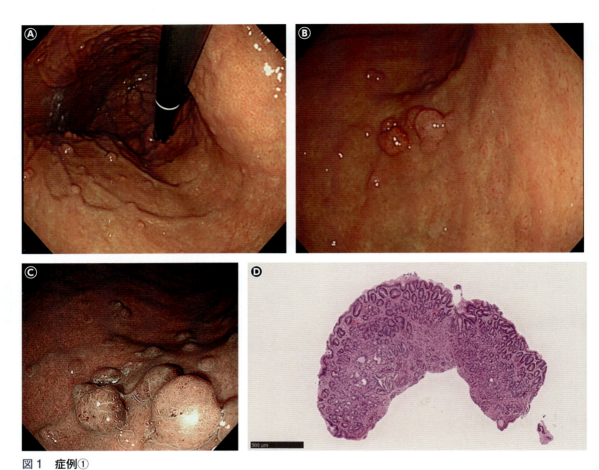

図1 症例①
間質に軽度の慢性炎症細胞浸潤を伴う胃底腺組織で，小囊胞状に拡張したものを含む胃底腺の過形成がみられる．

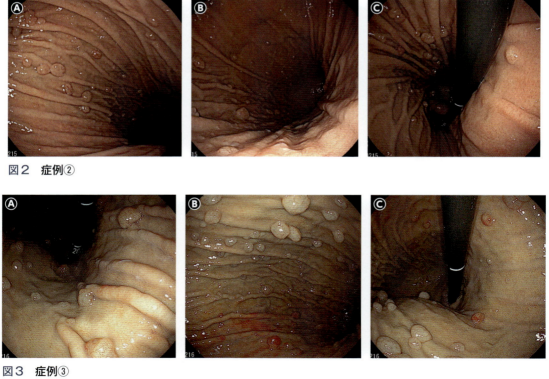

図2 症例②

図3 症例③

第5章 良性〜境界領域腫瘍（胃）

2 過形成性ポリープ

今野真己

▶ 疾患の概要

- 胃に発生する，上皮由来で良性の非腫瘍性隆起病変である[1]．*H. pylori* 感染と関連することが多く，腺窩上皮の過形成により生じる．*H. pylori* 除菌治療によって縮小あるいは消褪することもある．稀に癌化することが知られており，過去の報告によると，大きさが10 mm以上のポリープの担癌率は1.9％と報告されている[2]．

▶ 特徴的な所見と診断（図1, 2）

- 胃体下部から前庭部に好発し，背景粘膜は *H. pylori* 感染に関連した萎縮性胃炎であることが多い．
- 肉眼型は，発赤調で白苔を伴うことも多く，分葉状あるいは多結節状を呈する．
- 山田分類が用いられることが多い．芽のようなものから有茎性までさまざまな形態をとる．
- NBI拡大観察では，通常，表面の粘膜模様は大型化しており，微小血管の拡張を認める．その形状は均一で規則性は保たれている．

▶ 鑑別のピットフォール

- 鑑別すべき所見として，最も頻度が高いのが胃底腺ポリープである（第5章-1参照）．胃底腺ポリープは萎縮のない胃底腺領域の大彎に発生する．多くは境界明瞭で5 mm以下の小さい表面平滑な無茎性ポリープであり，周囲粘膜と同色調，稀に発赤調を呈する[1, 3]．
- 悪性腫瘍としては，亜有茎性の早期胃癌があげられる．早期胃癌のうち，乳頭状腺癌や分化型腺癌で亜有茎性をきたすものがある．ポリープ隆起内の結節状の凹凸不整，陥凹潰瘍形成等があれば癌を疑う．ラズベリー型腺窩上皮型胃癌（foveolar-type gastric adenoma with raspberry-like appearance：FGA-RA）との鑑別は，主に色調，構造，demarcation line，white zoneの4項目に注目する（表1）[4]．
- 比較的稀な疾患として，若年性ポリープがあげられる．嚢胞状に拡張した異型の乏しい腺管の増生と間質の浮腫および炎症性拡大からなるポリープであり，多くは若年性ポリポーシス症候群に伴うものとされる．孤立性の若年性ポリープは発生頻度が低く生検でも鑑別が困難であるため，最終的には病変の切除が必要となることがある[5]．
- 稀な鑑別すべきポリープとして，炎症性線維性ポリープがある（**第5章-3参照**）．亜有茎性の粘膜下腫瘍様の隆起を呈し，頂部にびらんや潰瘍を伴う[6]．

参考文献

1) 入口陽介，他：胃腫瘍性病変の内視鏡診断―胃ポリープ/腫瘍様病変の診断．胃と腸，55：603-611，2020
2) Ahn JY, et al：Neoplasms arising in large gastric hyperplastic polyps：endoscopic and pathologic features. Gastrointest Endosc, 80：1005-13.e2, 2014
3) 山道信毅：胃底腺ポリープの臨床的特徴とその意義．週刊日本医事新報，4931：28-32, 2018
4) 柴垣広太郎，他：「ラズベリー様」腺窩上皮型胃腫瘍の臨床・病理学的特徴．日本消化器内視鏡学会雑誌，64：1533-1540, 2022
5) 小田島慎也：早期胃癌（0-Ⅰ，分化型腺癌）．消化器内視鏡，34：66-67, 2022

表1 過形成性ポリープとFGA-RAの鑑別のポイント

	白色光		NBI拡大所見	
	色調	構造	demarcation Line	white zone※
過形成性ポリープ	やや淡い赤 周囲粘膜と同色調	管状構造	部分的に不明瞭になることがある	肥厚している
FGA-RA	鮮やかな赤	脳回転/乳頭様	陽性	薄いか不明瞭化する

※ white zone：NBI拡大内視鏡で観察される粘膜模様を形成する白っぽい縁のこと

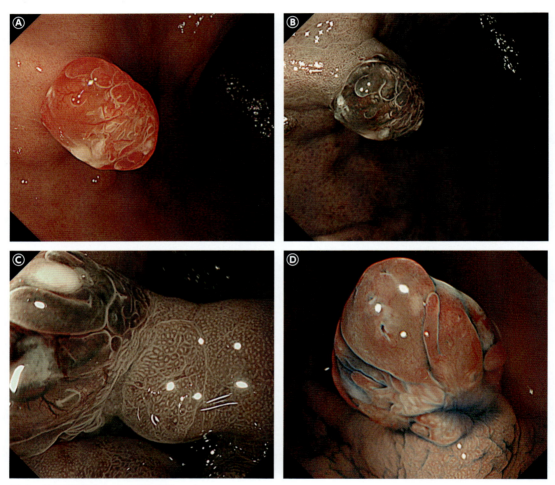

図1 体下部前壁のY-Ⅲ型ポリープ
Ⓐ) 近接
Ⓑ) NBIにての観察
Ⓒ) 正常上皮とポリープの境界部，周囲粘膜との境界が不明瞭化している
Ⓓ) インジゴカルミン撒布

6) 入口陽介, 他：胃の非腫瘍性ポリープの内視鏡所見. 胃と腸, 56：817-827, 2021
7) Nishiyama Y, et al：Gastric inflammatory fibroid polyp treated with Helicobacter pylori eradication therapy. Intern Med, 42：263-267, 2003

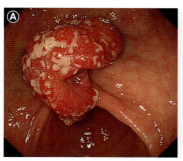
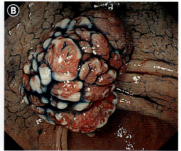
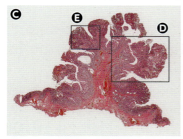
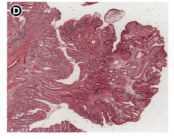
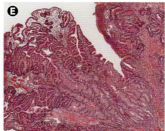

図2　早期胃癌ESD後瘢痕にできた過形成性ポリープ

Ⓐ）白色光
Ⓑ）インジゴカルミン撒布
Ⓒ）ルーペ像
Ⓓ）弱拡大
Ⓔ）強拡大

腺窩上皮が，延長，腫大し，過形成性の上皮で覆われる．間質に炎症細胞浸潤が観察できる．
PAS陽性粘液（胃型粘液）

第5章　良性〜境界領域腫瘍（胃）

3　炎症性線維性ポリープ

大木大輔，辻　陽介

▶ 疾患の概要

- 炎症性線維性ポリープ（inflammatory fibroid polyp：IFP）は稀な良性の非腫瘍性病変であり，消化管のどの部位にも発生する可能性があるが，大半は胃に発生し（約67％）特に幽門腺領域に多いとされる．次いで小腸に多い（約21％）．
- 1949年にVenekにより"submucosal granuloma with eosinophilic infiltration"として報告され，1953年にHelwigとRanierにより，"Inflammatory fibroid polyp"と命名された．
- 病理組織学的には好酸球を主とするさまざまな炎症細胞浸潤および血管増生を伴う紡錘形の線維芽細胞の増殖を特徴とし，粘膜下層を主体とする．
- 症状としては，腹痛，嘔気・嘔吐等の非特異的なものが生じる他，消化管出血や腸閉塞の原因となるという報告も散見される．
- 発生機序はいまだに不明であるが，局所感染，アレルギー反応，自己免疫過程など諸説ある．発生機序が不明のため，良性腫瘍とされるものの悪性化リスクに関してはまだ議論が続いている状況である．

▶ 特徴的な所見と診断（図1）

- 通常白色光での観察では粘膜下腫瘍様の形態をとり，亜有茎性の形態を呈することが多いとされる．また頂部にびらんや潰瘍を伴うことが多い．非典型例ではびらんや潰瘍を認めず，表面が正常粘膜に覆われており鑑別が困難である．
- EUSでは2層〜3層を主座とする境界不明瞭な低エコー腫瘤像として認識され，4層は保たれている．
- 頂部に生じたびらん部からの生検では診断に難渋することが多い．診断的治療目的に内視鏡的に摘除されたり，病変が大きい場合は外科的に切除された検体により診断がつけられることが多い．消化管出血や腸閉塞などが原因となり摘除されることも報告される．

▶ 鑑別のピットフォール

- 前述の通り，胃，特に幽門腺領域に生じることが多いため，同部に生じる粘膜下腫瘍が鑑別となる．特に迷入膵との鑑別を要する．迷入膵は通常白色光での観察で頂部に陥凹を有し，EUSでは第3〜4層に主座を置く．その他，頂部にびらんを伴わないIFPではGISTや平滑筋腫なども鑑別にあがる．
- 図1の症例は粘膜下腫瘍様の形態にびらんを伴っていたが，同部のNBI拡大観察でIMVP様の微細血管を認めており，早期胃癌が否定できない状況であった．診断的加療目的にESDを施行．最終的に病理診断でIFPの診断となった．
- 病理組織学的には紡錘体細胞の増殖を認め，GISTや平滑筋腫が鑑別にあがる．免疫組織化学染色でCD34（紡錘細胞マーカー）陽性，CD117（GISTのマーカー）陰性，S100（平滑筋腫のマーカー）陰性であればIFPをより考慮する．

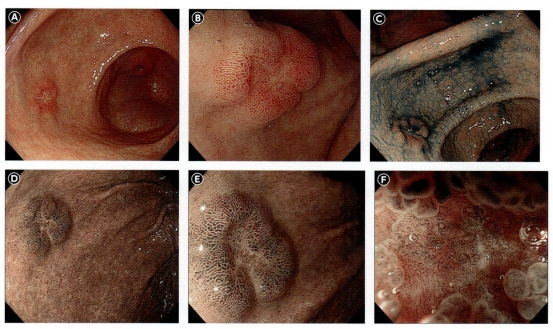

図1　早期胃癌との鑑別を要したIFPの一例

- Ⓐ）白色光，中景．10 mm程度の発赤調の粘膜下腫瘍様の頂部に陥凹を認める．送気状態では伸展する．
- Ⓑ）白色光，近景．脱気浸水下．
- Ⓒ）インジゴカルミン撒布像．陥凹面が強調される．
- Ⓓ）NBI，中景．
- Ⓔ）NBI，近景．中心部陥凹に一致して微細血管構造を認める．
- Ⓕ）拡大NBI．陥凹部の拡大図．IMVP様の微細血管構造が確認される．

参考文献

1) Nagao S, et al：Inflammatory fibroid polyp mimicking an early gastric cancer. Gastrointest Endosc, 92：217-218, 2020
2) Garmpis N, et al：Inflammatory Fibroid Polyp of the Gastrointestinal Tract：A Systematic Review for a Benign Tumor. In Vivo, 35：81-93, 2021
3) 石橋英樹，他：非腫瘍性疾患：IFP（inflammatory fibroid polyp）．胃と腸，50：818-820，2015

第5章 良性〜境界領域腫瘍（胃）

4 hamartomatous inverted polyp

大木大輔, 辻 陽介

▶ 疾患の概要

- 胃のhamartomatous inverted polypは上皮が内反性に増殖することにより生じる稀な隆起性病変である．
- 粘膜下層を主体として異所性に良性の胃粘膜腺が増殖し，囊胞状に拡張することで形成されるとされるが，正確な発生機序はまだ解明されていない．
- 8年もの長い経過を通じて胃腺癌が認められた報告[2]もあり，悪性化リスクのある病変とされる．

▶ 特徴的な所見と診断

- 表面は正常粘膜に覆われたSMT様の隆起性病変として認識されることが多い．陰窩の開口部と考えられる陥凹を伴い，その周囲に枝分かれする拡張血管を認めることもある．病変径が大きくなると，その重みによる牽引で有茎性の形態を取るという報告もある．
- EUSでは，第3層に主座を置く囊胞性領域を伴う不均一な腫瘍として認識される．第4層は保たれるとされる．
- 内視鏡所見のみから確定診断をつけることは困難であり，開口部の組織生検によっても診断に至らないことも多い．そのためEMRやESD等の内視鏡による一括切除により診断がつけられることがある．

▶ 鑑別のピットフォール

- 図1の症例は前医での生検でGroup 3，胃型腺腫疑いで当院紹介となった．NBI観察では開口部周囲に拡張する血管像を認め，NBI拡大観察ではirregularな微細血管構造として認識された．同部の生検ではGroup 4が認められ，診断的治療目的にESDが施行され，最終的にgastric inverted polypの診断となった．なお，切除された検体では開口部近傍の上皮に異型を認めていたが，癌とするほどまでの所見ではなかった．
- 粘膜下層を主体に存在するものとして他に異所性胃腺（gastric heterotopia）があげられ，同様にSMT様に隆起するため鑑別を要することがある（図2）．異所性胃腺は本来，粘膜固有層にある胃腺組織が粘膜下に認められるものであり，慢性炎症による損傷と再生により粘膜筋板の構造破壊を認め，同部より粘膜下に進展すると考えられている．
- 異所性胃腺上に腺癌を認める症例の報告も散見され，同様に悪性化リスクがある病変である．

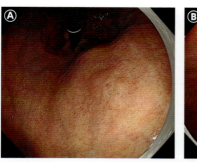
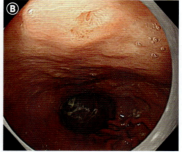
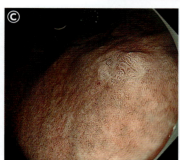
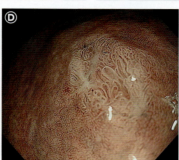
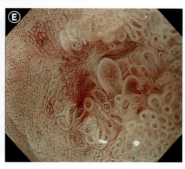

図1 胃型腺腫疑いで紹介となり切除の結果hamartomatous inverted polypであった一例

- Ⓐ）WLI中景．10 mm弱のSMT様隆起性病変として認識され開口部を伴う．
- Ⓑ）WLI近景．開口部周囲の粘膜は発赤を伴う絨毛様組織として描出される．
- Ⓒ）NBI中景．開口部周囲は絨毛様組織として描出されるが，それ以外の部位は周囲正常粘膜と同様の構造を認める．
- Ⓓ）NBI近景．中景と同様の所見．
- Ⓔ）NBI拡大．絨毛組織の間隙に不整な微細血管構造を認める．

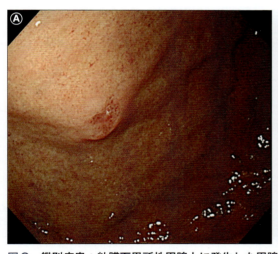
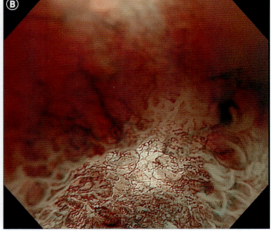

図2 鑑別疾患：粘膜下異所性胃腺上に発生した胃腺癌

- Ⓐ）白色光．穹窿部に粘膜下腫瘍様の隆起を認め，頂部に発赤陥凹びらんを伴う．
- Ⓑ）陥凹びらん部のNBI拡大観察．不整な微細血管構造を認める．

参考文献

1) Ohtsu T, et al：Gastric hamartomatous inverted polyp：Report of three cases with a review of the endoscopic and clinicopathological features. DEN Open, 3：e198, 2023

2) Okamura T, et al：Gastric adenocarcinoma arising from hamartomatous inverted polyp during 8-year follow-up. DEN Open, 2：e16, 2022

3) Kim JY, et al：Gastric Inverted Polyps-Distinctive Subepithelial Lesions of the Stomach：Clinicopathologic Analysis of 12 Cases With an Emphasis on Neoplastic Potential. Am J Surg Pathol, 45：680-689, 2021

第5章　良性〜境界領域腫瘍（胃）

5　胃腺腫

森　仁志，七條智聖

▶ 疾患の概要

- 胃腺腫は，胃癌取扱い規約[1)]において「境界明瞭な良性上皮性腫瘍で，管状構造が主体の上皮内非浸潤性腫瘍」と定義され，組織学的に腸型腺腫と胃型腺腫に分類される．腸型が95％程度と頻度が多い．
- 腸型腺腫の多くは**前庭部を中心**としたH. pylori（Helicobacter pylori）感染に伴う萎縮性胃炎を背景に発生する．一方で孤発性の胃型腺腫の多くは**胃体上部〜中部に好発**する．
- 無症状のことが多いが，生検のみでは病変の全体像が把握しづらく，内視鏡所見で癌の可能性も否定できない場合には，診断と治療を兼ねた内視鏡的切除術も一つの選択肢となる．腺腫のうち，胃型形質のものや腫瘍径が大きいもの，発赤調，陥凹を認めるものは癌合併のリスクもあることから，内視鏡的に一括切除を行い病理組織学的な検討を行うことが望ましい．

▶ 特徴的な所見と診断

腸型腺腫

- **腸型腺腫**は通常内視鏡像で白色調〜褪色調で境界明瞭な扁平隆起であるものが多いが，一部では陥凹型腺腫もある．腫瘍径は20 mmを超えない程度である[2)]（図1 Ⓐ）．
- NBI（narrow band imaging）拡大内視鏡像では微小血管・表面構造ともに**形状は概ね均一で配列も規則的**である（図1 Ⓑ，Ⓓ）．
- 病理組織学的には，腫瘍の表面は平坦で，粘膜上部に比較的均一な管状腺管が密に増殖する．粘膜下部には腫瘍ないし既存の非腫瘍腺管がしばしば嚢胞状に拡張しているため，二階建て構造と言われる（図1 Ⓔ）．また腸型の粘液形質を示すMUC2やCD10に陽性となる．

胃型腺腫

- **胃型腺腫**は通常内視鏡像で隆起型が多く，①丈の高い絨毛状隆起，②比較的表面平滑でくびれをもつ隆起，③中央に陥凹をもつ丈の低い隆起，④結節集簇様の外観を呈するものに分類される[3)]（図2 Ⓐ〜Ⓒ）．
- 病理組織学的には，ground-glass appearanceと表現される泡沫状，弱好酸性の細胞質と，円形核を有する細胞からなり，大小の腺管が狭い間質を介して密に増殖し，表層部はやや丈の高い胃腺窩上皮への分化を示す細胞が被覆する．免疫組織化学染色で広範にMUC6の発現を認める[4)]（図2 Ⓓ）．

▶ 鑑別のピットフォール

- 腸上皮化生は胃体部から前庭部に広がる白色調の多発する小隆起として認識され，NBI観察においてlight blue crest（LBC）を指標とすると感度89％，特異度93％で診断可能とされる[5)]．
- Parietal cell hyperplasia/protrusionは，PPI投与中の胃体部を中心にみられる単発もしくは多発性のポリープ，隆起性病変や敷石状粘膜からの生検組織でみられることが多い組織像である．

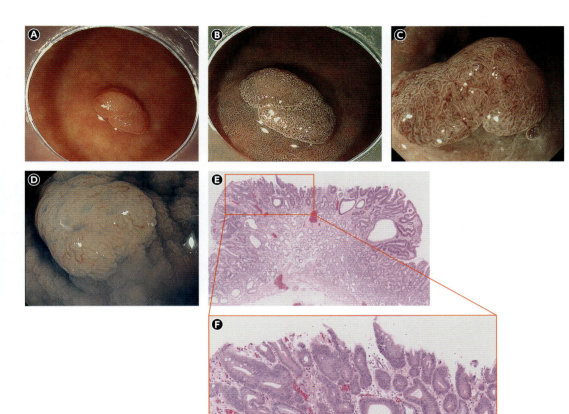

図1　腸型腺腫
Ⓐ）白色光観察，Ⓑ）NBI観察，Ⓒ）NBI拡大観察，Ⓓ）インジゴカルミン撒布像，Ⓔ）病理組織像（HE染色ルーペ像），Ⓕ）赤枠拡大像.

壁細胞の数が増し，かつ，同細胞の細胞質が膨らんで腺腔側に突出した状態を意味する[6].
- 腸型分化型癌の肉眼像はその深達度などにより，隆起したものから陥凹したものまでさまざまである．腺腫と鑑別が問題となる早期分化型癌においては，やや境界がわかりにくい不整形で発赤調の平坦～浅く陥凹したものが多いとされるが，平坦隆起病変も少なくない．

参考文献
1) 「胃癌取扱い規約 第15版」(日本胃癌学会/編), 金原出版, 2017
2) 藤原美奈子：胃：腸型の腺腫・分化型癌. 胃と腸, 55：399-403, 2020
3) 九嶋亮治, 他：胃型腺腫の臨床病理学的特徴―内視鏡像, 組織発生, 遺伝子変異と癌化. 胃と腸, 49：1838-1849, 2014
4) 「WHO Classification of Tumours, 5th ed, Vol.1 Digestive System Tumours」(WHO Classification of Tumours Editorial Board), WORLD HEALTH ORGANIZATION, 2019
5) Uedo N, et al：A new method of diagnosing gastric intestinal metaplasia：narrow-band imaging with magnifying endoscopy. Endoscopy, 38：819-824, 2006
6) 二村 聡：parietal cell hyperplasia/protrusion. 胃と腸, 57：729, 2022
7) Vieth M, et al：Pyloric gland adenoma：a clinico-pathological analysis of 90 cases. Virchows Arch, 442：317-321, 2003

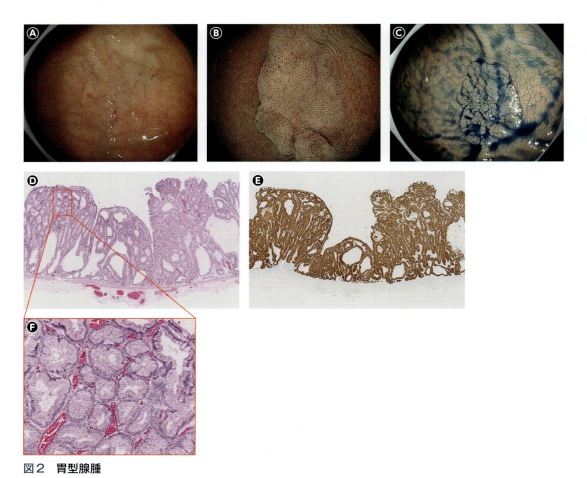

図2 胃型腺腫
Ⓐ）白色光観察，Ⓑ）NBI 拡大観察，Ⓒ）インジゴカルミン撒布像，Ⓓ）病理組織像（HE 染色ルーペ像），Ⓔ）病理組織像（免疫組織染色 MUC6），Ⓕ）赤枠拡大像．

第5章 良性〜境界領域腫瘍（胃）

6 粘膜下腫瘍（非悪性）

山本信三

▶ 疾患の概要

- 粘膜下腫瘍は，消化器内視鏡用語集第5版[1]では「粘膜より深部に存在する壁内病変により粘膜が挙上されて生じた隆起の総称」と定義されている．
- 病変の全体，あるいは多くの部分が周囲粘膜と同様の健常粘膜に覆われ，大きくなるにつれ粘膜が挙上され主に胃内腔に半球状または球状のなだらかな隆起を形成する．
- 上皮性腫瘍であっても表面粘膜が非腫瘍上皮で覆われた粘膜下腫瘍様隆起を含めると，原因疾患をおおよそ良性非上皮性/上皮性腫瘍，悪性非上皮性/上皮性腫瘍に分類することができる．
- 良性非上皮性腫瘍としては脂肪腫，平滑筋腫，繊維腫，神経性腫瘍，リンパ管腫，血管腫など，良性上皮性腫瘍として囊胞，異所性膵，炎症性腫瘤として寄生虫性肉芽腫や炎症性繊維性ポリープなどがあげられる．

▶ 特徴的な所見と診断

- 周囲粘膜から隆起への移行は比較的なだらかである．時に bridging fold を伴うことがある．

▶ 鑑別のピットフォール

- 病変の鑑別には大きさ，形状，輪郭，色調，硬さ，可動性，表面陥凹の有無や潰瘍，占拠部位，個数などの内視鏡所見が参考となる．
- 病変の主座が粘膜より深部の壁内にあるため通常観察での診断が困難な場合も多く，診断の鑑別のためには超音波内視鏡（EUS）が有用である．EUSを施行し病変の主座，内部エコーレベル，エコーパターン，大きさを確認することで，原因疾患の候補をある程度絞り込むことが可能である（図1，2）．
- 潰瘍や表面に陥凹を伴う場合には腫瘍性病変の可能性も考慮する．腫瘍性病変との鑑別を要する場合には超音波内視鏡下穿刺吸引細胞診（EUS-FNA）や粘膜切開直視下生検法などにより組織採取を検討する．
- 時に壁外性腫瘍との鑑別が必要となるが，空気量や体位変換，呼吸性移動が参考となる．
- 以下いくつかの代表的な病変について解説する．

脂肪腫

- 成熟した脂肪細胞から構成される．局在は前庭部に多く，色調は黄色調を呈するものも多い．粘膜下層に存在しEUS像では第3層に主座をおく境界明瞭，内部均一な高エコー病変として描出される．腫瘍が大きくなると深部減衰を伴う（図3ⓒ）．腫瘍は軟らかく，鉗子で押す陥凹する（クッションサイン陽性，図3ⓑ）．EUSのみで診断が可能な病変の1つである．

異所性膵

- 本来の膵とは連続性をもたず，他臓器中に存在する膵組織．胃では一部を除き多くが前庭部大

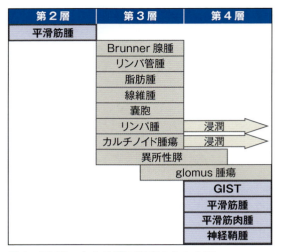

図1　EUS：主な粘膜下腫瘍の主存在層
文献2を参考に作成.

図2　EUS：主な粘膜下腫瘍のエコーレベル
文献2を参考に作成.

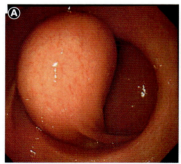 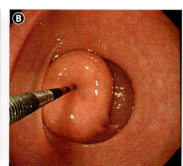 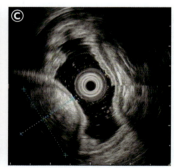

図3　脂肪腫
- Ⓐ）内視鏡像．前庭部大彎に35 mm大の粘膜下腫瘍病変を認める．
- Ⓑ）内視鏡像．病変は軟らかく鉗子で押すと陥凹する（クッションサイン陽性）．
- Ⓒ）EUS像．第3層を主座とし，内部は高エコーを呈するが，深部減衰を伴う．

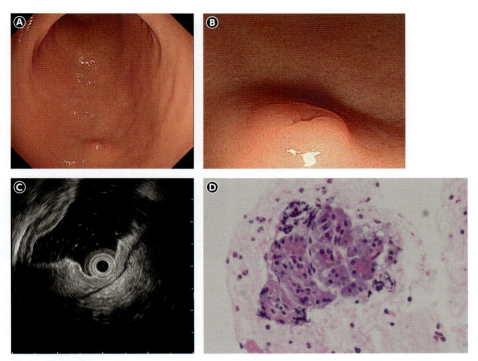

図4　異所性膵
- Ⓐ）内視鏡像（遠景）．胃体下部大彎に15 mm大の粘膜下腫瘍病変を認める．
- Ⓑ）内視鏡像（近景）．病変の頂部に開口部のような陥凹を認める．
- Ⓒ）EUS像．第3層を主座とし，内部は等エコーを呈する．
- Ⓓ）病理組織像（HE染色）．膵腺房組織の小集塊を認める．

彎に発生する．特徴的な内視鏡所見として，肉眼的に隆起頂部に導管の開口部である陥凹を伴うものがある（図4Ⓑ）．EUS像では第3層を主座とする低～等エコー腫瘤として描出され，病変内部に膵実質でみられるような点状高エコーや導管が拡張した囊胞状エコーが観察されることもある（図4Ⓒ）．また第4層の肥厚を伴うこともある．

囊胞

- 粘膜下層に囊胞を形成した病変．内視鏡所見上軟らかく（クッションサイン陽性），透光性がみられることがある．EUS像では第3層に境界明瞭な内部エコーが均一な無エコー病変として描出される（図5Ⓐ，Ⓑ）．

平滑筋腫

- 良性の間葉系腫瘍．全消化管に発生するが，胃においては約60～80％が胃体上部に局在する．粘膜筋板あるいは固有筋層由来のものがあり，EUS像は粘膜筋版由来のものは第2層深層～第3層浅層に，固有筋層由来のものは第4層に主座をおく，境界明瞭，内部エコーが比較的均一な低エコー病変として描出される（図6Ⓑ）．ただしEUS像のみでGISTや神経鞘腫など他の消化管間葉系腫瘍と鑑別することは困難である．確定診断には組織学的にDesmin陽性，c-kit陰性，CD34陰性を確認する必要がある．

血管腫

- 形態的な特徴より海綿状血管腫・毛細血管腫・混合型に分類される．頻度の多い海綿状血管腫

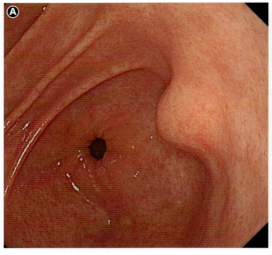 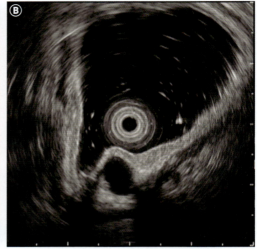

図5 囊胞
Ⓐ) 内視鏡像．前庭部後壁に10 mm大の粘膜下腫瘍病変を認める．
Ⓑ) EUS像．第3層を主座とする内部均一な無エコーを呈し，一部にacoustic shadowを伴う．

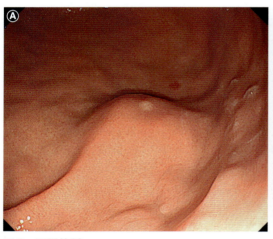 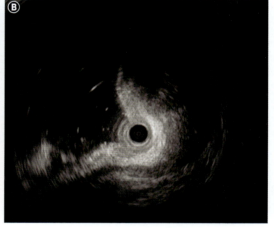

図6 平滑筋腫
Ⓐ) 内視鏡像．胃体下部大彎に25 mm大の粘膜下腫瘍病変を認める．
Ⓑ) EUS像．やや不明瞭であるが第4層を主座とし，内部は低エコーを呈する．
EUS-FNAで紡錘形細胞を認め，α SMA陽性，Desmin陽性，C-Kit陰性，CD34陰性，S100陰性，Ki-67＜1％であることより平滑筋腫と診断した．

　は組織学的に一層の扁平な内皮細胞に覆われた海綿状に拡張した血管を特徴とする．サイズの大きな病変はポリープ状，分葉状の外観を呈し，血管病変であることを反映し時に表面に発赤・暗赤色斑がみられる（図7Ⓐ，Ⓑ）．
● 主に粘膜固有層，粘膜下層に存在し，EUS像は第2～3層で不均一な等～高エコーを呈し（図7Ⓒ），一部に拡張した低エコー領域を認めパワードプラで血流が検出できることがある．また石灰化を伴うと音響陰影を伴う高エコーがみられる．

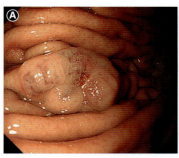
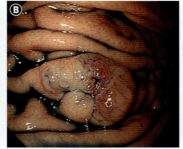
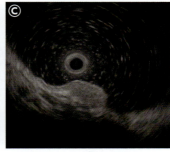
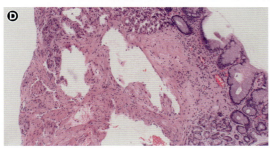
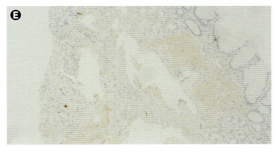

図7 　血管腫

- ⓐ）内視鏡像．胃体部大彎に20 mm大の粘膜下腫瘍様病変を認める．
- ⓑ）内視鏡像（インジゴカルミン撒布）．
- ⓒ）EUS像．第2～3層を主座とし，内部は概ね等エコーを呈するが一部に拡張した低エコーや高エコーが混在する．
- ⓓ）病理組織像（HE染色）．拡張した脈管を認める．
- ⓔ）病理組織像（D2-40）．陽性所見は認められず，血管と考えられる．

参考文献

1）「消化器内視鏡用語集 第5版」（日本消化器内視鏡学会用語委員会/編），p99，日本消化器内視鏡学会，2023
　https://www.jges.net/wp-content/uploads/2023/02/yougosyu5.pdf
2）木田光広　他：上部消化管粘膜下腫瘍のEUS診断．胃と腸，47：503-514，2012

第5章 良性〜境界領域腫瘍（胃）

7 Kaposi肉腫

竜野稜子，横井千寿

▶ 疾患の概要

- 本邦のKaposi肉腫（KS）の多くは後天性免疫不全症候群（AIDS）の患者がHHV-8（human herpes virus-8）に感染することで発症し，非HIV感染者での発症はきわめて稀である．
- 重要な疫学的特徴として，エイズ関連型KS（AIDS-KS）のほとんどが男性の同性間性的接触（men who have sex with men：MSM）であるため，本邦の男性患者でKSを疑う所見を認めた場合は，逆にMSMやHIV感染症を疑う必要がある．
- 皮膚（80％）が好発部位で，口腔・消化管（40％）・肺（10％）・肝臓（6％）・リンパ節などに発生し，咽頭から肛門まで全消化管に発生しうるが，特に胃十二指腸の頻度が高い．
- 消化管KSのほとんどは無症状だが，時に腫瘍出血，消化管穿孔，腫瘍増大による消化管閉塞などの合併症を引き起こすことがあり，緊急性を要する．
- KS発症のリスクファクターは，CD4低値（＜100cells/μL），HIV-RNA高値（≧10,000 copies/mL）抗HIV薬の投薬歴がない患者，MSMであると報告される．

▶ 特徴的な所見と診断

- 典型例は「多発する鮮やかな赤い隆起性病変」が特徴で，臨床診断が可能（図1）．
- KSの内視鏡像は多彩．
  - 初期病変は毛細血管拡張様の平坦な発赤もしくは赤みを呈した血豆様病変など．典型例ほど鮮やかな発赤調を呈さないこともあるため注意（図2）．
  - 発育するにつれ，発赤の強いうろこ状ないし敷石状の表面模様を示し，典型例の粘膜下腫瘍様腫瘤を形成する．陥凹や比較的大きな潰瘍を形成する場合もある．
- 確定診断は生検で行い，KSの病理像は血管内皮細胞の増生が特徴であり，柵状に増殖した紡錘形細胞を認める（図3Ⓐ）．
- 診断が不確実な場合は，リンパ管内皮細胞マーカーのD2-40染色や血管内皮細胞マーカーのCD31やCD34染色，マウスのモノクローナル抗体を用いたHHV-8LANA-1染色（LANA-1はHHV-8の潜伏感染タンパク）などが確定診断に有用である（図3Ⓑ）．

▶ 鑑別のピットフォール

- 毛細血管拡張症，過形成ポリープ，胃癌，悪性リンパ腫，粘膜下腫瘍などが鑑別疾患にあがる．
- 口腔内にも好発し，内視鏡挿入時の口腔内観察で指摘できることも多いが，特に口蓋部や歯肉に好発するため肉眼的視診も重要である．
- 潰瘍を伴う病変の場合，CD4低値症例ではCytomegalovirus感染の合併を考慮する必要があり，生検は潰瘍部と非潰瘍部の両方から施行することが望ましい．
- 病変の主座が粘膜深層〜粘膜下に存在するため，サンプリングエラーに注意して複数個の生検を採取する．
- また，「肉芽組織の一部」や「悪性所見なし」と誤診されることが往々にしてあるため，Kaposi

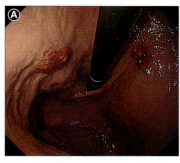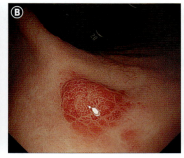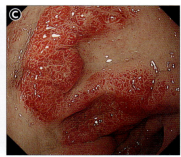

図1 典型的な胃Kaposi肉腫
Ⓐ, Ⓑ) 多発する鮮やかな発赤隆起
Ⓒ) 十二指腸にも多発

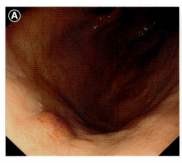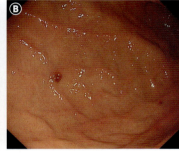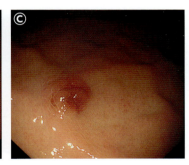

図2 鮮やかな発赤を示さない初期像の胃Kaposi肉腫
過形成性ポリープなどと鑑別を要する

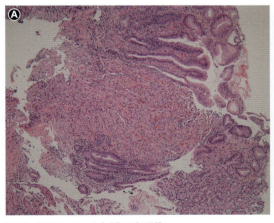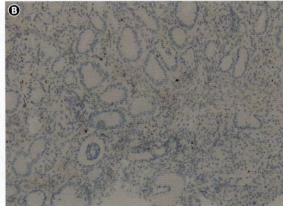

図3 胃Kaposi肉腫の病理像
Ⓐ) HE染色
Ⓑ) HHV-8染色陽性

　肉腫を疑う旨を病理診断依頼書に明記することも重要である．

参考文献
1) 平成31年度　厚生労働科学研究　エイズ対策研究事業「エイズ患者におけるカポジ肉腫関連ヘルペスウイルスが原因となる疾患の発症機構の解明と予防および治療法に関する研究」班：AIDSに合併するカポジ肉腫等のHHV-8関連疾患における診断と治療の手引き　第3版．2019
http://hhv-8.umin.jp/doc/pdf/HHV8_tebiki_3.pdf

第5章　良性〜境界領域腫瘍（胃）

8　胃グロムス腫瘍

山中将弘，秋山純一

▶疾患の概要

- グロムス腫瘍は，四肢末梢の皮下，爪床の動静脈吻合部に存在し，体温や血流調節にかかわるとされるグロムス体を母地として発生する間葉系腫瘍である．**神経・血管・平滑筋により構成される**[1]．
- ほとんどは四肢末梢に発生するが，食道，胃，小腸など消化管にも発生しうる．
- 胃グロムス腫瘍は胃の間葉系腫瘍の1％程度とされており，比較的稀な疾患である．
- 基本的に良性腫瘍であるが，悪性例の報告も存在する．海外では大きさ5cm以上が悪性を示唆するとする文献もあるが[2]，それ未満での悪性例も報告されている．現状では治療適応として厳密な基準は定まっていない．

▶特徴的な所見と診断

- 胃粘膜下腫瘍として認められ，L領域に好発する（図1）．
- 血管に富む腫瘍であることから，ダイナミックCTでは動脈相で強く造影され，門脈や脾臓などと同様に強く遷延する造影増強パターンを示す[3]（図2）．
- EUSでは第3〜4層由来の内部エコー不均一な腫瘤として認められる（図3）．内部エコー不均一の理由として，血管に富む腫瘍であり，出血・血栓部位が高エコー，硝子化した部位が低エコーとして描出されるとも考えられている．
- 組織学的には，細胞境界が明瞭で，類円形の核，好酸性〜淡明の細胞質を有する円形細胞により構成されることを特徴とする．
- 免疫染色では，グロムス体の平滑筋細胞によりαSMAが陽性を示すことが特徴的である（図4）．上皮成分のマーカーであるAE1/AE3，GISTのマーカーであるCD34・DOG1は通常陰性を示し，NETのマーカーであるCD56・synaptophysin・chromograninAも原則的に陰性を示すが，synaptophysinについては一部の胃グロムス腫瘍で陽性となる[4]．

▶鑑別のピットフォール

- 胃粘膜下腫瘍としてみられることから，GIST，異所性膵，平滑筋腫，神経原性腫瘍，神経内分泌腫瘍，粘膜下腫瘍様に発育した癌などとの鑑別が必要になる．
- 近年EUS-FNAの普及に伴い術前診断率が向上しているが，血流に富んだ腫瘍であるため出血リスクの危険性があり（図5），少量の組織量では複数の免疫染色は困難である場合がある．また，組織形態は個々の細胞が小型で異型度が低く比較的均一であり，免疫染色でsynaptophysinが陽性となることがあるため，神経内分泌腫瘍との鑑別には注意が必要である[5]．

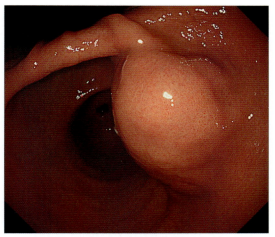

図1　胃グロムス腫瘍の内視鏡所見
前庭部後壁，25 mm大の立ち上がりなだらかな粘膜下腫瘍としてみられる．

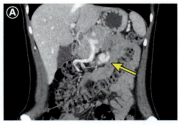 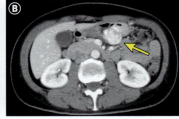 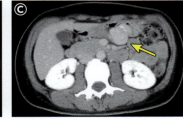

図2　胃グロムス腫瘍の造影CT
Ⓐ）門脈相冠状断，Ⓑ）門脈相軸位断，Ⓒ）後期相軸位断
腫瘍は門脈や脾臓と同様に，強く造影され，後期相まで造影効果が遷延する．

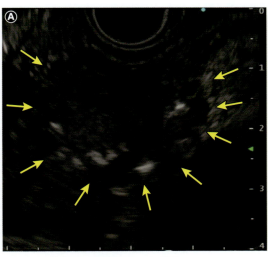 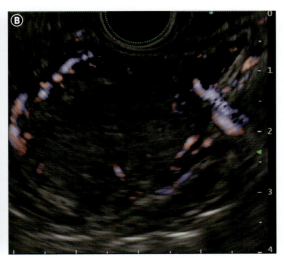

図3　胃グロムス腫瘍のEUS所見
Ⓐ）第4層由来，境界明瞭，内部エコー不均一な腫瘤．
Ⓑ）ドップラー法では，豊富な血流を認める．

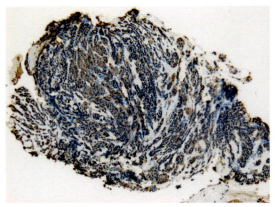

図4　病理所見　αSMA染色×10
免疫染色でαSMA染色陽性となることが特徴である．

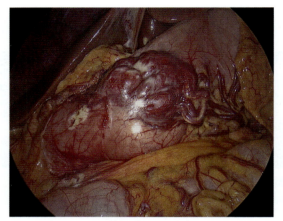

図5　胃グロムス腫瘍の術中腹腔鏡写真
漿膜側に隆々とした血管が存在し，血流豊富な腫瘍であることがわかる．

参考文献

1) 中條惠一郎，他：腹腔鏡・内視鏡合同胃局所切除術にて切除した胃glomus腫瘍の1例．日本消化器病学会雑誌，113：1557-1563, 2016
2) Papke DJ Jr, et al：Gastroesophageal Glomus Tumors：Clinicopathologic and Molecular Genetic Analysis of 26 Cases With a Proposal for Malignancy Criteria. Am J Surg Pathol, 46：1436-1446, 2022
3) 尾﨑 裕，他：胃粘膜下腫瘍のCT/MRI診断．胃と腸，52：1291-1299, 2017
4) Miettinen M, et al：Gastrointestinal glomus tumors：a clinicopathologic, immunohistochemical, and molecular genetic study of 32 cases. Am J Surg Pathol, 26：301-311, 2002
5) 石川英樹，他：術前にneuroendocrine tumorが疑われた胃glomus腫瘍の1例．日本臨床外科学会雑誌，75：946-951, 2014

第6章 良性〜境界領域腫瘍（十二指腸）

1 リンパ管腫

片岡陽佑，和田友則

▶疾患の概要
- 十二指腸リンパ管腫は，リンパ管の増殖を呈する非腫瘍性隆起性病変である．部位は下行部が最も多く，水平部，球部，空腸や回腸にも発生する[1]．
- 病的意義は乏しく，原則治療は要さない．稀ではあるが増大したリンパ管腫が消化管出血をきたし切除を要した報告もある[2]．

▶特徴的な所見と診断
- 下行部に位置するなだらかな小隆起を呈し，表面に黄白色顆粒状変化を呈する．NBIでsurface patternは整である（図1，2Ⓐ，Ⓑ）．
- 病理組織所見は，粘膜固有層から下層にリンパ管の拡張やリンパ液の貯留を認める（図2Ⓒ，Ⓓ）．

▶鑑別のピットフォール
- リンパ管腫はなだらかな隆起を呈するとともに，表面に黄白色顆粒状変化を伴う特徴的な所見により，内視鏡診断は比較的容易である．
- 十二指腸の白色調を呈する鑑別疾患として，腺腫や濾胞性リンパ腫などがあげられる．
- 隆起が目立ち粘膜下腫瘍との鑑別を要する場合は，生検で拡張したリンパ管を確認することで診断が可能である．

参考文献
1) 光永眞人，他：十二指腸リンパ管腫の4例．Progress of Digestive Endoscopy，61：94-95，2002
2) Tan B, et al：Jejunal cavernous lymphangioma manifested as gastrointestinal bleeding with hypogammaglobulinemia in adult：A case report and literature review. World J Clin Cases, 8：140-148, 2020

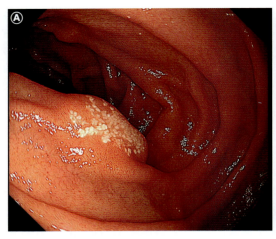 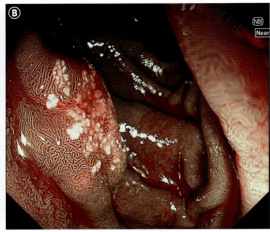

図1 十二指腸リンパ管腫の症例①
下十二指腸角に位置，表面に黄白色顆粒状変化を伴うなだらかな隆起を呈し，NBIでsurface patternは整である．

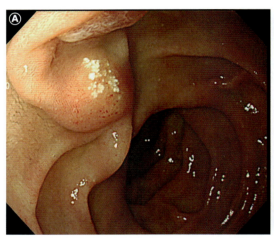 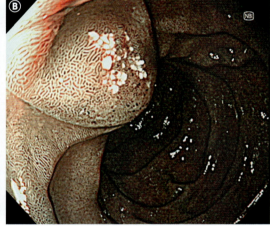

ⓒ HE染色　　　　　　　　　　　　　　　　　**ⓓ 免疫染色 D2-40**

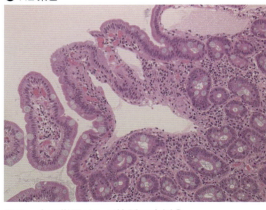 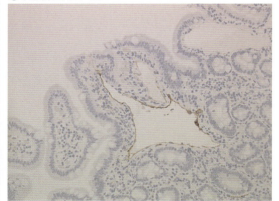

図2 十二指腸リンパ管腫の症例②
主乳頭の近傍に位置，表面に特徴的な黄白色顆粒状変化を認める．同部からの生検で，リンパ管の拡張およびリンパ液の貯留を認める．D2-40では，リンパ管内皮が染色されている．

第6章 良性〜境界領域腫瘍（十二指腸）

2 Brunner腺過形成

大河原 敦

疾患の概要
- 十二指腸にはBrunner腺とよばれる粘液腺が発達しており，球部に最も多く下行脚のVater乳頭周囲まで存在する．
- Brunner腺は粘膜下組織内に主に存在するが，粘膜固有層内深部にも少数存在する．このBrunner腺が領域性をもって過剰に増殖したものがBrunner腺過形成である．

特徴的な所見と診断（図1〜4）
- 十二指腸球部に好発し，乳頭部まで認める．
- 色調は正色調〜淡い発赤調．
- 無茎または有茎性，腺開口型と非開口型がある．
- 非開口型は粘膜下腫瘍様隆起が典型的所見である．
- 小型の病変は半球状の粘膜下隆起を呈する場合が多く，大型の病変は亜有茎性ないし有茎性となり頂部にびらんを伴う．

鑑別のピットフォール
- 十二指腸にみられるSMT様隆起は多くは良性疾患で，Brunner腺過形成の他には囊胞，異所性胃粘膜，リンパ管腫などが鑑別となる．治療が必要となる疾患は稀であるが，上皮性腫瘍，神経内分泌腫瘍（NET），粘膜下腫瘍（GIST），悪性リンパ腫，転移性腫瘍などがある．
- 病変の色調，形態，サイズ，鉗子圧排によるクッションサイン，超音波内視鏡などを用いて鑑別する．

参考文献
1) 鳥谷洋右，他：Brunner腺過形成．臨牀消化器内科，37：959-963，2022
2) 九嶋亮治：Brunner腺：十二指腸の腫瘍様病変と腫瘍発生における役割．胃と腸，56：1617-1626，2021
3) 角嶋直美，他：十二指腸でみられる粘膜下腫瘍．臨牀消化器内科，33：1549-1554，2018

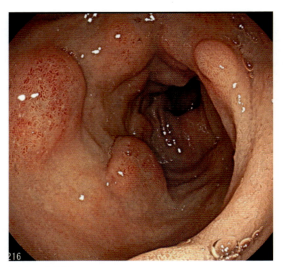

図1 症例①

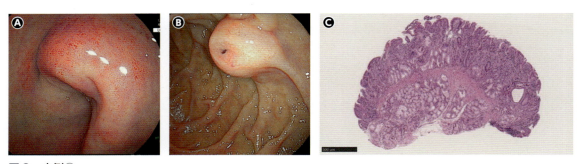

図2 症例②
びらん，胃腺窩上皮化生，高度炎症を認める．Brunner腺の軽度過形成を認める．

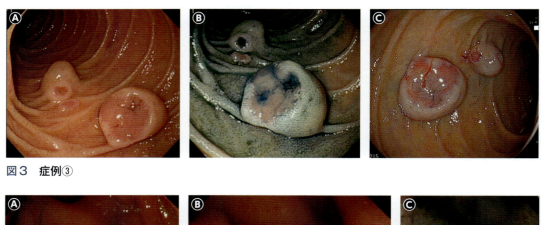

図3 症例③

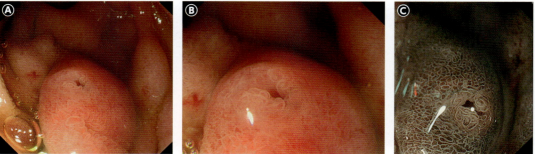

図4 症例④

第6章 良性〜境界領域腫瘍（十二指腸）

3 異所性胃粘膜

岡本　真

▶ 疾患の概念

- 異所性胃粘膜は，胃底腺粘膜からなり，表層は胃腺窩上皮に覆われている．十二指腸球部にしばしば認められる．
- 従来は先天的なものとされてきたが，最近は，胃腺窩上皮化生から連続する化生性変化の一型である可能性が指摘されている[1]．
- 組織学的に胃底腺粘膜からなり，表層は胃腺窩上皮に覆われる．
- 顆粒状小隆起の集簇，あるいは単発の結節状隆起として認められる．
- 男性，*H. pylori* 感染のない症例，PPI服用者に多い．
- 稀に癌化の報告がある．

▶ 特徴的な所見と診断

- 十二指腸球部に顆粒状小隆起の集簇（図1），あるいは単発の結節状隆起（図2）として認められる．
- 特に小さな顆粒状隆起の集簇を認めた場合，異所性胃粘膜を考える．
- 表層には，周囲の絨毛構造と異なり，胃腺窩上皮様の模様を認める．

▶ 鑑別のピットフォール

- 十二指腸の隆起性病変として，腫瘍性病変としては，腺腫（特に胃型腺腫，第6章-4参照）があげられる．
- 腫瘍様の隆起性病変としては，異所性胃粘膜のほか，胃上皮化生，Brunner腺過形成（第6章-2参照）などの頻度が高い．
- 胃上皮化生は，潰瘍など炎症に伴って生じる後天的変化で，球部に多い．組織学的には胃底腺を欠き胃型被覆上皮のみからなる．形態的には，びらんを伴う隆起，顆粒が散在する隆起として認められる．
- Brunner腺過形成は，粘膜下腫瘍様隆起として球部に好発する．
- 胃型腺腫も，胃上皮化生やBrunner腺過形成も，異所性胃粘膜と同様，表層に胃腺窩上皮様の模様を認める．

参考文献

1) Hashimoto T, et al：Frequent presence of gastric-type epithelial cells in the duodenal bulb：an immunohistochemical study. Pathol Int, 64：631-633, 2014

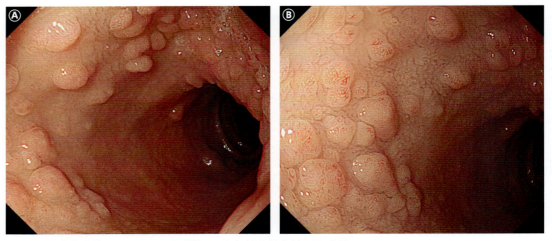

図1 70歳代男性 H. pylori未感染，10年以上前よりPPI内服
Ⓐ) 十二指腸球部の前壁〜上壁〜後壁，周囲と同色調の小隆起が集簇している．
Ⓑ) 近接して観察すると，小隆起の表面に胃腺窩上皮様の模様を認める．生検にて胃腺窩上皮と胃底腺からなる異所性胃粘膜であった．

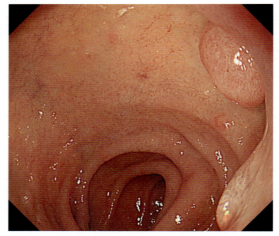

図2 60歳代男性 H. pylori未感染
十二指腸球部後壁，結節状隆起を2個認める．表面は胃腺窩上皮様の模様である．生検にて異所性胃粘膜であった．

第6章 良性〜境界領域腫瘍（十二指腸）

4 腺腫

岡本 真

▶ 疾患の概念

- 十二指腸腺腫は，十二指腸の上皮性良性腫瘍である．腺腫と早期癌を併せて，**表在性非乳頭部十二指腸上皮性腫瘍**（superficial non-ampullary duodenal epithelial tumor：**SNADET**）とよばれる．
- 十二指腸球部と下行脚に好発する．
- 肉眼型は平坦隆起型や隆起型が多い．
- 十二指腸腺腫は，大腸腺腫と同様にadenoma-carcinoma sequenceが想定されている．
- 内視鏡的に癌との鑑別が困難なことが多く，生検のみでは確定診断に至らないこともあり，内視鏡治療の適応となる場合も多い．
- 細胞形質から，腸型形質主体の腸型腫瘍と胃型形質主体の胃型腫瘍に分けられる．頻度は腸型腫瘍が多い．

▶ 特徴的な所見と診断（図1〜3）

- 腸型腺腫は，平坦隆起型の形態を呈し，白色化を伴うことが多い．十二指腸全体に発生するが，下行脚に好発する．
- 胃型腺腫は，隆起型の形態を呈し，球部に好発する．

▶ 鑑別のピットフォール

- 腸型腺腫は，局在性の白色化に注意することが拾い上げ診断に有用である．
- 胃型腺腫は，白色化を伴うことは少ない．表層に胃腺窩上皮様模様を認めることがあり，胃腺窩上皮を伴う腫瘍様病変（異所性胃粘膜，胃上皮化生，Brunner腺過形成など）との鑑別が問題となる．
- 腺腫と癌の鑑別所見として，陥凹を伴う病変，発赤を伴う病変，不均一な凹凸を伴う病変，腫瘍径が大きな病変などは，癌の可能性を考える．
- 生検により粘膜下層の線維化が生じて内視鏡的切除が困難になることがあるため，生検は最低限にとどめる．

参考文献
1）「十二指腸癌診療ガイドライン2021年版」（十二指腸癌診療ガイドライン作成委員会/編），金原出版，2021

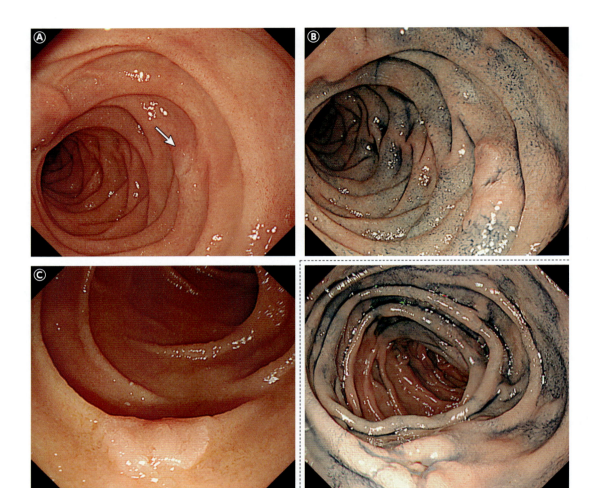

図1 60歳代男性
Ⓐ) 十二指腸下行脚. 画像中央の白色の部分 (⇨) に注目.
Ⓑ) 色素撒布して近接観察すると, Ⅱa様の病変として認識される.
Ⓒ) 同病変の後日の内視鏡像. 白色化がより明瞭であった.

図2 70歳代女性
下行脚のⅡa+Ⅱc様病変. 不整な陥凹を伴うことから早期癌が疑われたが, 切除した病理組織は腺腫であった.

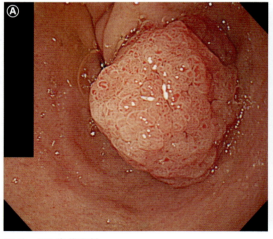

図3 50歳代男性
Ⓐ) 十二指腸球部. 亜有茎性の病変.
Ⓑ) 色素撒布像. 表層は腺窩上皮様の模様である.

第6章 良性〜境界領域腫瘍（十二指腸）

5 囊胞

柿本 光

疾患の概要

- 十二指腸粘膜下に風船状の拡張をきたした粘膜下腫瘍様隆起の隆起である．十二指腸内においてどの部位にでも認める．
  - 囊胞内部は液体であることがほとんどである．
  - 腫瘍ではないが，粘膜下腫瘍の一形態とされたり，嚢腫とも表現される．
  - 基本的には無症状で，通過障害などの症状をきたすことはきわめて稀であるが，Brunner腺をもとにした囊胞（Brunner腺囊胞）が管腔内を占めるように巨大化したものでは，通過障害の報告例がある．

特徴的な所見と診断

- 典型的な粘膜下腫瘍の形態をとることが多く，なだらかな立ち上がりを認め正常粘膜に完全に被覆された隆起性病変を呈する．
- 通常光で観察すると，その粘膜面に，囊胞内の内容を反映した青黒い光沢（透光性）を呈することが多い（図1）．
- 囊胞内部は通常液体であることから，その隆起は軟らかく，鉗子による圧迫で病変がへこむように変形する「クッションサイン」が陽性になる．強く圧排すると，粘膜面が破れ，囊胞内部の液体が流出することもある．
- 基本的には肉眼所見のみで診断をつけられることが多く，生検やEUSでの診断を必要とすることはあまりない．

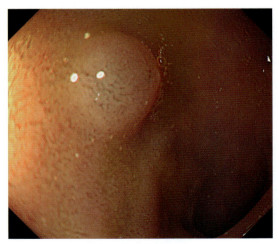

図1　十二指腸球部の十二指腸囊胞
正面にやや青黒い光沢を認める．

鑑別のピットフォール

- 嚢胞内の内容を反映した光沢がない場合，粘膜下腫瘍様隆起を呈する病変（粘膜下腫瘍，カルチノイド，悪性リンパ腫）との鑑別を要する．
- 単純嚢胞であれば粘膜面の変化は少ないため，粘膜面の変化や，周囲粘膜との差異も鑑別の一助となる．

参考文献
1)「消化管内視鏡診断テキストⅠ 食道・胃・十二指腸 第4版」(小池和彦/監，藤城光弘/編)，p290，文光堂，2017

第7章 消化管ポリポーシス

1 Cronkhite-Canada症候群

食道
胃
十二指腸

大隅　瞬，小野敏嗣

▶ 疾患の概要

- Cronkhite-Canada症候群（CCS）は，消化管（特に胃・大腸）に多数の非腫瘍性ポリープが発生する非遺伝性疾患である．
- 皮膚症状（脱毛・爪甲萎縮・皮膚色素沈着）を伴う特徴があり，消化吸収不良や蛋白漏出性胃腸症を高率に伴う（**図1**）．
- 原因は不明であるが，強いストレスの後に発症することがある．
- 治療は経口コルチコステロイド療法が有効である．
- 蛋白漏出のため低栄養を伴うことが多く，中心静脈栄養を併用する．
- 臨床的症状の改善や，ポリープの退縮を含むその効果は，通常12カ月以内に明らかになる．
- 持続的なポリープの退縮（内視鏡的寛解）は，癌リスクの低下を伴う，予後の著明な改善と関連する．
- 粘膜病変の活動性を評価し，腺腫やその他の前悪性粘膜病変を切除するために，年1回のサーベイランス大腸内視鏡検査が推奨される[1]．

▶ 特徴的な所見と診断

- 典型的な内視鏡所見は，胃，十二指腸，大腸粘膜を覆うびまん性の充血と浮腫を背景にした多発性ポリープや結節性変化である[2]．
- 胃ポリープは"赤いキャビア様"と表現され，隣接するポリープ間に粘膜が介在せず，半球状，浮腫状，紅斑状の小さなポリープが密に分布している所見が特徴である．
- 結腸では，多発性の中型のポリープが観察され，表面は発赤し，開口部は白っぽい腺状で，平坦な粘膜が介在している[3]．
- CCSで観察されるポリープは非腫瘍性（過誤腫）に分類される．
- 間質では浮腫性変化，毛細血管拡張，炎症細胞浸潤（好酸球，好中球，リンパ球，形質細胞）などの所見が認められる[4]．

▶ 鑑別のピットフォール

- 鑑別疾患としてPeutz-Jeghers症候群（**第7章-3参照**），Cowden症候群/PTEN過誤腫症候群（**第7章-5参照**），結節性硬化症，炎症性ポリポーシス，Serrated polyposis症候群，遺伝性混合ポリポーシス症候群等の若年性ポリポーシス症候群を想起する．
- どの疾患も全消化管に若年性ポリープが認められる，ポリープは病理学的に過誤腫であるといった特徴は共通しているため，各疾患の診断基準を頭に入れておくことが必要である．
- total biopsyによる組織比較が診断の一助となることがある．

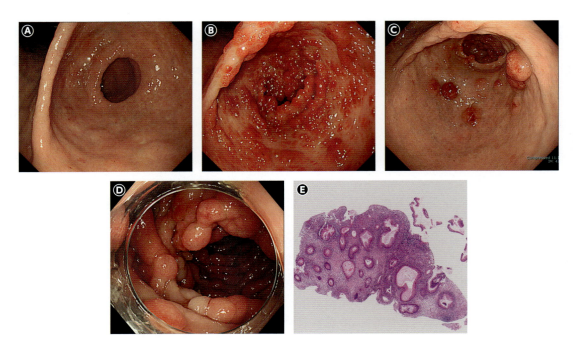

図1 Cronkhite-Canada症候群の症例
Ⓐ）CCS発症前の胃前庭部内視鏡写真．
Ⓑ）CCS発症後．浮腫状，紅斑状のポリポーシスを認める．
Ⓒ）経口コルチコステロイド療法開始5カ月後．ポリープの著明な退縮を認める．
Ⓓ）結腸のポリポーシスよりポリペクトミー実施．
Ⓔ）粘膜固有層に好中球，リンパ球，形質細胞の浸潤を認め，陰窩上皮内にも炎症細胞の浸潤を認める．

参考文献
1） Watanabe C, et al：Endoscopic and clinical evaluation of treatment and prognosis of Cronkhite-Canada syndrome：a Japanese nationwide survey. J Gastroenterol, 51：327-336, 2016
2） Liu S, et al：［Endoscopic features and clinical correlation analysis of 24 patients with Cronkhite-Canada syndrome］. Zhonghua Yi Xue Za Zhi, 100：1562-1566, 2020
3） 「Atlas of Cronkhite-Canada Syndrome」（Hokari R & Hisamatsu T, eds），Springer, 2022
4） 穗苅量太，他：クロンカイトカナダ症候群．日本消化器病学会雑誌，119：191-200，2022

第7章 消化管ポリポーシス

2 胃底腺ポリポーシス

須澤綾友, 横井千寿

疾患の概要

- 胃底腺ポリポーシスは，胃底腺の過形成と囊胞状拡張から成る胃底腺ポリープが胃底腺領域に多発する疾患で，その個数に定義はない．
- もともとは，家族性大腸腺腫症（familial adenomatous polyposis：FAP）に合併する胃病変として報告され，FAPにおける胃底腺ポリポーシスは癌の発生母地となりうるため経過観察が必要である．
- 近年ではFAP以外にも *H. pylori* 未感染例やプロトンポンプ阻害薬（PPI）の長期投与例で同様の所見を呈することがある[1]．
- FAPに合併する胃底腺ポリープは，散発例と異なりしばしば腺窩上皮に異形成を伴い，胃型腺腫や腺癌も発生する．散発例とFAPは異なる遺伝子変異が報告されており[2,3]，両者は遺伝子レベルから質的に異なる認識のもとでの観察が必要である．

特徴的な所見と診断

- FAPにおける胃底腺ポリポーシスは数mm大で周囲粘膜とほぼ同色調の表面平滑な胃底腺ポリープが，胃体部から胃穹窿部にかけて多発していることが特徴である（図1）．
- PPI長期投与による胃底腺ポリポーシスは，薬剤の減量や中止，H_2受容体拮抗薬への変更で改善する（図2）．
- 常染色体優性遺伝の疾患であるFAPは，①家族歴の有無にかかわらず大腸に100個以上の腺腫を有する，②大腸腺腫の数は100個に達しないが，FAPの家族歴を有する，のいずれかを満たす場合に診断されるが，FAPの胃底腺ポリポーシスの個数には定義がなく，FAP患者における *H. pylori* 感染は胃底腺ポリポーシスと負の相関があるとの既報もあり，注意が必要である（図3）．
- 腫瘍化した病変の特徴は，癒合化し，平坦化した白色調病変が多い（図4）．

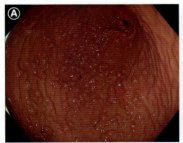 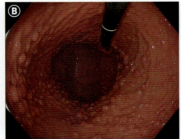 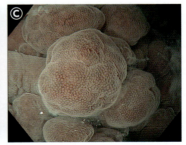

図1　FAPに伴う胃底腺ポリポーシス
Ⓐ 白色光観察（順方向）．Ⓑ 白色光観察（反転）．Ⓒ 浸水法/NBI中拡大観察．

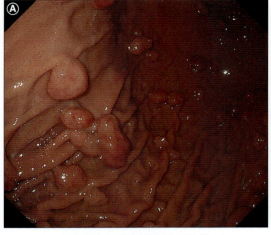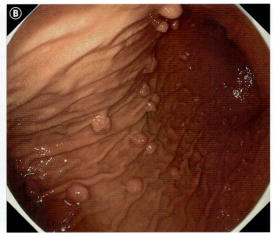

図2　PPI長期投与に伴う胃底腺ポリポーシス
Ⓐ）PPI高容量で長期投与中．Ⓑ）PPI減量で縮小化．

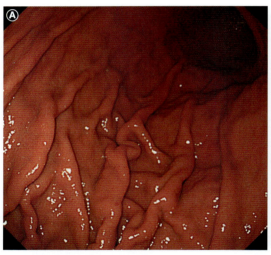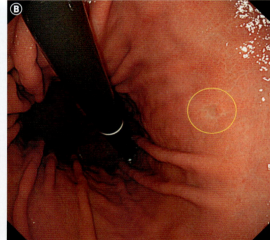

図3　胃底腺ポリポーシスを伴わないFAP（*Hp*感染症例）
Ⓐ）胃底腺ポリープが一切ない．Ⓑ）萎縮境界に存在した微小胃癌（0-Ⅱc）．

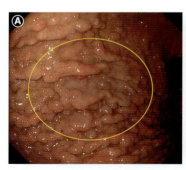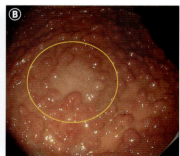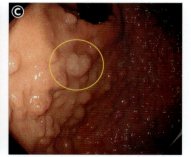

図4　腫瘍化した病変を同時性に多数認めたFAP-胃底腺ポリポーシス
Ⓐ）0-Ⅱa, tub1, m．Ⓑ）Foveolar-type gastric dysplasia．Ⓒ）Foveolar-type gastric dysplasia．

▶ 鑑別のピットフォール

- 胃底腺ポリープは正常胃粘膜を背景に認めることが大部分であり，まずはスクリーニング観察として背景の胃粘膜評価を忘れずに行うべきである．
  - ◆ 特にFAPでは十二指腸に多発腺腫を認めることがあるため，可能な限り深部まで挿入し観察することが重要である．
- FAPで密生型の胃底腺ポリポーシスを認めた場合は，腫瘍性病変を見逃さないように，水分の吸引を怠らず，送気伸展を十分に行って，注意深く観察する．

参考文献

1）「胃炎の京都分類 改訂第3版」（春間 賢/監，加藤元嗣，他/編），pp32-34，日本メディカルセンター，2023

2）Abraham SC, et al：Sporadic fundic gland polyps：common gastric polyps arising through activating mutations in the beta-catenin gene. Am J Pathol, 158：1005-1010, 2001

3）Sekine S, et al：High-grade dysplasia associated with fundic gland polyposis in a familial adenomatous polyposis patient, with special reference to APC mutation profiles. Mod Pathol, 17：1421-1426, 2004

第7章 消化管ポリポーシス

3　Peutz-Jeghers症候群

石橋　嶺，辻　陽介

▶ 疾患の概要

- 消化管の多発ポリープ（過誤腫）と皮膚や粘膜への色素沈着を特徴とする常染色体顕性遺伝を示す疾患である（**図1**）．発症者の17〜50％は家族歴を認めない孤発性である[1]．
- 第19番染色体短腕上に存在するSTK11/LKB1遺伝子の異常が知られている[2]．
- 国内患者数は約600〜2,400人と推計される[1]．
- 食道を除く全消化管に過誤腫性ポリープを形成し，大きくなる（15 mm以上）と腸閉塞や腸重積を起こす可能性がある[1]．
- 過誤腫性ポリープであるが，腫瘍化する可能性が高い．また，悪性腫瘍の合併が多い[3,4]．
- 定期検査として上下部内視鏡検査に加え，カプセル内視鏡を用いた小腸のスクリーニングも必要になる．また，予防的ポリープ切除も必要になる．

▶ 特徴的な所見と診断

- Peutz-Jeghers症候群は色素沈着，食道を除いた全消化管に発生する過誤腫性ポリープ，家族歴，遺伝子異常により総合的に診断する．

▶ 鑑別のピットフォール

- 消化管ポリポーシスのなかで，過誤腫性ポリープを形成するものには，Peutz-Jeghers症候群の他に，若年性ポリポーシス（**第7章-4**），Cowden病（**第7章-5**），結節性硬化症などがある．
- 粘膜上皮の過形成と粘膜筋板から樹枝状に増生した平滑筋線維束を認めることが特徴である．

参考文献
1) 山本博徳，他：小児・成人のためのPeutz-Jeghers症候群診療ガイドライン（2020年版）．遺伝性腫瘍，20：59-78，2020
2) 消化管ポリポーシス．「専門医のための消化器病学 第2版」（小俣政男，千葉 勉/監，下瀬川 徹，他/編），pp229-237，医学書院，2013
3) Hizawa K, et al：Neoplastic transformation arising in Peutz-Jeghers polyposis. Dis Colon Rectum, 36：953-957, 1993
4) 中川一彦，他：消化管ポリポーシスの治療とサーベイランス．胃と腸，35：301-308，2000

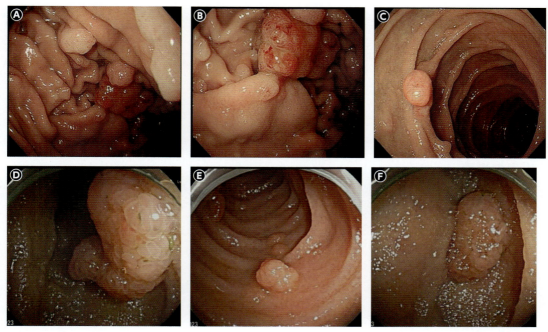

図1 33歳 女性

Ⓐ, Ⓑ）胃体部を中心に山田Ⅱ型，山田Ⅲ型のポリープが多発している．15 mmを超えるものは発赤を伴っているものが多い．
Ⓒ）十二指腸下行部にも同様の所見が散在している．
Ⓓ〜Ⓕ）小腸に周囲粘膜と同色調の隆起性病変が散在している．

第7章 消化管ポリポーシス

4 胃限局性若年性ポリポーシス

小田島慎也

▶ 疾患の概要
- 若年性ポリープは主に大腸に認められる過誤腫性の病変である．若年性ポリポーシスは若年性ポリープが多発する希少疾患である[1]．
- 約75％は常染色体優性遺伝形式を示す遺伝疾患であるが，家族性のない孤発例も存在する．
- 全消化管型，大腸限局型，胃限局型に分類され，胃限局型は胃癌のリスクが高いことが報告されている[2]．
- 胃限局性若年性ポリポーシス症例は，貧血，低蛋白血症を臨床症状とするものが多い．

▶ 特徴的な所見と診断
- ポリープは数個から数百個，数mmから数cmまでさまざまである．形態も表面平滑な発赤調の隆起病変として認識でき，広基性のものから有茎性のものまで存在する（図1）．
- 臨床所見，内視鏡所見より本疾患を疑う場合には，遺伝学的検査により診断が得られる場合がある．しかし，遺伝子に病的バリアントがみられない症例も多いため，鑑別が困難な症例も存在する．

▶ 鑑別のピットフォール
- 胃限局性若年性ポリポーシスと鑑別を要する疾患は，過誤腫性ポリープを生じる疾患であるCronkhite-Canada症候群，Peutz-Jeghers症候群である．
- Cronkhite-Canada症候群は脱毛，爪萎縮など特徴的な所見を有することで鑑別される．
- Peutz-Jeghers症候群も皮膚，口唇の色素沈着の有無で鑑別しうる．

文献
1) 松本主之，他：小児・成人のための若年性ポリポーシス症候群診療ガイドライン（2020年版）．遺伝性腫瘍，20：79-92，2020
2) Coburn MC, et al：Malignant potential in intestinal juvenile polyposis syndromes. Ann Surg Oncol, 2：386-391, 1995

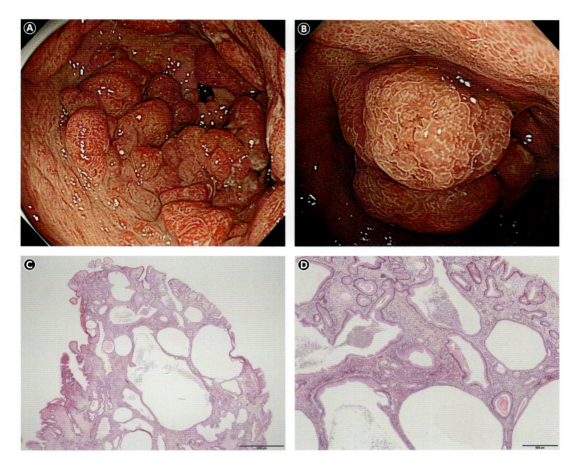

図1 胃限局性若年性ポリポーシス

Ⓐ, Ⓑ) 胃体部から前庭部にかけて数mmから数cmの比較的表面平滑なポリープが多発している．複数回の生検では過誤腫性ポリープの診断にも至らず，若年性ポリポーシスの診断には至らなかった．そのため代表的なポリープをEMRにて切除し，過誤腫の診断が得られ，他検査所見を合わせて総合的に胃限局性若年性ポリポーシスの診断に至った．
Ⓒ, Ⓓ) 病理像

第7章 消化管ポリポーシス

5 Cowden症候群

小島健太郎

▶ 疾患の概要
- Cowden症候群は消化管，皮膚，甲状腺，乳腺，中枢神経，泌尿生殖器などに過誤腫性病変が多発する稀な常染色体顕性遺伝性疾患で，消化管ポリポーシスをきたす疾患の1つで，推定有病率は10万人に0.5人とされている．
- 約80％の患者でPTEN遺伝子の変異が認められる．
- 約30％に乳癌，甲状腺癌，大腸癌，腎癌，子宮体癌などの悪性腫瘍を合併する．

▶ 特徴的な所見と診断
- 内視鏡所見として，口腔内の乳頭腫や全消化管にわたるポリポーシス（病理学的には過誤腫性が多いが，過形成性，腺腫性などもみられる）が認められる（図1）．
- 特に食道の白色扁平ポリポーシス（図1 Ⓑ）は，Cowden症候群に特徴的な病変であり，病理学的にはグリコーゲン・アカントーシスである．

▶ 鑑別のピットフォール
- Peutz-Jeghers症候群や若年性ポリポーシスは，Cowden症候群と同じく過誤腫性の消化管ポリポーシスをきたす常染色体顕性遺伝性疾患であるが，食道病変がみられない点でCowden症候群と鑑別できる．また，Peutz-Jeghers症候群では，口唇，口腔，手足掌に色素斑を認めるが，Cowden症候群ではみられない．

参考文献

1) 高山哲治，他：小児・成人のためのCowden症候群/PTEN過誤腫症候群診療ガイドライン（2020年版）．遺伝性腫瘍，20：93-114, 2020

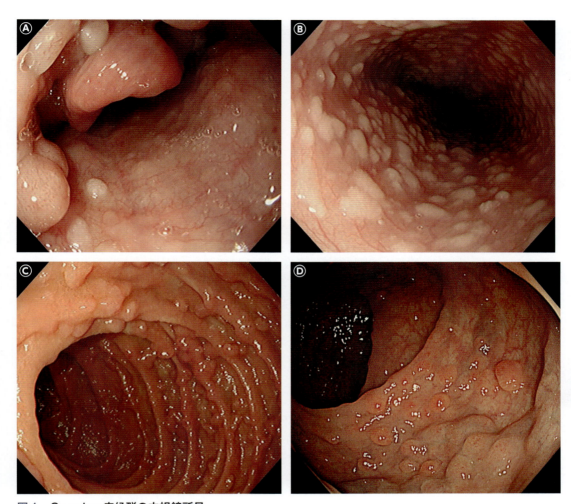

図1 Cowden症候群の内視鏡所見
Ⓐ）咽頭：白色扁平隆起が散見される．
Ⓑ）食道：Cowden症候群に特徴的な白色扁平ポリポーシスを認める．
Ⓒ）十二指腸：敷石状のポリポーシスを認める．
Ⓓ）直腸：半球状のポリポーシスを認める．生検では過形成性ポリープの診断であった．

第8章 病原体感染などに起因する上部消化管病変

H. pylori関連

1 萎縮性胃炎

岩田琢磨, 井上 泰

疾患の概要
- 萎縮性胃炎は*Helicobacter pylori*（*H. pylori*）の感染に伴って発生する胃炎である．
- 感染経路としては井戸水や家庭内の経口感染などが多く，幼少期（5歳以下）までに感染が成立する．
- *H. pylori*感染は，胃・十二指腸潰瘍，胃癌，胃MALTリンパ腫，特発性血小板減少性紫斑病などの原因になる．
- 萎縮の進展度に比例して，胃癌の発生率が高くなる．
- かつては*H. pylori*除菌治療の保険適用は胃・十二指腸潰瘍や早期胃癌などを合併した症例に限定されていたが，2013年2月から萎縮性胃炎の診断のみで治療可能となった．
- *H. pylori*除菌治療の普及と衛生環境の改善とともに*H. pylori*感染者数も減少している．

特徴的な所見と診断（図1～3）
- 萎縮性胃炎の進展度評価には，木村・竹本分類（**付録6参照**）が広く使われている．
- 胃炎の京都分類に従って*H. pylori*感染の有無を内視鏡所見から診断する．
- *H. pylori*現感染では，びまん性発赤，粘膜腫脹，白濁粘液などの所見を認め，鳥肌胃炎や点状発赤などの存在も診断の補助となる（**図2**）．
- *H. pylori*既感染では粘膜萎縮が残存するが，胃炎の所見は改善する（**図1Ⓔ**）．
- 腸上皮化生や黄色腫など*H. pylori*除菌後にも残存する所見もある．
- *H. pylori*未感染では萎縮はなく，胃前庭部～胃体部にかけてRAC（regular arrangement of collecting venules）が広がっている．
- *H. pylori*感染の診断には，①迅速ウレアーゼ試験（RUT：rapid urease test），②組織鏡検法，③培養法，④血中*H. pylori*抗体検査，⑤尿素呼気検査（UBT：urea breath test），⑥便中*H. pylori*抗原検査があり，前者3つは内視鏡検査で組織を採取する必要がある．
- 萎縮性胃炎の病理学的評価はupdated Sydney systemが有名であり，①慢性炎症，②好中球浸潤，③萎縮，④腸上皮化生，⑤*H. pylori*菌量の5項目で判定する．

鑑別のピットフォール
- 萎縮性胃炎の初期は内視鏡的診断が難しいことがあるので，*H. pylori*感染の有無の判断に迷った場合には*H. pylori*の検査を積極的に行うことを勧める．
- 白色光観察で除菌後胃粘膜の萎縮境界を判定しにくい場合には，画像強調内視鏡観察が参考になる（**図1Ⓕ**）．
- 人獣共通感染症のNHPH（*Non-Helicobactor pylori Helicobacters*）とよばれる*Helicobacter*属（*H. suis*，*H. heilmannii*など）による胃炎はC-Ⅰ～C-Ⅱ程度の萎縮であることが多い．
- *H. pylori*感染による萎縮性胃炎と自己免疫性胃炎（A型胃炎）が合併している症例もあるので注意を要する．

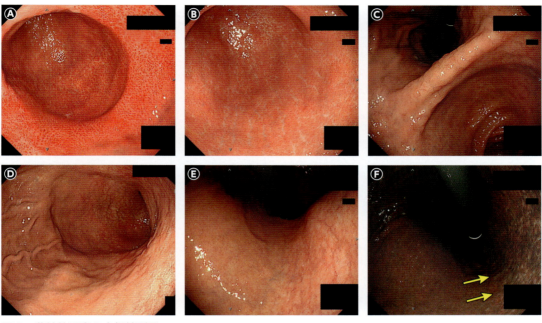

図1 萎縮性胃炎の内視鏡所見

Ⓐ) *H. pylori* 除菌前. 胃体下部の胃粘膜の発赤が強い.
Ⓑ) *H. pylori* 除菌後. 胃体下部の胃粘膜の発赤は消退した.
Ⓒ) 胃角部小彎のRACは消失しており，萎縮性胃炎の所見である.
Ⓓ) Open type (O-Ⅱ) の萎縮性胃炎で，胃体部大彎のひだが残存している.
Ⓔ) 通常光観察像. *H. pylori* 除菌後の胃体部小彎の胃粘膜. 橙色部は非萎縮粘膜で，白色部は血管透見像が観察されるので萎縮粘膜である.
Ⓕ) NBI観察像. 画像強調内視鏡を用いることで除菌後の萎縮境界が明瞭になる (⇨).

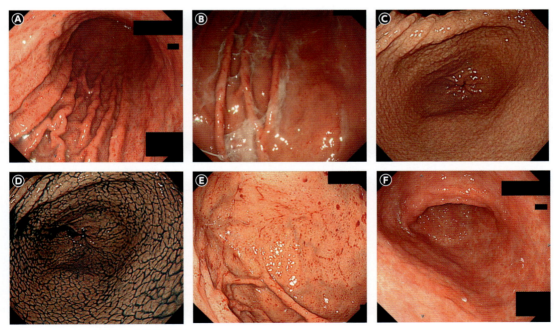

図2 *H. pylori* 感染の内視鏡所見

Ⓐ) 胃体部にびまん性発赤と粘膜腫脹を認める.
Ⓑ) 胃体部大彎に白濁粘液が付着.
Ⓒ) 通常光観察像. 胃前庭部の鳥肌胃炎.
Ⓓ) インジゴカルミン撒布像. 均一な小顆粒状隆起が明瞭に観察される.
Ⓔ) 胃穹窿部に広がる点状発赤.
Ⓕ) ピロリ菌除菌後に出現する地図状発赤.

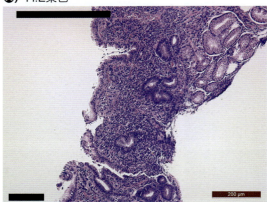 Ⓐ H.E染色
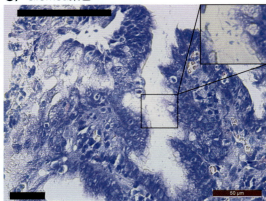 Ⓑ Giemsa染色

図3　萎縮性胃炎の病理組織像
Ⓐ）幽門腺領域の胃粘膜生検：粘膜固有層に好中球を含む高度な慢性活動性胃炎がみられる．（倍率100倍×）
Ⓑ）幽門腺領域の胃粘膜表層と腺窩の粘液内に桿状の*H. pylori*が集簇している．（倍率400倍×）

参考文献
1）「胃炎の京都分類 改訂第3版」（春間 賢/監，加藤元嗣，他/編），日本メディカルセンター，2023
2）「ピロリ除菌治療パーフェクトガイド 第3版」（榊 信廣/編著），日本医事新報社，2020
3）「除菌後胃がんを見逃さない！　*H. pylori*既感染者の胃内視鏡診断アトラス」（春間 賢/監，井上和彦/編著），金芳堂，2021

第8章 病原体感染などに起因する上部消化管病変

H. pylori関連

2 胃・十二指腸消化性潰瘍

岩田琢磨, 中込 良

▶ 疾患の概要

- 消化性潰瘍とは，胃酸やペプシンなどによる胃および十二指腸の粘膜下層より深層に及ぶ限局的な組織欠損と定義され，粘膜上皮のみが欠損する"びらん"と区別される．
- H. pylori感染は，薬剤（NSAIDsやアスピリンなど）と並んで，消化性潰瘍の主な原因である．
- 胃潰瘍はH. pyloriの慢性炎症による胃粘膜上皮の脆弱化に起因する．
- 十二指腸潰瘍は，H. pyloriの感染初期に生じるガストリン産生過多が原因で胃酸分泌亢進状態となることが関与している．
- 合併症（出血・穿孔・狭窄）を伴わない場合，酸分泌抑制薬でほとんど治癒し，H. pylori除菌治療も潰瘍治癒と再発予防に有用である．
- H. pyloriの感染率低下に伴い，H. pyloriに関連する胃・十二指腸潰瘍は減少している．

▶ 特徴的な所見と診断

- 背景胃粘膜にはH. pylori感染に特徴的な所見や胃粘膜の萎縮を認める．
- H. pylori関連の胃潰瘍は萎縮境界付近や萎縮粘膜領域に発生することが多く，胃角部小彎や胃体上部後壁に好発する（図1, 2）．
- H. pylori関連の十二指腸潰瘍の好発部位は十二指腸球部前壁，続いて球部後壁が多く，下降脚より肛門側での発生は少ない（図4, 5）．
- 潰瘍辺縁は滑らかで柔らかく，潰瘍底は均一な白苔で覆われて，再生上皮が潰瘍中心に向かって均一に配列する．
- 治癒過程は内視鏡的時相分類である崎田・三輪分類（付録7参照）が汎用されており，出血の状態は改変Forrest分類（付録10参照）で評価して内視鏡的止血術の適応を判断する．

▶ 鑑別のピットフォール

- H. pylori除菌後に胃・十二指腸潰瘍を再発することがあるが，再発率は低いため，除菌後の潰瘍再発予防に対する酸分泌抑制薬の投与は推奨されていない．
- 胃癌や悪性リンパ腫などの悪性腫瘍（図3, 6）と鑑別することが重要なので，潰瘍辺縁から組織を採取する．
- 病理学的に悪性と診断されなかった場合でも生検検体の偽陰性の可能性があるため，酸分泌抑制薬を投与して1〜3カ月後に内視鏡の再検査を施行すべきである．
- 酸分泌抑制薬やH. pylori除菌治療に対して治療抵抗性の場合には，Crohn病，Zollinger-Ellison症候群，感染（サイトメガロウイルス，梅毒，結核，NHPHなど），胃サルコイドーシス，好酸球性胃炎，Collagenous gastritisなどの疾患を考慮しなければならない．

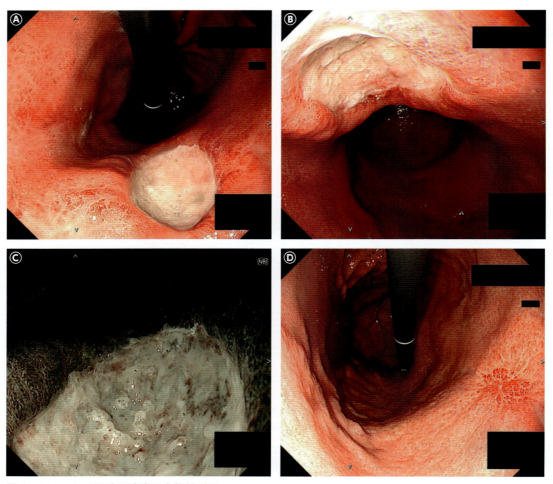

図 1　*H. pylori* 関連胃潰瘍の内視鏡所見

Ⓐ) 通常光観察像．胃体下部小彎の胃潰瘍 Stage A1 を見上げで観察．潰瘍辺縁は整で，潰瘍底は均一な白苔に覆われている．露出血管は認めない（改変 Forrest 分類Ⅲ）．周囲の胃粘膜は発赤が目立ち，*H. pylori* 現感染を疑う．
Ⓑ) 同部位を見下ろしで観察．
Ⓒ) NBI 観察像．近接像で潰瘍辺縁の境界は不明瞭である．
Ⓓ) PPI 内服3カ月後．胃潰瘍は Stage H2 まで治癒している．再生上皮にほとんど覆われているが，中心部はわずかに白苔が残っている．

参考文献

1) 「消化性潰瘍診療ガイドライン2020 改訂第3版」（日本消化器病学会/編），南江堂，2020
2) 「内科学 第12版」（矢﨑義雄，小室一成/総編集，渥美達也，他/編），朝倉書店，2022

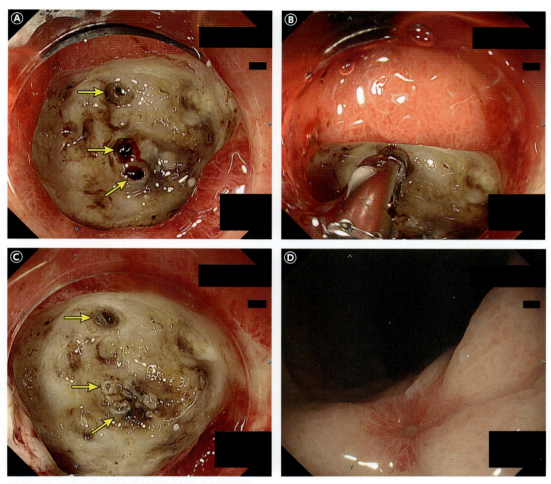

図2　*H. pylori* 関連出血性胃潰瘍の内視鏡所見

A）胃角部小彎の胃潰瘍Stage A1で，潰瘍底に非出血性露出血管を3カ所伴う（改変Forrest分類Ⅱa）（⇨）．
B）露出血管を鉗子で凝固止血した．
C）潰瘍底の露出血管は焼灼された（⇨）．
D）*H. pylori* 除菌3カ月後．胃潰瘍はStage H2まで治癒して，周囲の胃粘膜の発赤も改善した．

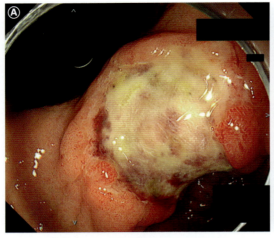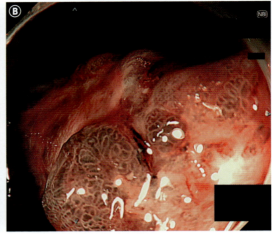

図3 鑑別疾患：2型進行胃癌の内視鏡所見

Ⓐ）通常光観察像．胃角部小彎に隆起した周堤が目立つ潰瘍性病変を認める．潰瘍底は均一な白苔に覆われているが，潰瘍辺縁は不整である．病理診断は胃癌であった．
Ⓑ）NBI観察像．近接すると大小不同の腺管構造が観察される．

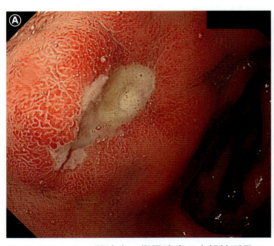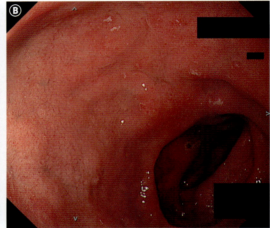

図4 *H. pylori* 関連十二指腸潰瘍の内視鏡所見

Ⓐ）十二指腸球部前壁に十二指腸潰瘍Stage A2を認める．周囲粘膜は浮腫状で，潰瘍底は白苔に覆われている．潰瘍底に露出血管はみられない（改変Forrest分類Ⅲ）．潰瘍周囲には再生上皮が出現している．
Ⓑ）P-CAB内服2カ月後．十二指腸潰瘍Stage S2まで治癒している．

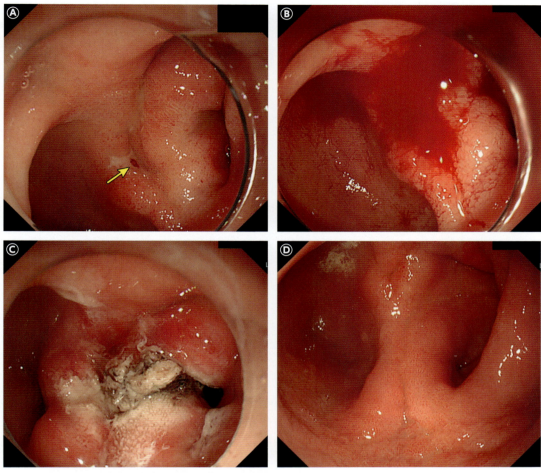

図5 _H. pylori_ 関連出血性十二指腸潰瘍の内視鏡所見

Ⓐ) 十二指腸球部前壁は引きつれで変形しており，陥凹部に露出血管を認める（→）．
Ⓑ) 送水刺激で湧出性の出血が誘発された（改変Forrest分類Ⅰb）．
Ⓒ) 露出血管を焼灼して止血した．
Ⓓ) _H. pylori_ 除菌半年後のEGD．十二指腸球部前壁にタッシェが形成された．

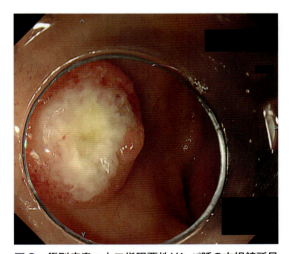

図6 鑑別疾患：十二指腸悪性リンパ腫の内視鏡所見

十二指腸球部前壁に隆起が目立つ潰瘍性病変を認める．病理診断はB細胞性リンパ腫であった．

第8章 病原体感染などに起因する上部消化管病変

H. pylori関連

3 胃・十二指腸びらん

田代 淳, 新井雅裕

▶ 疾患の概要

- 組織学的には上皮の欠損UL-Ⅰである.
- 酸分泌（H. pylori除菌後の酸分泌回復），物理化学的刺激，薬剤（NSAIDsなど），H. pylori感染などが考えられている.
- 胃炎の京都分類では，隆起型びらん（いわゆるたこいぼびらん），陥凹型びらん，体部びらんがあげられている[1]．
- 内視鏡所見のみからUL-ⅠとUL-Ⅱを鑑別することは難しい場合がある.

▶ 特徴的な所見と診断 (図1～5)

- 粘膜表層の浅い陥凹所見，粘膜の欠損で発赤や浅い白苔を伴う.
- 多発していることが多い.
- 前庭部で縦に数条に並ぶ隆起型びらんは，たこいぼびらん・疣状びらん（前庭部疣状胃炎）として知られる. H. pylori陰性粘膜（未感染胃・除菌後胃）にみられることが多い.
- 体部びらんは，その原因はさまざまで，胃酸過多や除菌後，単発の場合はアニサキスによるものも時にみられる. 胃癌鑑別の重要性は前庭部と同様である.

▶ 鑑別のピットフォール

- 単発である場合や，周囲と色調や形態が異なる場合には，胃癌との鑑別が重要である.
- 辺縁，境界部分に注目し，Ⅱc成分（陥凹局面）が存在しないか慎重に観察する.

参考文献

1)「胃炎の京都分類 改訂第3版」（春間 賢/監，加藤元嗣，他/編），日本メディカルセンター，2023

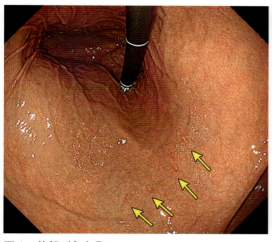

図1　体部びらん①
体下部小彎に小さな発赤びらんが散見される。H. pylori 陰性, NSAIDs 内服あり.

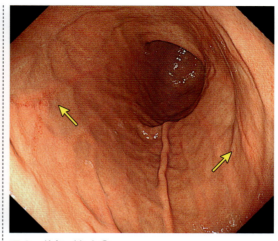

図2　体部びらん②
H. pylori 陰性, 体部前後壁に縦走する発赤びらん.

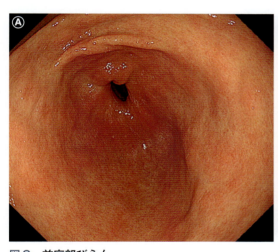
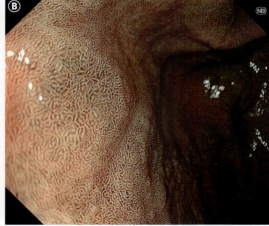

図3　前庭部びらん
軽度であるが, H. pylori 陰性の前庭部びらん. NBIでは, DL (−), micro-surface pattern もほぼ regular である.

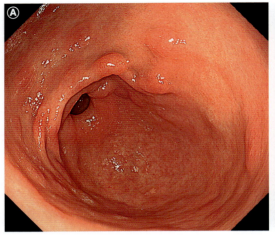
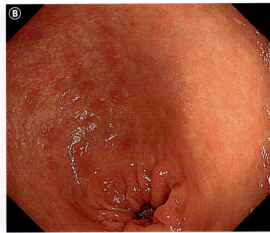

図4 たこいぼびらん
H. pylori 陽性．前庭部にたこいぼびらんを認める．

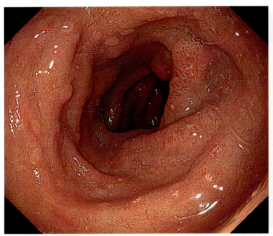
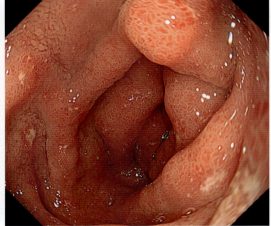

図5 十二指腸のびらん
肝硬変で胃には門脈圧亢進症性胃症あり．*H. pylori* 陰性．

第8章 病原体感染などに起因する上部消化管病変

H. pylori 関連

4 腸上皮化生

頻度 ★★★
難易度 ★☆☆

小田島慎也

▶ 疾患の概念

- 腸上皮化生は，*H. pylori* の持続感染による胃粘膜傷害により，腸形質をもつ粘膜へと変化した状態である．
- 吸収上皮と杯細胞，Paneth 細胞からなり，刷子縁様構造を伴う完全型腸上皮化生と，Paneth 細胞を欠く不完全型腸上皮化生に亜分類される．

▶ 特徴的な所見と診断

- 白色光観察では，萎縮した胃粘膜を背景とした灰白色調の平坦もしくは丈の低い扁平隆起性領域として認識できる（図1，2❹）．
- NBIによる観察では，上皮の表層を縁取る特徴的な青白い線（light blue crest）を認め（図2❸），内視鏡による腸上皮化生の診断に有用である[1]．
- 腸上皮化生の吸収能による上皮下の脂肪滴沈着により，NBIにて白色沈着物質（WOS，図2❸❹）を認識できることもある[2]．

▶ 鑑別のピットフォール

- 腸上皮化生と鑑別を要する病変は，多発性扁平隆起や胃腺腫である．
- 多発性扁平隆起は *H. pylori* 未感染や除菌後の PPI 内服患者に多く認められる胃体上部から穹窿部の白色調の扁平隆起病変である．患者背景や NBI による LBC や WOS の有無により腸上皮化生と鑑別しうる．

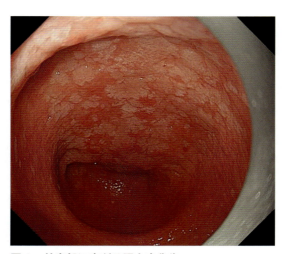

図1 前庭部に広がる腸上皮化生
H. pylori 現感染症例．前庭部小彎に多発する灰白色調の平坦もしくは丈の低い隆起性領域を認める．

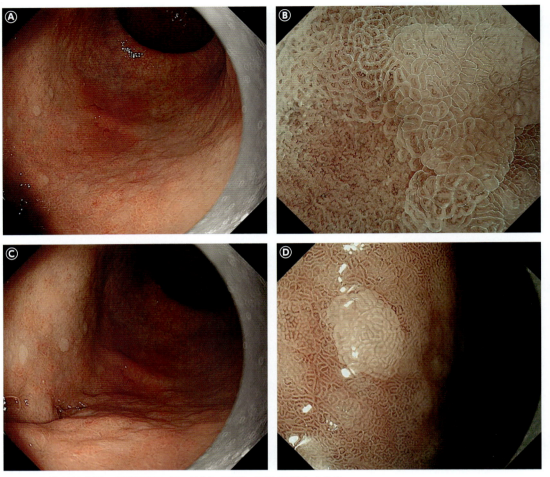

図2 胃体下部大彎の早期胃癌（0-Ⅱb）周囲に認める腸上皮化生

Ⓐ）*H. pylori* 現感染症例．胃体下部大彎に20 mmの発赤調不整粘膜を認め，胃癌の診断を得ている．周囲には灰白色調の粘膜の広がりを伴う萎縮性胃炎が認められる．
Ⓑ）NBI拡大（強拡大）観察で早期胃癌の境界を観察している．非癌領域の上皮表層を縁取るlight blue crestを認め，内視鏡による腸上皮化生の診断．
Ⓒ，Ⓓ）小隆起部位のNBI拡大（弱拡大）観察で，隆起成分の表層に白色沈着物質（WOS）を認識できる．

- 胃腺腫は上皮性腫瘍であり周囲粘膜との境界（demarcation line）が明瞭であることで，腸上皮化生と鑑別しうる．

参考文献

1) Uedo N, et al：A new method of diagnosing gastric intestinal metaplasia：narrow-band imaging with magnifying endoscopy. Endoscopy, 38：819-824, 2006
2) Yao K, et al：Nature of white opaque substance in gastric epithelial neoplasia as visualized by magnifying endoscopy with narrow-band imaging. Dig Endosc, 24：419-425, 2012

第8章 病原体感染などに起因する上部消化管病変

H. pylori関連

5 胃黄色腫

今野真己

▶ 疾患の概要
- 胃粘膜固有層の表層に脂質を貪食した泡沫細胞（マクロファージ）が集簇したものである．
- H. pylori未感染では観察されず，高度萎縮ではより高頻度に認められる．H. pylori既感染となっても残存する．

▶ 特徴的な所見と診断（図1，2）
- 平坦か丈の低い隆起性病変であり，境界明瞭な白色−黄色調を呈している．形態としては，星芒状，表面は細顆粒状を呈する．
- 大きさは数mmから10 mm程度で，胃内のどの部位にも発生し，単発多発いずれの場合もある．

▶ 鑑別のピットフォール
- 微小な印環細胞癌との鑑別が重要である．
  病変の境界（demarcation line）を認識できるか，NBI拡大観察での表面構造や血管構造の不整があるかどうかを確認する．
- 黄色腫は間質に存在するため，WOS（白色不透明物質：white opaque substance）と異なる所見が得られる．

参考文献
1）「胃炎の京都分類　改訂第3版」（春間 賢／監，加藤元嗣，他／編），pp68-69，日本メディカルセンター，2018
2）Shibukawa N, et al：Gastric xanthoma is correlated with early gastric cancer of previously Helicobacter pylori-infected gastric mucosa. JGH Open, 5：249-252, 2021
3）八尾建史，他：Narrow-band imaging併用拡大内視鏡による早期胃癌診断．日本消化器内視鏡学会雑誌，53：1063-1075，2011

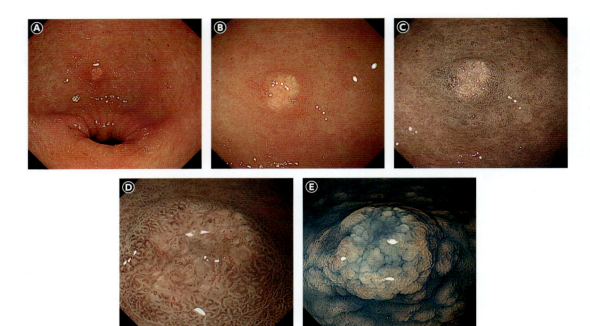

図1　胃黄色腫の内視鏡所見①
- Ⓐ）萎縮性胃炎を背景粘膜とする
- Ⓑ）近景
- Ⓒ）NBI
- Ⓓ）NBI拡大（弱拡大）
- Ⓔ）インジゴカルミン撒布

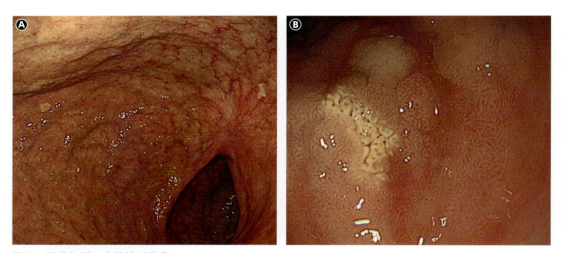

図2　胃黄色腫の内視鏡所見②
- Ⓐ）背景粘膜は萎縮性，ESD後瘢痕あり，黄色腫が散在する
- Ⓑ）近景

第8章 病原体感染などに起因する上部消化管病変

感染症

頻度 ★☆☆
難易度 ★★☆

食道
胃
十二指腸

6 消化管ヘルペス
Herpes simplex virus

野間絵梨子, 飯塚敏郎

疾患の概要

- 消化管ヘルペスは, 三叉神経節の神経細胞に潜伏している単純ヘルペスウイルス（herpes simplex virus：HSV）が宿主の免疫抑制状態などを契機に再活性化し, 唾液中に排泄されることで主に咽頭や食道粘膜に感染して発症する. 背景疾患はHIV感染症, 悪性腫瘍, ステロイド使用例などが多いが[1], 稀に基礎疾患のない健康成人に発症することもある[2]. 腹満感や胸やけ, 嚥下痛などの症状が報告されているが, 実際には臨床症状に乏しく, 上部消化管内視鏡検査で偶然発見されるケースが多い.
- 治療は抗ウイルス剤であるアシクロビルを投与することであり, 有効性が高い. 背景の原疾患の改善で自然消退した報告もあるが, 免疫抑制状態のケースで発症することが多いため, 早めの治療が必要である.

特徴的な所見と診断

- 内視鏡像は感染時期によって経時的に変化する. 初期では感染した上皮細胞が膨化し, 小水疱が形成される. その後水疱が破裂すると浅い小潰瘍となる（図1Ⓐ）.
- 形成された小潰瘍は中央に臍窩を伴う境界明瞭な潰瘍であり, 潰瘍周囲を縁取るように白濁した粘膜がみられる（図1Ⓑ）[3]. またその辺縁は数mm程度の隆起を伴うことが多く, その形態から "volcano ulcer" と呼称される（図1Ⓒ）.
- 初期では飛び石状に多発するが, 感染が進行すると潰瘍どうしが融合し, 帯状・地図状の潰瘍を形成する. 胸部食道に多いが, 口腔や咽頭に併存する場合もある（図2）.
- 確定診断は生検病理診断で行われる. 潰瘍辺縁の上皮細胞に感染するため同部からの生検が有用である. 病理組織学的には感染した上皮細胞の核内にCowdry type A型の核内封入体やスリガラス状の封入体が認められる（図3Ⓐ）. また免疫組織学的にもHSV抗原陽性となり, 診断に寄与する（図3Ⓑ）[4].

鑑別のピットフォール

- 同様の臨床背景からCytomegalovirus（CMV）感染症との鑑別が重要である（第8章-7参照）. HSVと比較すると, CMVの潰瘍は打ち抜き様と表現されるように潰瘍は深くて広く, 辺縁隆起は目立たないという形態を呈しており, 鑑別点となる.
- しかし, HSV食道炎はしばしばCMVやカンジダとの混合感染を起こすため, その場合は多彩な内視鏡像を呈する（図4）. したがって内視鏡像のみでの鑑別は困難なケースもある. 免疫抑制状態で非典型的な食道のびらんや潰瘍を認めた場合は, 詳細な観察に加えて積極的な生検採取が診断に寄与すると考えられる.

第8章 病原体感染などに起因する上部消化管病変

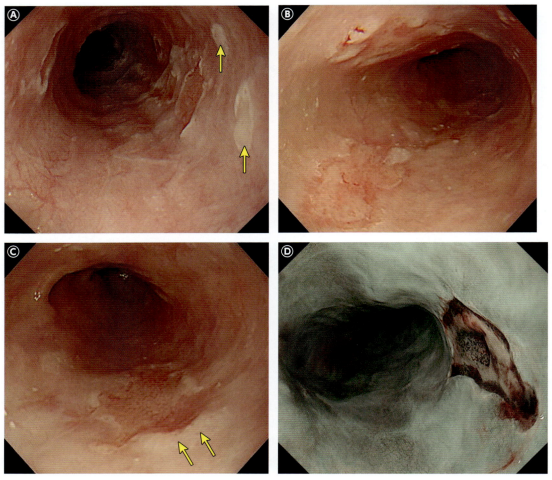

図1　HSV食道炎像
Ⓐ）感染初期にみられる，白色半球状隆起（→）と，辺縁に白濁粘膜が目立つ浅い小陥凹を認める．
Ⓑ）水疱が破裂すると中央に臍窩を伴う浅い潰瘍を形成する．病変は単発もあるが多発することも多い．
Ⓒ）潰瘍辺縁はわずかに隆起し，volcano ulcer とよばれる（→）．
Ⓓ）NBI（narrow band imaging）観察では，辺縁は境界明瞭で，白苔に覆われた潰瘍底の中に拡張血管を認める．

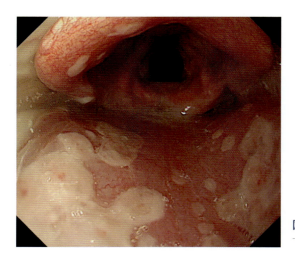

図2　HSV咽頭炎像
下咽頭に癒合した潰瘍が多発している．

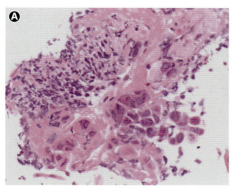
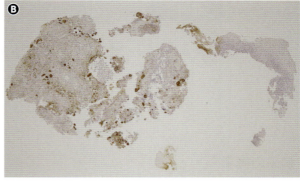

図3 食道生検病理組織
ⓐ）HE 染色像：感染した上皮細胞の核内にスリガラス状の封入体が認められる．
ⓑ）HSV 免疫染色像：潰瘍辺縁の変性上皮内に陽性細胞がみられる．

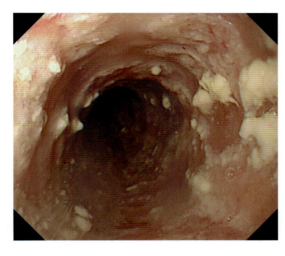

図4 HSVカンジダ混合感染
食道カンジダによる多発する白色付着物と白濁する浅い陥凹性びらんが混在する．

参考文献
1）藤原 崇，他：感染性食道炎の内視鏡診断—ウイルス感染症．胃と腸，50：175-187，2015
2）金政秀俊，他：健常成人に発症したヘルペス食道炎の1例．胃と腸，39：1436-1437，2004
3）藤原 崇，他：感染性食道炎—ヘルペス食道炎，サイトメガロウイルス食道病変，食道カンジダ症．胃と腸，46：1213-1224，2011
4）田中一平，他：ヘルペス食道炎．胃と腸，54：1601-1604，2019

第8章 病原体感染などに起因する上部消化管病変

感染症

7 サイトメガロウイルス感染症

頻度 ★★☆
難易度 ★★☆

大木大輔，辻　陽介

疾患の概要

- サイトメガロウイルス（Cytomegarovirus：CMV）は2本鎖DNAウイルスでヘルペスウイルスに属している．
- CMVは通常，幼少期に不顕性感染で感染が成立し，いったん感染すると生涯潜伏感染する．
- 本邦でのCMV抗体保有率は成人で80〜90％とされ，欧米諸国より高い．しかし，若年者でのCMV抗体保有率は60〜70％台に低下傾向を示している．
- 感染経路としては初感染の他に，CMV抗体陽性の免疫不全状態を呈する患者で，潜伏感染していたCMVが再活性化して内因感染をする再活性化・回帰感染がある．
- 消化管はCMV感染症の好発臓器であるが，食道・胃・小腸・大腸の全消化管にきたしうる．症状としては無症状の場合もあるが，嚥下困難・心窩部痛，消化管出血などの症状を呈することもある．
- 治療は抗ウイルス薬投与が必要となることがあり，その際にはganciclovir，valganciclovir，foscarnetのいずれかを症例ごとに検討して使用する．

特徴的な所見と診断（図1，2）

- CMVの消化管感染症は多彩な内視鏡像を呈する．内視鏡像としては打ち抜き潰瘍（punched out ulcers），類縁系/地図状不整型/深掘れ潰瘍などのさまざまな形態の潰瘍を生じることがある．また潰瘍以外にもびまん性紅斑，アフタ様びらんなどのみの場合もあり，こちらは内視鏡像のみから診断を予測することは困難であり，病歴と併せての判断が必要となる．
- 胃病変の好発部位は前庭部〜体下部とされる．
- 消化管CMV感染症の診断には組織標本で巨細胞核内封入体を検出し，CMV感染を同定する．ただし，核内封入体は他のヘルペスウイルス感染症でも認められるため，この検出のみでCMVの確定診断とはならない．抗CMV抗体の免疫組織染色法によるCMV陽性細胞の証明，もしくはin situ hybridization法でCMV DNAを検出することにより確定診断となる．

鑑別のピットフォール

- 多彩な内視鏡像を呈するため鑑別もさまざまとなる．胃びまん性紅斑や胃アフタ性びらんは急性胃粘膜（AGML）が鑑別にあがる．浅い不整型胃潰瘍はNSAIDs胃潰瘍や悪性リンパ腫などが鑑別にあがる．

参考文献

1) Yoon J, et al：Endoscopic features and clinical outcomes of cytomegalovirus gastroenterocolitis in immunocompetent patients. Sci Rep, 11：6284, 2021
2) Yeh PJ, et al：Cytomegalovirus Diseases of the Gastrointestinal Tract. Viruses, 14：352, 2022
3) 小林広幸，他：サイトメガロウイルス胃炎．胃と腸，54：1624-1627，2019

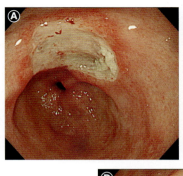
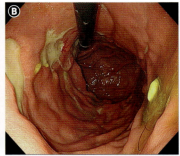
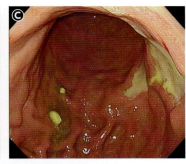
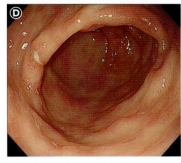
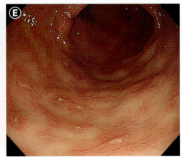

図1 サイトメガロウイルス感染症胃病変
Ⓐ）前庭部小彎における浅い類円形潰瘍．
Ⓑ，Ⓒ）深掘れ，不整形の多発胃潰瘍．
Ⓓ，Ⓔ）前庭部〜体下部にかけての胃のびまん性紅斑とアフタ性びらん．

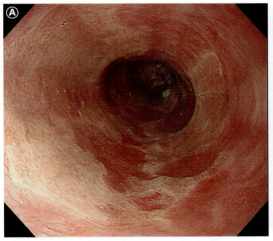
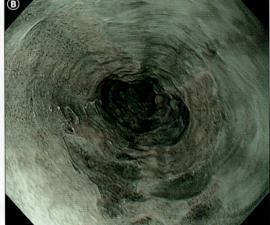

図2 サイトメガロウイルス感染症食道病変
Ⓐ）WLI中景．浅い不整形の地図状潰瘍を呈する．
Ⓑ）NBI中景．

第8章 病原体感染などに起因する上部消化管病変

感染症

8 食道カンジダ症
Candida albicans

小島健太郎

▶ 疾患の概要
- 食道カンジダ症は，口腔内に常在する*Candida albicans*が食道に感染・増殖したものである．食道炎を合併した場合は，カンジダ食道炎とよばれる．
- HIV感染者やステロイド使用者，糖尿病，悪性腫瘍などの免疫機能が低下した人や抗菌薬使用者，酸分泌抑制薬使用者でも生じやすい．
- 悪心，喉の詰まり，飲み込みにくさ，食道が滲みる感じ，といった自覚症状がある場合は，抗真菌薬による治療が行われる．

▶ 特徴的な所見と診断
- 食道粘膜に酒粕様の点状もしくは斑状白苔を呈するのが特徴である（図1，2）．
- 生検や培養にて*Candida albicans*を証明することで確定診断できるが，通常は内視鏡像のみで診断可能である．

▶ 鑑別のピットフォール
- 食物残渣との鑑別が問題となることがあるが，食物残渣と異なり，水洗で容易に除去されない点が食道カンジダ症の特徴である．
- グリコーゲン・アカントーシスは，透見性を帯びた褪色調の半球性もしくは扁平隆起として観察されるが，食道カンジダ症ほど白色調ではない（図1 Ⓑ）．また，食道カンジダ症と異なり，生検鉗子で除去されることはない．

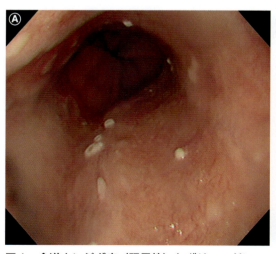 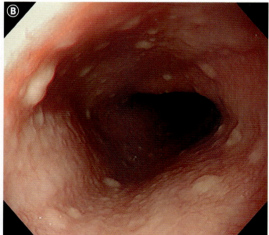

図1　食道カンジダ症（限局性）とグリコーゲン・アカントーシス
Ⓐ）食道カンジダ症（限局性）：下部食道に限局して酒粕様の斑状白苔が散見される．
Ⓑ）グリコーゲン・アカントーシス：やや透見性を帯びた褪色調扁平隆起が散見される．

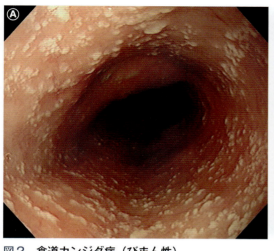 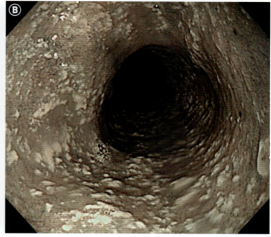

図2 食道カンジダ症（びまん性）
Ⓐ）白色光：びまん性の点状ならびに斑状白苔を認める．
Ⓑ）NBI：白苔がより鮮明に写る．

第8章　病原体感染などに起因する上部消化管病変

感染症

9　胃梅毒
Treponema pallidum

中村暁子，横井千寿

頻　度　★☆☆
難易度　★★☆

▶ 疾患の概要

- 梅毒は *Treponema pallidum*（*T. pallidum*）による性感染症である．
- 第1期では初期硬結，硬性下疳などを形成し，第2期には血行性に全身に広がり，ばら疹などの多彩な皮膚病変を呈する[1]．第2期を中心に梅毒性の消化管病変を生じ，本邦では胃梅毒が最も多いとされ[2]，全身性梅毒患者の0.1～0.2％に胃梅毒がみられる[3]．
- 梅毒は性行為のさかんな年齢層に多く，20～30歳台の男性に多いとされてきたが，近年では20歳台の女性の感染者数が増加している．
- 症状としては通常の胃潰瘍同様に心窩部痛を伴うことが多く，治療は4週間程度のペニシリン系抗菌薬の内服が第一選択である．

▶ 特徴的な所見と診断（図1）

- 胃梅毒の内視鏡所見の特徴は，胃体下部から幽門部にかけてみられる，粘膜を主体とした全周性の炎症と軽度の壁硬化像である．特に小彎側で不整形のびらんや癒合傾向のある浅く大きな潰瘍が多発する．潰瘍周囲の介在粘膜は浮腫状で易出血性であることが多い．
- 副病変として胃体部に梅毒性皮疹に類似した中央がやや陥凹した扁平隆起性病変（図3）を伴うことがあり，診断の決め手となることがある[4]．
- 内視鏡所見から胃梅毒を疑った際には，①梅毒血清反応で強陽性，②随伴する梅毒性皮疹の検索，③胃生検組織で炎症細胞の浸潤（図2Ⓐ），*T. pallidum* 免疫染色で梅毒スピロヘータを証明する（図2Ⓑ）ことで確定診断となる．

▶ 鑑別のピットフォール

- 胃梅毒の内視鏡所見の鑑別診断としては，スキルス胃癌，胃悪性リンパ腫，急性胃粘膜病変などがあげられる．
- スキルス胃癌は壁硬化が強く，幽門閉塞をきたすことが多い点（胃梅毒では幽門開大は保たれる）や，潰瘍が多発性ではなく単発が多い点，潰瘍辺縁に蚕食像を呈する点などで異なる．
- 多彩な形態を呈する胃悪性リンパ腫は，潰瘍が多発性であることや柔らかく伸展良好である点が共通しているが，潰瘍の癒合傾向に乏しく散在性でサイズが小さいものが多いという点が鑑別のポイントになり，幽門開大が保たれる点は共通するが，胃梅毒でみられる軽度の幽門側の狭窄所見は通常みられない．
- 急性胃粘膜病変は，急性発症のため潰瘍面には凝血塊が付着していることが多く，また潰瘍の癒合傾向は認めず散発性である．急性期と治癒期の所見を同時に認めることも少ない．

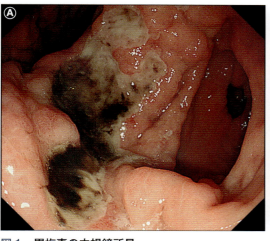
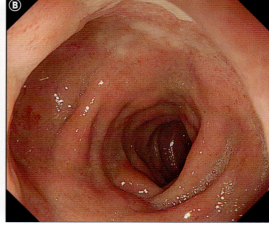

図1　胃梅毒の内視鏡所見
Ⓐ）胃角〜前庭部に多発する胃梅毒潰瘍．Ⓑ）十二指腸にも急性期と瘢痕期の所見が多発．
文献5より転載．

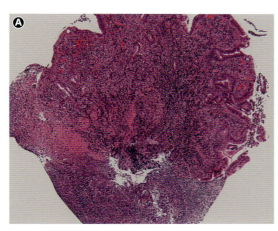
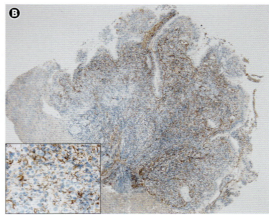

図2　胃粘膜生検
Ⓐ）胃粘膜生検のHE染色像．Ⓑ）抗 *T. Pallidum* 抗体を用いた免疫染色像．
文献5より転載．

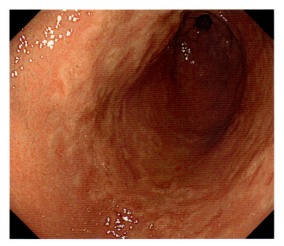

図3　扁平隆起性病変
提供：千葉西総合病院　伊藤峻先生

参考文献

1） 日本性感染症学会梅毒委員会梅毒診療ガイド作成小委員会：梅毒診療ガイド，2018
　　http://jssti.umin.jp/pdf/syphilis-medical_guide.pdf
2） 中山真緒，他：胃梅毒の1例．Progress of Digestive Endoscopy，70：68-69，2007
3） 森本泰隆，他：胃梅毒に伴う胃潰瘍．胃と腸，52：939-944，2017
4） 小林広幸，渕上忠彦：消化管梅毒．胃と腸，37：379-384，2002
5） 草野 央，他：胃梅毒．消化器内視鏡，35：1061-1064，2023

第8章 病原体感染などに起因する上部消化管病変

感染症

10 アニサキス

田代 淳, 新井雅裕

▶ 疾患の概要

- サバ・イカ・アジ・イワシを加熱しないで摂取したあと, 数時間〜半日で心窩部痛から発症.
- 原因は *Anisakis simplex*, *Pseudoterranova decipiens* が胃粘膜へ潜入して引き起こす, アレルギー反応.
- 稀に重篤でアナフィラキシーを引き起こす.
- 胃のみでなく, 食道, 十二指腸, 小腸粘膜に潜入することもある.
- 無症状でたまたま発見されることも時に経験する.

▶ 特徴的な所見と診断（図1〜3）

- 発赤・びらん・ひだの腫大, 浮腫がみられる.
- アニサキス虫体が発見されれば, 生検鉗子で把持除去する.
- 刺入部にできるだけ近い部位を鉗子でつかみ, 虫体の頭部がちぎれないように, 虫体頭部が粘膜から出てくるのを見ながらそっと除去するのがコツである.
- 1隻だけではないことも多々あるので, 胃全体, 食道十二指腸も最後までしっかり観察を行う.

▶ 鑑別のピットフォール

- 時に長い経過で来院される患者さんもいるため, 心窩部痛の内視鏡時には常に念頭に置いておく.
- 虫体がなく, 発赤・浮腫・びらんのみ残存している場面に遭遇することもある.
- 小腸や大腸にもいることがあるため, CTでの壁浮腫や脂肪織濃度上昇がないか確認する.

参考文献
1) 「胃と腸アトラスⅠ上部消化管 第2版」（八尾恒良/監,「胃と腸」編集委員会/編）, 医学書院, 2014

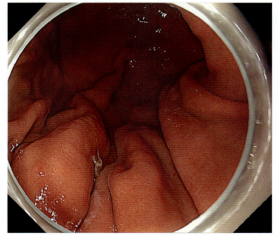

図1 胃アニサキス症
胃体下部大彎のひだは肥厚し, アニサキス1隻が粘膜に刺入している.

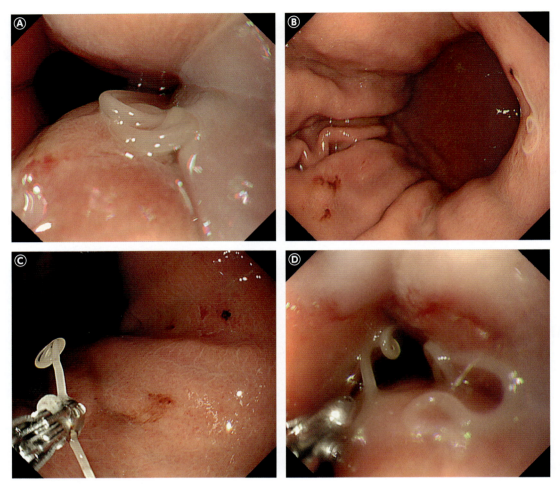

図2 食道胃アニサキス症
- Ⓐ) 食道胃接合部にアニサキスが刺入，浮腫で見づらい．
- Ⓑ) 胃体下部小彎に刺入．刺入部ではびらんを伴う．
- Ⓒ) 鉗子で把持，頭部を確認しながら慎重に，鉗子孔から回収した．
- Ⓓ) 本症例では6隻の虫体を除去した．

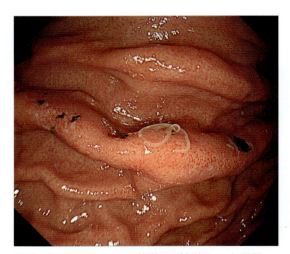

図3 アニサキスによる複数のびらんとひだ肥厚

第8章 病原体感染などに起因する上部消化管病変

感染症

11 胃蜂窩織炎

大里俊樹，山崎泰史

▶ 疾患の概要
- 胃蜂窩織炎は胃壁の細菌感染症であり，限局性・気腫性・びまん性胃蜂窩織炎，および胃壁内膿瘍に区分される．
- 起炎菌としては，*Streptococcus spp.*，*Escherichia coli*，*Haemophilus influenzae*，*Proteus*，*Clostridia* が多い．
- 成因により，①原発性，②続発性，③特発性に分類される．①原発性は，胃粘膜障害（外傷，胃癌，胃炎，内視鏡処置等）により細菌が胃壁内に直接感染するもの，②続発性は，隣接臓器の感染巣から胃壁に波及，または他臓器の感染巣からリンパ行性・血行性に胃壁に進展するもの，③特発性は，原因が特定できないもの，とされる．
- リスク因子としては，高齢，糖尿病，アルコール多飲，免疫不全，免疫調節薬や胃酸分泌抑制薬の服用などがあげられる．
- 一般的に抗生剤による保存的加療が有効であるが，手術療法が必要となる場合がある．

▶ 特徴的な所見と診断
- 細菌が胃粘膜下層に侵入・増殖することで胃粘膜下層を主体に好中球・形質細胞の浸潤が起こり，胃粘膜下組織の肥厚や膿瘍形成をきたす（図1：腹部CTで，胃全体のびまん性壁肥厚を認める）．また，壁内に出血や壊死を生じることもある．
- 内視鏡所見としては，浮腫により肥厚した粘膜を認め，びらん・潰瘍や白苔付着を伴う（図2）．
- 胃粘膜からの生検組織で胃粘膜下層の炎症細胞浸潤（図3Ⓐ）と起炎菌増殖を直接同定（図3Ⓑ）することが，確定診断に有用である．
- 胃生検組織や胃液からの培養で起炎菌が検出できることもある．

▶ 鑑別のピットフォール
- びまん性胃壁肥厚の鑑別診断として，4型進行胃癌や悪性リンパ腫などがあげられ，悪性疾患との鑑別が臨床面では最も重要である．また，好酸球性胃炎を代表とする炎症性胃疾患も鑑別にあげられる．
  - ◆ 4型進行胃癌では，内視鏡所見として皺襞腫大を認めるが，本症と異なり胃粘膜下層以深の強い線維化により胃壁の伸展不良および硬化を認め，十分に送気しても皺襞腫大は消退しない．粘膜面に腫瘍が露出していない症例は，粘膜の上皮性変化が乏しく，確定診断に難渋することがある．
  - ◆ 胃壁内への炎症細胞浸潤をきたす疾患として，好酸球性胃炎があげられる．粘膜の浮腫，発赤，襞肥厚などの非特異的な内視鏡像を呈す．胃生検組織で20細胞/HRF以上の好酸球浸潤を確認することができれば本疾患と鑑別できる．

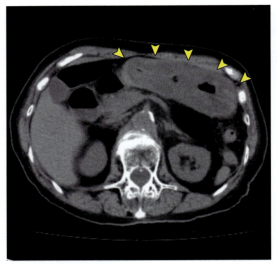

図1　腹部単純CT
びまん性の胃壁肥厚（▷）

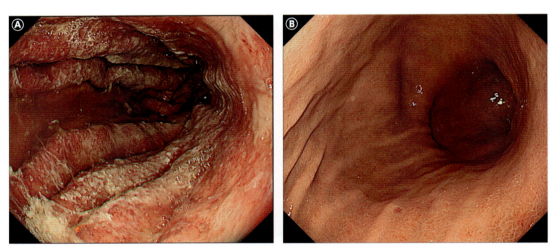

図2　胃蜂窩織炎の内視鏡所見
Ⓐ）診断時，白苔付着を伴った浮腫状の胃粘膜を広範囲に認めた．
Ⓑ）本症例ではカルバペネム系抗生剤投与による保存的加療が奏功し，5週間後胃粘膜は正常化した．

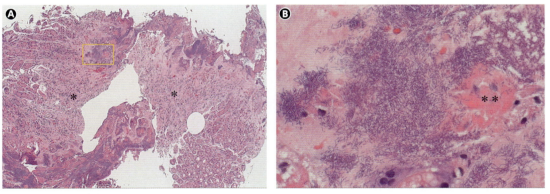

図3　胃粘膜生検病理
Ⓐ）HE染色（×40）．胃粘膜下層への好中球浸潤（＊），壁内の起因菌増殖および壊死物質（黄枠）を認めた．
Ⓑ）HE染色（×400）．黄枠内の拡大像．病理組織像で壊死物質（＊＊）を伴い，起因菌（*Bacillus cereus*）が増殖していることが確認でき，胃蜂窩織炎と確定診断した．

第9章 自己免疫疾患・全身疾患などに伴う上部消化管病変

1 Behçet病

岡本　真

疾患の概念

- Behçet病は，再発性口腔内アフタ性潰瘍，皮膚症状，眼症状，外陰部潰瘍を4主徴候とする難治性全身性炎症性疾患である．
- Behçet病のうち，消化管症状が中心であるものを腸管Behçetとよぶ．Behçet病の全身症状が主体の症例にみられるものは，「Behçet病に伴う消化管病変」として別に扱う．
- 腸管Behçetは，回盲部にみられる類円形の深掘れ潰瘍が典型的である．
- 回盲部が好発部位であるが，全消化管に病変を生じる．稀ではあるが上部消化管にも潰瘍を認める．食道には5％程度，胃・十二指腸はさらに少ない．
- 食道病変では，胸骨後痛，嚥下時痛，嚥下困難などの症状が出現する．

特徴的な所見と診断

- 食道では中部に好発する．アフタやびらん，円形・類円形の潰瘍などが認められる．周囲に炎症のない孤立した打ち抜き様の潰瘍であり，多発することもある（図1，2）．
- 組織学的に特異的な所見はない．
- 他のBehçet病の症状，特にくり返す口内炎の病歴が重要である．
- 潰瘍は，時に自然経過で瘢痕治癒することがある．
- Behçet病の回盲部病変の治療には，軽症であれば，メサラジン製剤が使われる．中等症や重症では，ステロイドや抗TNF-α抗体が適応になる．

鑑別のピットフォール

- 食道の潰瘍性病変の鑑別として，Crohn病，サイトメガロウイルス，ヘルペスウイルスなどがあげられる．
- Crohn病では，びらんや潰瘍が縦走傾向を示すことが特徴であり，周囲の炎症が強い場合が多い．生検で非乾酪性類上皮肉芽腫が証明されれば確定するが，検出率は高くない．
- サイトメガロウイルスやヘルペスウイルスは，血清抗体や免疫組織染色で診断する．

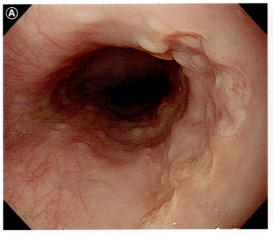
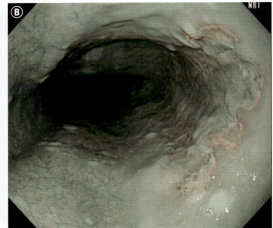
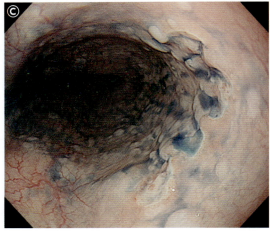

図1　50歳代男性　再発性口内炎と回盲部潰瘍とから，腸管Behçetと診断
Ⓐ）胸部食道に多発する潰瘍を認める．周囲に炎症のない打ち抜き様の潰瘍である．
Ⓑ）NBI画像．
Ⓒ）色素散布像．

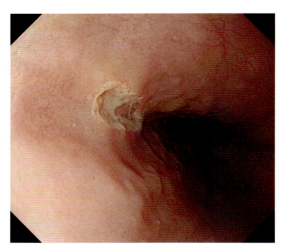

図2　40歳代男性　再発性口内炎と回盲部潰瘍とから，腸管Behçetと診断
胸部食道に単発の打ち抜き様の潰瘍を認める．

第9章 自己免疫疾患・全身疾患などに伴う上部消化管病変

2 サルコイドーシス

岡本　真

▶ 疾患の概念

- サルコイドーシスは原因不明の全身性肉芽腫性疾患であり，罹患臓器は肺，眼，皮膚などが多い．
- サルコイドーシスの消化管病変は稀であるが（サルコイドーシスの1.6％），ほとんどが胃病変である．
- 胃サルコイドーシスには，全身のサルコイドーシスの胃病変として生じるものと，胃に限局して生じる胃限局型サルコイドーシスとがある．
- 内視鏡像は，多彩で非特異的な所見を呈する．
- 大多数は無症状であるが，潰瘍病変や炎症による瘢痕狭窄に関連して，心窩部痛や嘔吐などを認めることがある．

▶ 特徴的な所見と診断（図1）

- 多彩な内視鏡像を呈し，内視鏡所見のみで診断することは困難である．
- 多発潰瘍やびらん，スキルス胃癌様の粘膜の肥厚や硬化，結節性隆起性病変などがみられる．褪色調の陥凹のこともある．
- 肉眼像の違いは，サルコイド結節の存在する深さによる．粘膜下層までにとどまるものは潰瘍のみの軽微な所見を呈し，固有筋層以深に及ぶものはスキルス胃癌様の肥厚や硬化を呈する．
- 病理組織学的に非乾酪性類上皮細胞肉芽腫が認められれば診断に至る．潰瘍底や潰瘍辺縁からの生検では肉芽腫が認められないことがあり，複数個所からの生検が必要である．

▶ 鑑別のピットフォール

- 肉芽腫を認める胃病変の鑑別としては，結核，梅毒，*H. pylori* 感染に伴うもの，Crohn病などがあげられる．

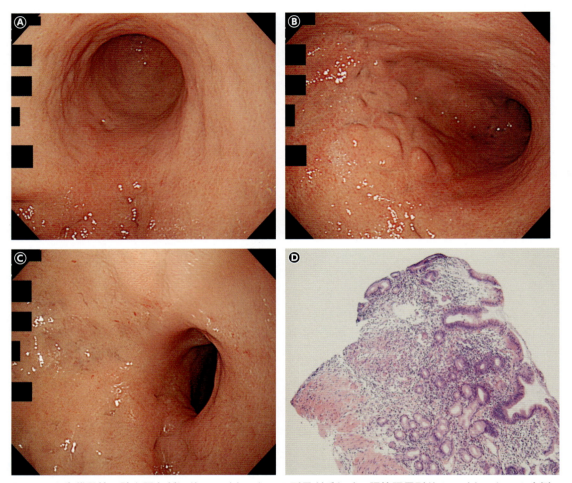

図1　50歳代男性　肺や眼などにサルコイドーシスの所見が乏しく，腸管限局型サルコイドーシスの症例
Ⓐ）前庭部から胃体部にかけて，全体に粘膜の肥厚と硬化を認める．
Ⓑ）体上部大彎には，結節状の隆起を認める．
Ⓒ）十二指腸球部では，潰瘍瘢痕様所見と狭小化を認める．
Ⓓ）生検組織に類上皮細胞肉芽腫を認める．

第9章 自己免疫疾患・全身疾患などに伴う上部消化管病変

頻度 ★☆☆
難易度 ★★★

食道
胃
十二指腸

3 アミロイドーシス

大木大輔，辻　陽介

疾患の概要

- アミロイドーシスは全身を構成するタンパク質が不溶性の繊維状の塊に変性した物質であるアミロイドが全身に沈着することにより引き起こされる．いくつもの臓器に沈着する全身性のものと，1つの臓器に限局して沈着する限局性のものがある．また，障害される臓器により分類されることもある（消化管アミロイドーシス/心アミロイドーシス/腎アミロイドーシスなど）．
- 主なアミロイドーシスとしては以下の4つがあげられる．関節，骨，靱帯に主に沈着する．

①ATTRアミロイドーシス（遺伝性ATTRアミロイドーシス/野生型ATTRアミロイドーシス）

- トランスサイレチンからつくられるアミロイドによる．遺伝性は末梢神経，心臓，眼に，野生型は心臓，靱帯に主に沈着する．

②ALアミロイドーシス（全身性/限局性）

- 原発性アミロイドーシスともいわれ，骨髄内の形質細胞より産生されたモノクローナルな免疫グロブリン軽鎖よりつくられるアミロイドによる．腎臓，心臓，肝臓，消化管，神経に主に沈着する．

③AAアミロイドーシス

- 続発性アミロイドーシスともいわれ，血清アミロイドAよりつくられるアミロイドによる．関節リウマチ等の慢性炎症が原因である．腎臓，消化管，心臓に主に沈着する．

④Aβ2Mアミロイドーシス

- 透析関連アミロイドともいわれ，β2ミクログロブリンからつくられるアミロイドにより，長期間の透析が原因である．

- 消化管アミロイドーシスの症状としては下血，嘔気，食欲不振，腸閉塞，吸収不良症候群などがあげられる．消化管病変のみで無症状の場合は限局性のアミロイドーシスの可能性があり，全身性とは区別される．

特徴的な所見と診断

- 多彩な形態をとることが多く，印環細胞癌やMALTリンパ腫のように褪色調の0-Ⅱb病変として認識される場合や，同じく潰瘍瘢痕様の褪色調の0-Ⅱc病変で陥凹内に微小血管構造を認める（図1）などの報告がある．
- またALアミロイドーシスでは広範な皮下出血をきたした症例や，粘膜下血腫を広範にきたし同部からの出血のコントロールが付かず胃全摘術を要した報告がある．

第9章
自己免疫疾患・全身疾患などに伴う上部消化管病変

213

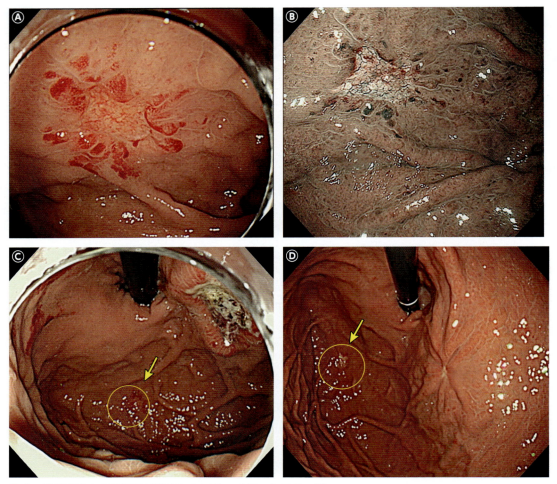

図 1　胃潰瘍出血を契機に指摘されたアミロイドーシスの一例

Ⓐ）白色光，近景．穹窿部に 10 mm ほどの内部に発赤血管を伴う褪色調の瘢痕様の 0-Ⅱc 病変を認める．陥凹周囲の粘膜は表層性の発赤が目立つ．
Ⓑ）NBI，近景．褪色調の陥凹が目立ち，陥凹内部に network 様の微細血管構造を認める．未分化癌の可能性を考慮して組織生検を施行し，AL アミロイドーシスの診断となった．
Ⓒ）白色光，遠景．本症例は胃潰瘍出血による吐血により救急搬送された．潰瘍も通常の潰瘍とはやや形態が異なる印象であり，自壊した SMT 等も鑑別にあがった．穹窿部にⒶ）Ⓑ）で示した褪色調の 0-Ⅱc 病変を同時に認めた．潰瘍辺縁からの組織生検では悪性腫瘍やアミロイドーシスは指摘されなかった．
Ⓓ）出血より 2 カ月後．潰瘍はほぼ瘢痕化しているが，穹窿部の褪色調の 0-Ⅱc 病変は変わらず認めた．

- 診断基準の一つに病理検査所見があり，組織生検でコンゴーレッド染色陽性を呈し，また偏光顕微鏡下でアップルグリーン色の複屈折を呈するアミロイド沈着を認めることでつけられる．消化管生検では粘膜下層の血管壁にアミロイド沈着を認めることが多いため生検の際には粘膜下層までしっかり採取されることが望ましい．

▶ 鑑別のピットフォール

- 前述のように印環細胞癌や MALT リンパ腫，広範な皮下出血等多彩な内視鏡所見をとるため，内視鏡所見のみでアミロイドーシスの診断をつけることは困難であり組織生検での診断が必須である．
- 一度の組織生検では診断がつかないことがあり，そのような場合は何度かにわたり生検をくり返すことが必要である．

参考文献

1) Kagawa M, et al：Localized amyloidosis of the stomach mimicking a superficial gastric cancer. Clin J Gastroenterol, 9：109-113, 2016

2) Matsueda K, et al：Primary localized amyloidosis of the stomach mimicking healing gastric ulcer. Gastrointest Endosc, 91：947-948, 2020

3) Iijima-Dohi N, et al：Recurrent gastric hemorrhaging with large submucosal hematomas in a patient with primary AL systemic amyloidosis：endoscopic and histopathological findings. Intern Med, 43：468-472, 2004

第9章 自己免疫疾患・全身疾患などに伴う上部消化管病変

4 Crohn病

大河原 敦

▶ 疾患の概要

- Crohn病（Crohn's disease：CD）は慢性の経過をたどる原因不明の慢性炎症性腸疾患である．口腔から肛門まで全消化管に非連続性に炎症や潰瘍（skip lesion）所見を認める．小腸や大腸の内視鏡所見は縦走潰瘍や敷石状外観が特徴的であるが，上部消化管の内視鏡所見は「特徴的な胃・十二指腸病変」としてCrohn病診断基準で副所見と位置づけられている．

▶ 特徴的な所見と診断

- ◆ 竹の節状外観（bamboo-joint like appearance：BJA）
- ◆ 前庭部のアフタ性潰瘍
- ◆ *H. pylori* 非感染の潰瘍
- ◆ 蛇皮様の顆粒状粘膜

- 竹の節状外観は皺襞を浅い陥凹が横切り，亀裂のように規則正しく配列する所見で，インジゴカルミン撒布により視認性が向上する（図1～3）．

▶ 鑑別のピットフォール

- 竹の節様外観は胃噴門部～体部小彎にみられることが多く，CDに特異的な所見である．
- アフタ様びらんはおもに前庭部で認められるが，CD以外の疾患でも観察されることがある．広範囲に不整形潰瘍やアフタが存在する場合や，縦列する場合はCDの可能性が高い．*H. pylori* 陰性の潰瘍性病変で，プロトンポンプ阻害薬（PPI）などの薬物治療に抵抗性を示す場合はCDが疑われる．胃の敷石状粘膜所見はCD長期罹患により認める場合があるが，スキルス型胃癌やPPI，P-CABなどの長期服用でも認めることがある（図4, 5）．

参考文献
1） 田邊裕貴，他：上部消化管内視鏡を用いたクローン病診断における「竹の節状外観」の臨床的意義．日本消化器病学会雑誌，113：1208-1215，2016
2） 嘉島 伸，他：IBDの上部消化管病変．消化器内視鏡，32：290-296，2020
3） 寺尾秀一，他：薬剤関連性胃粘膜病変—PPI関連胃敷石状粘膜—．消化器内視鏡，34：264-265，2022

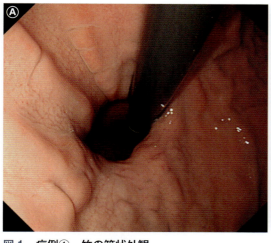

図1　症例①　竹の節状外観

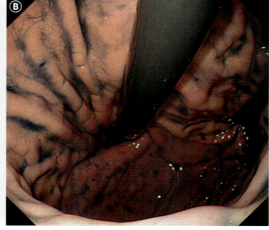

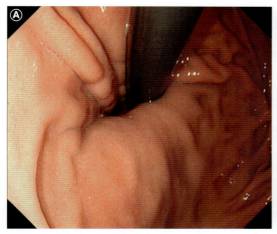

図2　症例②　竹の節状外観

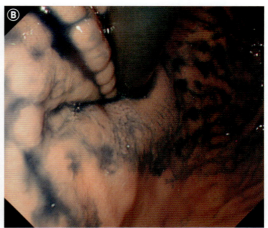

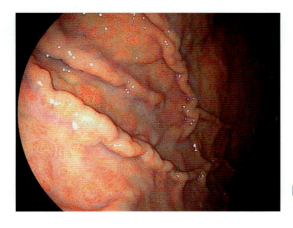

図3　症例③　胃体部大彎の H. pylori 関連性胃炎に伴う粘膜不整

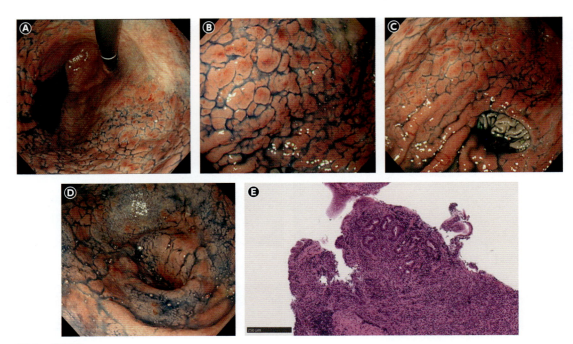

図4 症例④
Crohn病罹患後38年の経過．胃体部から前庭部にかけて全体的に敷石状粘膜所見を認める．幽門輪は慢性炎症に伴う狭窄にて通過障害あり，胃空腸バイパス術を施行．粘膜組織生検ではリンパ球，好中球，形質細胞，少量の好酸球からなる炎症細胞が高度に浸潤．一部はフィブリンの付着を伴ってびらんを呈している．陰窩の上皮内への好中球浸潤や陰窩膿瘍，腺管の破壊もみられ，陰窩の密度低下や部分的な消失と肉芽増生がみられる．肉芽腫は明らかではないが，高度の活動性炎症所見あり．

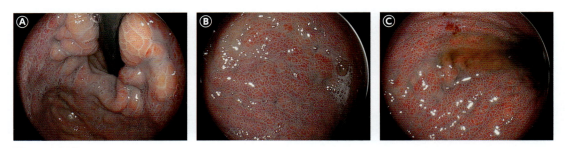

図5 症例⑤
非充実型低分化腺癌（por2）の浸潤によるスキルス胃癌．

第9章 自己免疫疾患・全身疾患などに伴う上部消化管病変

5 好酸球性消化管障害

柿本 光

▶ 疾患の概要

- 好酸球の浸潤による慢性的な炎症で，消化管障害をきたした疾患のことで，主に好酸球性食道炎と好酸球性胃腸炎に分かれる．指定難病の一つである．
- 好酸球性食道炎では，嚥下障害やつかえ感を呈し，内視鏡的な食道粘膜変化や，生検において好酸球の存在や，CTなどでの食道壁の肥厚を認める．
- 好酸球性胃腸炎では，腹痛，下痢，嘔吐等の症状の他，内視鏡的な胃・腸の粘膜変化，生検で粘膜内の好酸球主体の炎症細胞浸潤を認める．

▶ 特徴的な所見と診断

- 好酸球性食道炎（図1）では，粘膜面の全周性の白色変化・白斑や血管透見の消失，縦走溝，気管様狭窄を認める．NBI観察で炎症部分がやや明るい茶色様変化を認める．
- 好酸球性胃腸炎（図2）では，粘膜面の肥厚や発赤，びらん・潰瘍を認める．粘膜肥厚は浮腫性の肥厚で，粘膜病変を認めないことが多い．発赤は，2〜3 mm程度の大きさで，点状で斑状に存在する．

▶ 鑑別のピットフォール

- 好酸球性食道炎では逆流性食道炎との鑑別を要し，特に飛び地状のLA-Bとの鑑別が難しいときがあるが，逆流性食道炎は，mucosal breakやその周囲に限局した炎症変化に対して，好酸球食道炎では，食道粘膜全体の変化を呈する．
- 好酸球性胃腸炎では点状発赤などから，*H. pylori*現感染に認める点状発赤や多発びらんなどとの鑑別を様するが，粘膜内の好酸球浸潤による変化のため，粘膜表面の変化は乏しいことが多い．
- 好酸球性消化管障害の診断基準の一つに，生検組織の好酸球の証明があるため，最終的な診断には生検が必要とされる．

参考文献
1)「消化管内視鏡診断テキストⅠ　食道・胃・十二指腸　第4版」（小池和彦／監，藤城光弘／編），p41, p248, 文光堂，2017

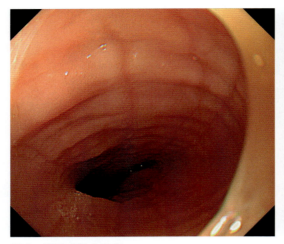 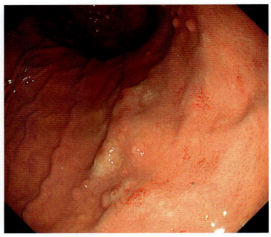

図1 好酸球性食道炎
下部食道の好酸球性食道炎．粘膜面の白色変化や血管透見の消失，縦走溝を認める．

図2 好酸球性胃炎
胃体部大彎に点状の発赤の集合を斑状に認める．発赤部の生検で粘膜への好酸球の浸潤を認め好酸球性胃炎の診断に至った．

第9章 自己免疫疾患・全身疾患などに伴う上部消化管病変

6 自己免疫性胃炎

頻度 ★☆☆
難易度 ★★☆

山本信三

疾患の概要

- 抗胃壁細胞抗体や抗内因子抗体等の自己抗体が胃炎の発生に関与している．
- 胃壁細胞の破壊により胃酸および内因子の分泌が低下することで高ガストリン血症をきたす．
- 高ガストリン血症によりECL細胞が刺激されることで神経内分泌腫瘍の発生リスクが上昇する．
- 慢性炎症に伴い胃癌の発生リスクが上昇する．
- 胃酸分泌が低下することで鉄吸収が阻害され鉄欠乏性貧血を生じる．
- 内因子分泌低下および抗内因子抗体によりビタミンB_{12}の吸収が阻害され，ビタミンB_{12}欠乏に伴い巨赤芽球性貧血等の血液学的および神経学的な異常を生じる．

特徴的な所見と診断

- 2023年日本消化器内視鏡学会附置研究会「A型胃炎の診断基準確立に関する研究会」より自己免疫性胃炎の診断基準が提唱された[1]．
- 典型例では前庭部の炎症が比較的乏しく，胃体部〜胃底部の胃底腺領域を中心に高度萎縮を認める（逆萎縮，図1）．ピロリ菌感染に伴う萎縮性胃炎（B型胃炎）とは炎症の分布が異なることに着目する．
- 固着性粘液（図2），残存胃底腺粘膜，過形成性ポリープを認めることも多い．

鑑別のピットフォール

- 診断が難しく，診断がなされていない症例が一定数存在する可能性がある．
- 内視鏡観察時に炎症の分布（逆萎縮，図1）に注意しピロリ菌感染に伴う萎縮性胃炎（B型胃炎）との鑑別を行う．
- 内視鏡所見のみならず血液検査（抗胃壁細胞抗体・抗内因子抗体・ビタミンB12・貯蔵鉄・貧血），組織所見，ピロリ菌感染の有無等を総合して診断する．
- 神経内分泌腫瘍（図2）や胃癌等の悪性腫瘍の発生母地となるため，見落としのないより注意深い観察や，内視鏡による定期的なサーベイランスが必要である．

参考文献

1) 鎌田智有, 他：自己免疫性胃炎の診断基準に関する附置研究会からの新提案. 日本消化器内視鏡学会雑誌, 65：173-182, 2023

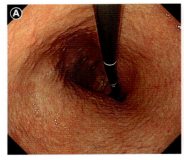 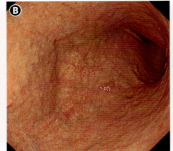 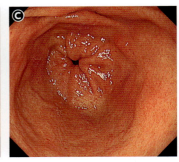

図1　内視鏡像
Ⓐ, Ⓑ) 胃体部〜胃底部の胃底腺領域を中心にびまん性の高度萎縮が広がる．
Ⓒ) 前庭部の萎縮は比較的乏しい（逆萎縮）．

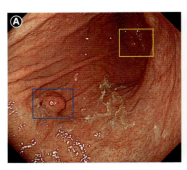 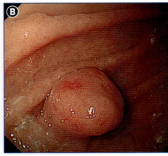 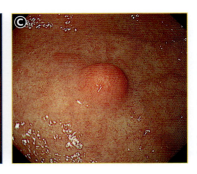

図2　内視鏡像
Ⓐ) 胃体中部大彎・胃体下部大彎にそれぞれNET G1病変を認める．胃体中部大彎には固着粘液を認める．
Ⓑ, Ⓒ) NET G1病変．

7 消化管GVHD

石橋　嶺，辻　陽介

疾患の概要

- 移植片対宿主病（graft-versus-host disease：GVHD）は造血幹細胞移植後に生じるドナーリンパ球が引き起こす組織障害のことである[1]．
- 消化管の症状としては，嘔気，嘔吐，水溶性下痢，イレウスなどを起こしるい痩を伴うこともある[1]．
- 好発部位は上部では胃，下部では回腸末端〜深部結腸である[2]．

特徴的な所見と診断

- 内視鏡所見，組織の診断でも確定できる特異的な所見はなく，除外診断を行ったうえで臨床経過に基づいて診断する．
- 食道，胃，十二指腸のいずれでも認めるが，胃での診断率が高いことが報告されている[3]．
- 内視鏡所見としては浮腫，発赤，びらんなどを認めることがあるが，特異的な所見はない（図1〜3）．
- 病理組織検査では高度の炎症細胞浸潤を伴い，腺管の減少，陰窩膿瘍やアポトーシスを認める[3]．
- サイトメガロウイルス感染などの除外を含めて組織学的診断が重要である．

鑑別のピットフォール

- 免疫抑制状態であり，サイトメガロウイルス胃腸炎が鑑別になることが多い．サイトメガロウイルス抗原血清の陽性率は50％程度と高くない．サイトメガロウイルス感染の内視鏡所見としては深掘れ潰瘍（punched-out ulcer）が有名ではあるが，びらん程度のことも多い[2]．組織生検での感度も23.2％と低い[4]．最終的に診断が困難な場合には予防的に抗ウイルス薬を投与する場合もある．

参考文献

1）日本造血・免疫細胞療法学会：造血細胞移植ガイドラインGVHD（第5版），2022
https://www.jstct.or.jp/uploads/files/guideline/01_02_gvhd_ver05.1.pdf
2）小村成臣，他：消化管GVHD．胃と腸，55：1171-1174, 2020
3）岩男 泰，他：代表的な免疫異常状態における消化管病変の特徴—消化管GVHD．胃と腸，40：1172-1184, 2005
4）Kalkan IH & Dağli U：What is the most accurate method for the diagnosis of cytomegalovirus（CMV）enteritis or colitis? Turk J Gastroenterol, 21：83-86, 2010

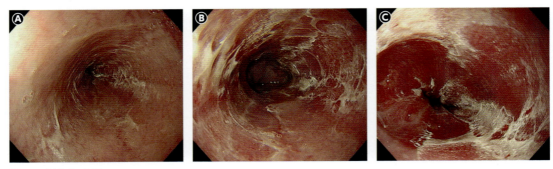

図1　食道GVHD
下部食道を中心にEGJまでの全周性の発赤と白苔の付着を認める．

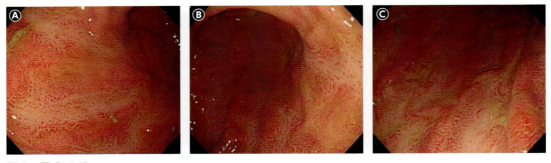

図2　胃GVHD
前庭部の粘膜が全体的に発赤し，浮腫性の変化を起こしている．大彎のひだが平坦化している．

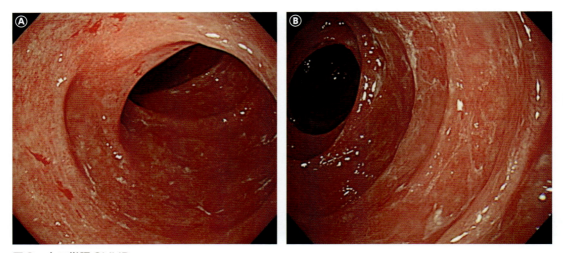

図3　十二指腸GVHD
十二指腸下行脚の粘膜が全周性に発赤し，白苔の付着が目立つ．

第10章 血管炎・循環障害に起因する上部消化管病変

1 食道・胃・十二指腸静脈瘤

羽鳥清華, 小野敏嗣

▶ 疾患の概要
- 門脈圧亢進症の側副血行路として食道・胃・十二指腸の粘膜下層や粘膜固有層の静脈が拡張して形成されたものである.
- 胃噴門部の静脈瘤は食道静脈瘤と連続していることが多い. 胃穹隆部の静脈瘤は連続していないことが多い[1].
- 内視鏡所見は門脈圧亢進症取扱い規約に従い, 占拠部位, 形態, 色調, 発赤所見 (RC), 出血所見, 粘膜所見を記載する (表1, 図1〜5)[1].

▶ 特徴的な所見と診断
- 食道静脈瘤は連珠状, 結節状に拡張した血管が縦走し, 内視鏡で認識は容易である.
- 出血するまで自覚症状はないため門脈圧亢進症患者に対して上部消化管内視鏡検査を施行することが重要である.
- 破裂をした場合は重篤な出血となることが多い. 輸血などで全身状態を改善させ, 緊急内視鏡的治療が必要となる.
- RCを伴うものは出血リスクが高く, F1でも予防的治療の適応である. またChild-Pugh score Cも出血リスクが高く, 予防的治療を検討すべきである[2].

▶ 鑑別のピットフォール
- 胃・十二指腸静脈瘤は粘膜下腫瘍との鑑別が問題となる場合がある. 鑑別にはEUSが有用であり, 静脈瘤はEUSで軟膜下層に血流を示す低エコー像として描出される[3].
- 生検は重篤な出血を引き起こす可能性があり禁忌である.

参考文献
1) 「門脈圧亢進症取扱い規約 第4版」(日本門脈圧亢進症学会/編), 金原出版, 2022
2) 「肝硬変診療ガイドライン2020 改訂第3版」(日本消化器病学会, 日本肝臓学会/編), pp50, 南江堂, 2020
3) 「消化器疾患最新の治療2023-2024」(山本博徳, 他/編), pp87-91, 南江堂, 2022

表1 食道・胃静脈瘤の内視鏡所見

		食道静脈瘤	胃静脈瘤
占拠部位（図1） location（L）	Ls：上部食道（superior）にまで認められる		Lg-c：噴門部に限局 Lg-cf：噴門部から穹隆部に連なる Lg-f：穹隆部に限局 Lg-b：胃体部 Lg-a：幽門前庭部
	Lm：中部食道（medium）にまで認められる		
	Li：下部食道（inferior）にのみ限局		
形態（図2） form（F）	F0：治療後に静脈瘤が認められなくなったもの		食道静脈瘤に準ずる
	F1：直線的で比較的細い静脈瘤		
	F2：連珠状の中等度の静脈瘤		
	F3：結節状あるいは腫瘤状の太い静脈瘤		
色調（図3） color（C）	Cw：白色静脈瘤（white varices）		食道静脈瘤に準ずる
	Cb：青色静脈瘤（blue varices）		
	Cbv：緊満して青色静脈瘤が紫色・赤紫色になるときv（violet）を付記		
	Cw-Th（white cord），Cb-Th（bronze varices）：血栓化された静脈瘤		
発赤所見（図4） red color sign（RC） 記載例：RC3（RWM，CRS），Te ★F0でも発赤所見があればRC1〜3で表現する．	RC0：発赤所見が全く認められない		RC0：発赤所見が全く認められない
	RC1：1条の静脈瘤のみに認められるもの		RC1：RWM, CRS, HCSのいずれかが認められるもの （胃静脈瘤ではRCの程度分類は行わない）
	RC2：RC1とRC3の間		
	RC3：全周性にすべての静脈瘤に認められるもの		
	Te：telangiectasiaがある場合は付記する		
	RC所見の内容は以下の3つがある． ▶ミミズ腫れ（red wale marking：RWM） ▶チェリーレッドスポット（cherry red spot：CRS） ▶血マメ（hematocystic spot：HCS）		
出血所見（図5） bleeding sign（BS）	出血中所見： ▶湧出性出血（gushing bleeding）：破裂部より大きく湧き出るような出血 ▶噴出性出血（spurting bleeding）：破裂部が小さくjet様の出血 ▶滲出性出（oozing bleeding）：滲み出る出血		食道静脈瘤に準ずる
	止血後間もない時期の所見： ▶赤色栓（red plug）：出血から24時間以内の所見 ▶白色栓（white plug）：出血から2〜4日後の所見		
粘膜所見 mucosal finding（MF）	びらん（erosion：E） 潰瘍（ulcer：Ul） 瘢痕（scar：S）		食道静脈瘤に準じる

文献1をもとに作成

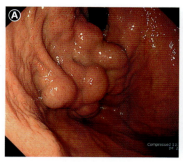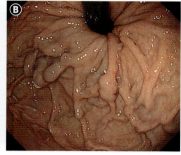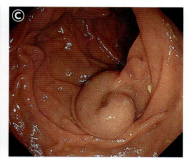

図1　占拠部位 location（L）

- Ⓐ）胃噴門部（Lg-c）
- Ⓑ）胃穹隆部（Lg-f）
- Ⓒ）十二指腸下行脚（千葉西総合病院　伊藤峻先生より提供）

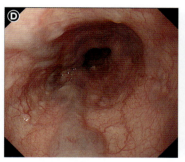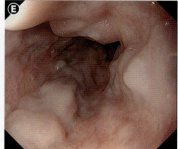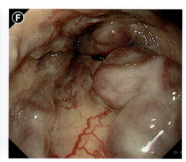

図2　形態 form（F）

- Ⓓ）F1：直線的で比較的細い静脈瘤
- Ⓔ）F2：連珠状の中等度の静脈瘤
- Ⓕ）F3：腫瘤状の太い静脈瘤

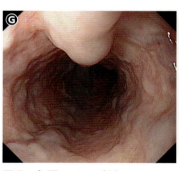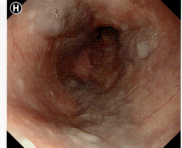

図3　色調 color（C）

- Ⓖ）Cw：白色静脈瘤（white varices）
- Ⓗ）Cb：青色静脈瘤（blue varices）

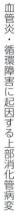

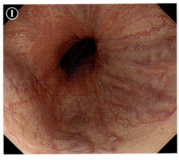 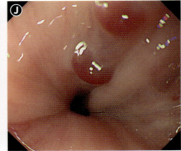 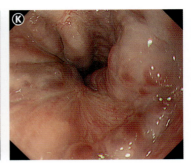

図4　発赤所見 red color sign（RC）
- Ⓘ）ミミズ腫れ（red wale marking：RWM）
- Ⓙ）チェリーレッドスポット（cherry red spot：CRS）
- Ⓚ）血マメ（hematocystic spot：HCS）

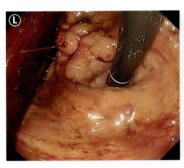 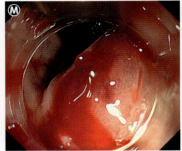 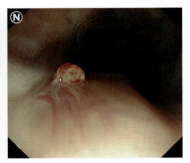

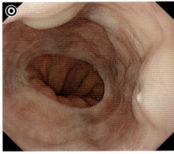

図5　出血所見 bleeding sign（BS）
- Ⓛ）噴出性出血：破裂部が小さくjet様の出血
- Ⓜ）湧出性出血：破裂部より大きく湧き出るような出血
- Ⓝ）赤色栓（red plug）：吐血から5時間の所見
- Ⓞ）白色栓（white plug）

第10章 血管炎・循環障害に起因する上部消化管病変

2 門脈圧亢進性胃症

関川憲一郎

▶ 疾患の概要

- 肝硬変など門脈圧亢進症を生じる疾患において，門脈圧の上昇に関連した胃粘膜のうっ血により生じる病態である．
- portal hypertensive gastropathy からPHGと略してよばれる．
- 組織学的には炎症を伴わず，粘膜内および粘膜下層の血管拡張と粘膜浮腫を認める[1]．
- 進行した門脈圧亢進患者の過半数に認められる．
- 無症状で経過し内視鏡検査で診断されることが多いが，病変からの出血による慢性貧血の原因となったり，時には吐下血など顕性の出血を生じ内視鏡的止血が必要になる．
- 重症度は門脈圧に相関し，併存することも多い食道静脈瘤の内視鏡治療後に増悪する．

▶ 特徴的な所見と診断

- 内視鏡所見分類としてMcCormack分類とToyonaga分類がある（表）[2]．
- 胃小区の浮腫性変化により粘膜が白色線により網目状に区域分けされヘビのウロコ様に観察されるsnakeskin appearanceを多くの症例で示す（図1，2，5）．
- 程度は病期によりさまざまだが，広範に点状・線状の発赤を認め，粘膜うっ血による血管拡張の程度が進むと斑状の発赤がびまん性に認められるようになる（図3，4）．重度では粘膜内出血を反映した広範な発赤および局所的に自然出血もしくは内視鏡スコープ接触による出血を認める（図6）．

表　門脈圧亢進性胃症の内視鏡所見分類

McCormack分類
Mild gastropathy
fine pink speckling
superficial reddening
snakeskin（mosaic）appearance
Severe gastropathy
cherry red spots
hemorrhage
Toyonaga分類
Grade 1：点・斑状発赤 　（erythematous fleck or macula）
Grade 2：びまん性発赤 　（red spots, diffuse redness）
Grade 3：出血 　（intramucosal or luminal hemorrhage）
snakeskin appearanceはいずれのGradeにも背景粘膜として存在する．

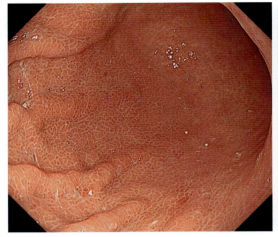

図1　snakeskin appearance（胃体下部）

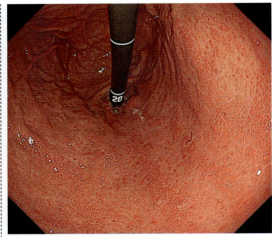

図2　snakeskin appearance（胃体部小彎）

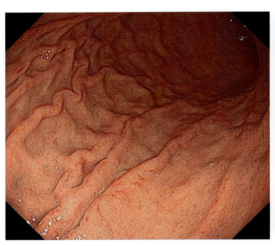

図3　superficial reddening

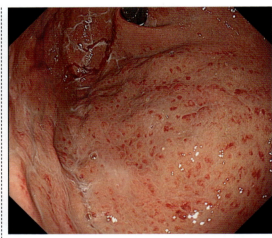

図4　cherry red spots

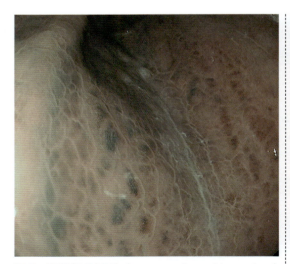

図5　胃体部のNBI（narrow band imaging）による弱拡大像

snakeskin appearanceを示す胃小区の拡大や粘膜下のうっ血が強調されている．

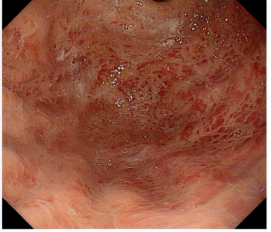

図6　diffuse hemorrhage

胃穹窿部にびまん性に高度の発赤（主に粘膜内出血）を認める．

- ほとんどは胃体部や胃底部に観察され，幽門前庭部に認めにくいことが胃幽門前庭部毛細血管拡張症（GAVE：**第10章-3参照**）と異なる．

鑑別のピットフォール

- *H. pylori* 感染胃炎においても胃体部や底部に多発する点状発赤や浮腫状の粘膜で胃小区が腫大した粘膜腫脹を認め，PHGに類似した所見を呈することがある．
- 鑑別のポイントは，*H. pylori* 感染胃炎では幽門前庭部から体部小彎にかけて胃粘膜の萎縮領域を認めることが多いことや，胃体部大彎ひだの肥厚・蛇行や粘液付着などを伴うことなどが参考になる．
- PHGにおいては背景にある門脈圧亢進を生じる基礎疾患の存在とそれによる胃食道静脈瘤やGAVEなどの併存の有無も鑑別のポイントとなる．

参考文献

1）高木忠之，他：門脈高血圧性胃症（PHG）．「別冊日本臨牀 領域別症候群シリーズNo. 9 消化管症候群（第3版）Ⅰ」（藤本一眞/編），pp121-125，日本臨牀社，2019
2）「門脈圧亢進症取扱い規約 第4版」（日本門脈圧亢進症学会/編），pp87-88，金原出版，2022

第10章 血管炎・循環障害に起因する上部消化管病変

3 血管拡張症
GAVE, DAVEも含めて

山本信三

▶ 疾患の概要

- 胃血管拡張症は胃粘膜および粘膜下層の細血管異形成であり，主に後天性の疾患である．正確な原因はわかっていないが，内弾性板をもたない毛細血管や，静脈性の薄い血管壁からなる異常血管が屈曲蛇行した病態と考えられる．
- 一方，胃前庭部毛細血管拡張症（gastric antral vascular ectasia：GAVE）は胃前庭部を中心に血管拡張を認める病態である[1]．
- また，びまん性胃前庭部毛細血管拡張症（diffuse antral vascular ectasia：DAVE）は胃前庭部を中心にびまん性に毛細血管が拡張する病態である[2]．
- GAVE，DAVEの内視鏡所見は異なるが，病理学的にはともに粘膜固有層の毛細血管拡張と増生，フィブリン血栓，周囲結合組織の線維化等の所見などを認めるため，GAVEおよびDAVEを合わせて広義のGAVEとして扱うことも多い．
- 機序は不明であるが，GAVEおよびDAVEは肝硬変・CKD・大動脈弁狭窄症，強皮症等の自己免疫疾患に合併することが多い．

▶ 特徴的な所見と診断

- 胃血管拡張症は，胃粘膜および粘膜下層の異常な毛細血管が集簇し形成される（図1Ⓐ）．胃体中部から下部に好発し，多発することもあり加齢とともに頻度が上昇する．周囲を暈状の褪色輪に囲まれたものも多く，日の丸紅斑ともよばれる（図1Ⓒ）．
- 前庭部に放射状に縦走する特異的な血管拡張をwatermelon stomachとよぶ（狭義のGAVE，図2）．
- DAVE症例では胃前庭部を中心にびまん性に毛細血管が拡張する（図3）．
- 毛細血管からの出血（図1Ⓑ，図5）に伴い貧血が進行する場合は，時に内視鏡治療（アルゴンプラズマ凝固法他）の対象となる．

▶ 鑑別のピットフォール

- 特にGAVEおよびDAVE病変では病変に近接することで異常な毛細血管が集簇していることを確認する（図4）．

参考文献
1) Jabbari M, et al：Gastric antral vascular ectasia：the watermelon stomach. Gastroenterology, 87：1165-1170, 1984
2) Lee FI, et al：Diffuse antral vascular ectasia. Gastrointest Endosc, 30：87-90, 1984

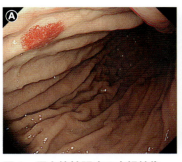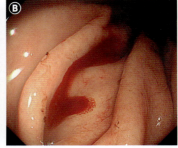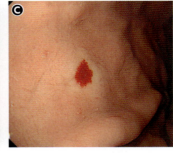

図1 胃血管拡張症の内視鏡像
Ⓐ）angioectasia. Ⓑ）時にoozingをきたし消化管出血の原因となる. Ⓒ）日の丸紅斑.

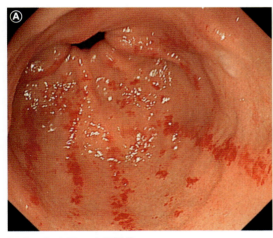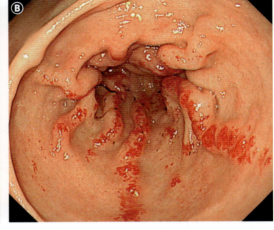

図2 GAVEの内視鏡像
watermelon stomach. 前庭部に放射状に血管拡張が縦走する.

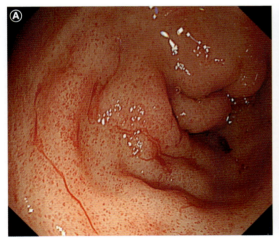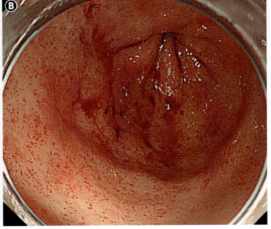

図3 DAVEの内視鏡像
胃前庭部にびまん性に毛細血管拡張し，一部oozingを伴っている.

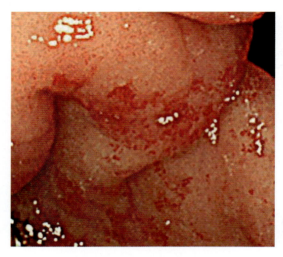

図4 内視鏡像
近接することにより血管拡張が明瞭となる．

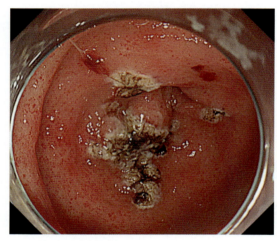

図5 内視鏡像
oozingを伴う病変に対して内視鏡治療（アルゴンプラズマ凝固法）施行．

第10章 血管炎・循環障害に起因する上部消化管病変

4 IgA血管炎（Henoch-Schönlein病）

前嶋恭平，梅木清孝

▶ 疾患の概要

- IgA血管炎は細動脈～毛細血管を病変の主座とする全身性の小型血管炎である．
- 小児に好発し，皮膚・消化管・腎・関節に病変をつくり多彩な臨床症状を呈する．
  - ◆ 紫斑は必発であるが，腹部症状も70～80％と高頻度に出現する．
- 成人発症の85％に腎炎を発症するため，尿蛋白陽性を認める症例では腎臓内科へのコンサルトを検討する．
- 予後は良好であり，多くの症例では数週間で自然寛解する．
  - ◆ 腹部症状が強く，鎮痛薬の効果が乏しい症例では糖質コルチコイド（PSL 1 mg/kg/日）の投与を行うことも考慮する．

▶ 特徴的な所見と診断（図1）

- 診断は特徴的な紫斑（下肢を中心とした触知可能な紫斑，図1 Ⓐ）とその臨床経過から比較的容易である．
- 皮膚生検でleukocytoclastic vasculitisを証明できれば診断を支持する所見となる．
- 消化管病変を伴うIgA血管炎では，病変の局在として十二指腸を含む小腸が最も頻度が高く，次いで大腸・胃・食道の順に頻度が下がる．
- その内視鏡所見は，発赤・びらん・粘膜浮腫・潰瘍と多彩であり特異的な所見に乏しいが臓器ごとに出現しやすい傾向の粘膜病変が知られている．
  - ◆ 胃では前庭部優位に出現する発赤隆起を呈するびらんが高頻度にみられる（図1 Ⓓ）．
  - ◆ 十二指腸では横走するびらん・潰瘍，ならびに潰瘍周囲の発赤が目立つ不整形潰瘍が高頻度な所見として知られている．

▶ 鑑別のピットフォール

- 成人のIgA血管炎は症状が軽度の嘔吐・腹痛のみの症例から消化管穿孔をきたす重症例まで多岐にわたり，一部の症例では皮疹が腹痛に遅れて出現する非典型例もあるため，特に発症早期ではAGML/ADMLや小腸アニサキスなどの胃・十二指腸粘膜病変をつくる疾患との鑑別が必要である．
- ANCA関連血管炎などその他血管炎と鑑別が必要になることもある．
- 十二指腸・小腸の粘膜病変はほぼ必発であるが，胃に病変をつくらないこともあるため，IgA血管炎を疑い内視鏡検査を行う場合は必要に応じて小腸鏡検査やカプセル内視鏡検査も検討する．
- IgA血管炎の消化管病変の内視鏡所見は現状では報告も少なく，特異的所見に乏しいため内視鏡所見のみで診断を行うことは難しい．
  - ◆ 鑑別のためには自己抗体などの血清学的検査や組織検査での他疾患の除外やIgA沈着の証明が重要である（図1 Ⓕ）．

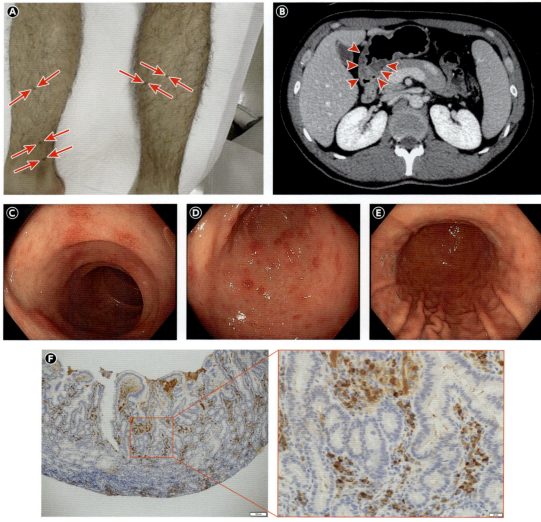

図1 自験例，20歳代，男性，腹痛を主訴に受診

Ⓐ）両下肢を中心に米粒大の紫斑が散在（➡）．生検でleukocytoclastic vasculitisの所見を認めた．
Ⓑ）来院時腹部造影CT．胃前庭部を中心に粘膜浮腫を示唆する所見を認める（▶）．
Ⓒ）十二指腸水平脚通常光観察．多発する斑状の発赤斑が観察できる．本症例では潰瘍病変は認めなかった．
Ⓓ）胃前庭部通常光観察．発赤隆起の目立つびらんが多数形成されている．本症例では前庭部が最も粘膜病変が目立った．
Ⓔ）胃体中下部通常光観察．発赤びらんが散在しているが前庭部よりは病変は目立たない．
Ⓕ）前庭部からの粘膜生検のIgA免疫染色．IgA陽性の形質細胞の浸潤を認める．

参考文献

1) 江崎幹宏, 他：血管炎による消化管病変の臨床診断—IgA血管炎（Henoch-Schönlein紫斑病）. 胃と腸, 50：1363-1371, 2015
2) 日本循環器学会, 他：血管炎症候群の診療ガイドライン（2017年改訂版）. pp78-83, 2018
   https://www.j-circ.or.jp/cms/wp-content/uploads/2020/02/JCS2017_isobe_h.pdf
3) 岡村幸重：IgA血管炎.「消化器疾患のゲシュタルト」（中野弘康/編著）, pp22-30, 金芳堂, 2022

第11章 薬剤に起因する上部消化管病変

1 ダビガトラン起因性食道炎

食道
胃
十二指腸

神宝隆行

疾患の概要

- 高齢者や心房細動患者の増加などにより，血栓塞栓症やそのリスクを有する患者が増加傾向にあることを背景として，抗凝固療法中の患者が内視鏡検査を受ける機会も増えつつある．抗凝固薬ダビガトランは2010年代以降に本邦でも従来のワルファリンに替わる選択肢として多用されつつある直接経口抗凝固薬（direct oral anticoagulant：DOAC）の一種であるが，他の類似薬と異なり，しばしば食道炎を発症することが知られている．
- 山﨑らが2018年に行った報告[2]によると，ダビガトランとの関連が疑われる食道炎・潰瘍患者22例のうち17例が有症状であり，その大部分（15例）が嚥下時胸痛，胸焼け，食道閉塞感など，食道疾患を強く想起させる症状であった．また17例中7例が投与開始後1週間以内に症状を自覚していた．
- 前述から，本人の訴えがなく内視鏡検査で偶発的に本疾患が指摘されることも珍しくないことが理解される．
- 本剤が食道炎を起こす機序については，本剤に含まれる酒石酸の影響を指摘する論文[3]もあるが，いまだコンセンサスに至っていない．
- 通常，原因薬剤を中止することにより，数日程度で症状と内視鏡所見はすみやかに軽快する．

特徴的な所見と診断（図1，2）

- 内視鏡像としては，食道中部もしくは下部に縦走する白色膜様物の付着が最も特徴的とされる．他の所見としては，円形の打ち抜き様潰瘍の集簇やカンジダ様の小さな白苔の集簇，粘膜の肥厚等があげられる．典型例で認められる白色膜様物は，好酸性変性した剥離扁平上皮とされているが，ダビガトランカプセル内容物自体の食道壁への付着を示唆する報告もある[4]．
- 時として溶解した青色カプセルの一部が粘膜に付着している場合も散見され，この場合は診断がより容易である．

鑑別のピットフォール

- 前述の特徴から，カンジダ性食道炎との鑑別が問題になる場合がある．生検で確認する他，使用薬剤中にダビガトランが含まれている場合はいったん中止もしくは類似効能の他剤に変更して後日内視鏡再検する，抗真菌薬を一時的に内服して後日内視鏡再検する，などといった方法で鑑別が可能である．

参考文献

1) 辻 陽介，他：ダビガトランによる薬剤性食道粘膜傷害が疑われた食道炎の1例．臨牀消化器内科 35：1508-1511，2020
2) 山﨑康朗，他：投与4年後に急激に悪化するまでの経過を観察しえたダビガトラン起因食道炎の1例．日本消化器内視鏡学会雑誌，60：1464-1471，2018
3) 泉川孝一，他：服薬指導が有用であったダビガトランによる薬剤性食道潰瘍の2例．日本消化器病学会雑誌，111：1096-1104，2014
4) 藤田孝義，他：ダビガトラン起因性食道炎．Gastroenterological Endoscopy，59：456-457，2017

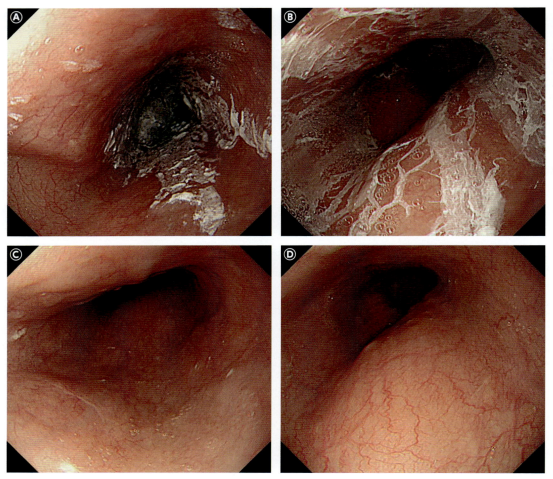

図1　ダビガトラン起因性食道炎の一例
- Ⓐ）白色光．上切歯列から30 cm．白色膜様物の固着が著明である．
- Ⓑ）白色光．上切歯列から40 cm．同様の所見．
- Ⓒ）ダビガトラン中止後，Ⓐと同一部位．所見は完全に消失している．
- Ⓓ）ダビガトラン中止後，Ⓑと同一部位．所見は完全に消失している．

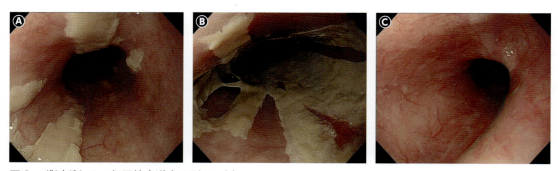

図2　ダビガトラン起因性食道炎の別の一例
- Ⓐ）白色光．縦走する白色〜淡黄色膜様物の固着が著明である．
- Ⓑ）白色光．同様の所見．
- Ⓒ）ダビガトラン中止後．所見は完全に消失している．

第11章 薬剤に起因する上部消化管病変

2 NSAIDs潰瘍

岡本　真

疾患の概念

- 低用量アスピリンを含む非ステロイド性抗炎症薬（NSAIDs）により，消化性潰瘍や急性胃粘膜病変（AGML）を発症する．薬物性潰瘍の原因として最も多い．
- NSAIDs潰瘍は，シクロオキシゲナーゼ（COX）-1の阻害作用と直接的な粘膜障害作用とにより発生する．COX-2選択的阻害薬でも潰瘍は発生するが，非選択的NSAIDsと比べて発生率は低い．
- NSAIDs服用者の潰瘍発生率は10～15％と報告されている．
- NSAIDs潰瘍では，しばしば腹痛などの自覚症状を欠く．吐下血の出血症状で発症することも多い．

特徴的な所見と診断

- NSAIDs潰瘍の特徴は，①胃前庭部に好発，②多発，③不整形で浅い潰瘍，などがあげられる．一方，H. pyloriによる潰瘍は胃角から胃体下部小彎に単発が多い．
- 非アスピリンNSAIDs潰瘍は，不整形で10 mm以上の比較的大型のことが多く，しばしば深い潰瘍となる（図1～3）．
- アスピリン潰瘍は，円形から類円形で浅く，10 mm以下のことが多い（図4）．
- 薬剤服用歴と内視鏡所見から診断する．
- 治療は，原因になっているNSAIDsを中止して潰瘍治療薬を投与する．NSAIDsを中止できない場合は，PPIを投与する．

鑑別のピットフォール

- 内視鏡所見のみでは潰瘍の原因がH. pyloriかNSAIDsかの区別は難しいことが多い．高齢者では両者が関与している場合が多い．
- H. pyloriとNSAIDsの両者が関与している場合は，両者の特徴が混在した所見を呈する．

参考文献

1) 「消化性潰瘍診療ガイドライン2020（改訂第3版）」（日本消化器病学会/編），南江堂，2020

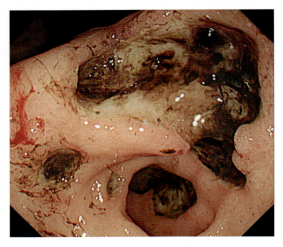

図1 70歳代男性　黒色便にて緊急内視鏡を施行．セレコキシブ内服中．数年前に *H. pylori* 除菌歴あり．

前庭部から胃角部も深い潰瘍が多発．露出血管を認め，止血術施行．

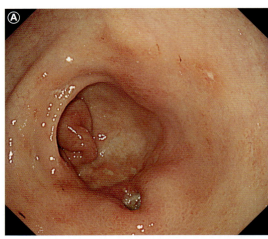
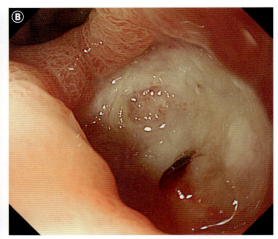

図2 70歳代女性　貧血の精査で内視鏡を施行．ロキソプロフェン内服中．*H. pylori* 未感染．
Ⓐ）前庭部大彎に深掘れの潰瘍．他にも小さなびらんが散在する．
Ⓑ）潰瘍底に凝血が付着していたが，露出血管は認めなかった．

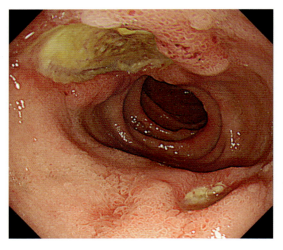

図3 50歳代男性　黒色便にて緊急内視鏡を施行．ロキソプロフェン内服中．*H. pylori* 未感染．

十二指腸下降脚に深掘れの潰瘍が多発．露出血管は認めなかった．

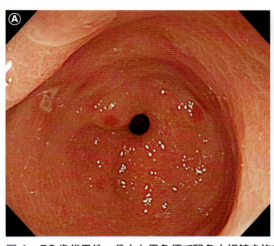
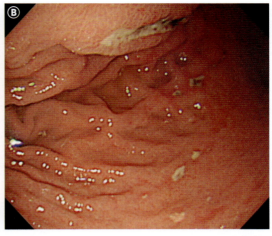

図4 50歳代男性　貧血と黒色便で緊急内視鏡を施行．低用量アスピリン内服中．抗 *H. pylori* 抗体陽性．
ⓐ）幽門前庭部に小さな浅い潰瘍やびらんが多発．
ⓑ）胃体部にも，比較的大きなものを含めて潰瘍やびらんが多発．

第11章 薬剤に起因する上部消化管病変

3 腐食性食道炎

大木大輔，辻 陽介

▶ 疾患の概要

- 腐食性食道炎は組織障害性の強い化学物質および薬剤の内服により生じる食道炎である．原因物質として酸（塩酸，硫酸など），アルカリ（苛性ソーダ，次亜塩素酸ナトリウムなど），重金属（鉄，銅など），農薬などがあげられる．
- 小児では誤飲によるもの，成人では自殺企図によるものの割合も少なからず認める．
- 種類，濃度，量，暴露時間により傷害の程度が左右される．酸性物質では表面組織の凝固壊死をきたすため粘膜障害が深部に及ぶことが少ないが，アルカリ物質は鹸化を伴う融解壊死をきたすため，筋層以深におよびやすい．そのためアルカリではより慢性期に瘢痕狭窄をきたしやすい．
- 重金属によるものとしては鉄剤が多い．鉄剤による上部消化管障害は胃に多く，食道も次いで多い．鉄製剤は第一鉄として吸収され，酸化され第二鉄となる．第二鉄が鉄結合タンパク質であるトランスフェリンの結合能を超えると，過剰な第二鉄が細胞障害を引き起こす．第二鉄は消化管粘膜に直接的な腐食性障害を引き起こし，さらにフリーラジカルの形成や脂質の過酸化を通じて，多くの細胞プロセスにダメージを与える．

▶ 特徴的な所見と診断

- 腐食性食道炎では曝露されていた部位に広範なびらん，潰瘍を形成する．薬剤の曝露が消失するとびらん，潰瘍は改善傾向となり正常化する．その治癒過程で瘢痕狭窄をきたすことがある．
- 診断は酸，アルカリ，農薬などの内服は病歴や，発見時の周囲環境により推察されることが多い．重金属による場合は内視鏡の肉眼的所見のみから診断をつけられることは多くなく，びらんや潰瘍底の辺縁からの組織生検により診断がつくことがある．
- 鉄による腐食性食道炎では組織生検で褐色の針状結晶が認められることがある．褐色の結晶は鉄染色で青色に染まることにより，診断の一助となる．

▶ 鑑別のピットフォール

- 広範囲にびらんや潰瘍を認めるため，サイトメガロウイルスやヘルペスウイルスなどのウイルス感染が鑑別にあがる．その他として血管炎などをはじめとする膠原病や悪性腫瘍などが鑑別にあがることとなる．組織生検による病理組織学的な検査に加えて，免疫血清学的検査を組み合わせることにより鑑別を行う必要がある．
- 鉄剤による腐食性食道炎は診断にたどり着くことが困難な症例もある．
- 本症例（図1）も嚥下時痛，嚥下困難，食思不振を主訴に紹介となった．患者さんは貧血のために慢性的に鉄剤を内服していたため，当初原因薬剤として考慮されておらず，増悪緩解をくり返していた．上部消化管内視鏡および組織診断をくり返すことで診断にたどりついた．
- 鉄剤が食道粘膜障害を引き起こす可能性があることを認識することが重要である．
- 腐食性食道炎を生じた部位はその後に悪性腫瘍が生じることも報告がありその後も注意深い経

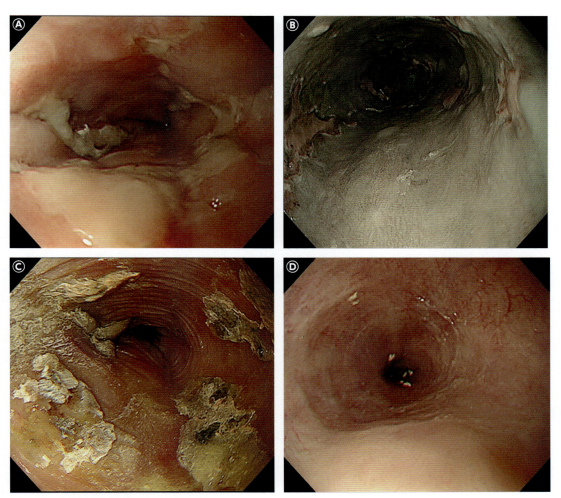

図1 鉄剤による腐食性食道炎の一例
Ⓐ）下部食道の全周に白苔を伴うびらんが散在している．
Ⓑ）同部のNBI所見．びらん部やその周囲にIPCLの血管拡張が目立つ部位は認めない．
Ⓒ）症状寛解した後，2カ月後に再増悪した際の内視鏡像．びらん部に褐色沈着物が強固に付着している．同部の組織生検で褐色結晶を認め鉄染色で強陽性となった．
Ⓓ）鉄剤中止後の内視鏡．びらんは改善しているものの，軽度の瘢痕狭窄を認める．

過観察が必要である．

参考文献
1) Ohki D, et al：Gastrointestinal：A case of significant esophageal ulceration due to oral iron pill therapy. J Gastroenterol Hepatol, 38：1241, 2023
2) Haig A & Driman DK：Iron-induced mucosal injury to the upper gastrointestinal tract. Histopathology, 48：808-812, 2006
3) Kaye P, et al：Iron-induced mucosal pathology of the upper gastrointestinal tract：a common finding in patients on oral iron therapy. Histopathology, 53：311-317, 2008

第11章 薬剤に起因する上部消化管病変

4 ビスフォスフォネート食道炎

小野敏嗣

▶ 疾患の概念

- 薬剤性食道炎のうちビスフォスフォネート製剤に起因する食道炎であり，高齢者を中心に稀に認められる疾患である．
- 食道粘膜を保護する作用を有するフォスファチジルコリンに，構造の類似したビスフォスフォネートが作用することにより，食道粘膜保護作用が失われることが機序と考えられている．
- 薬剤が長時間食道内で滞留することにより限局的に接触粘膜で発症するため，ビスフォスフォネート製剤は滞留のないよう十分量の水とともに内服し，内服後も30分間は臥位にならないよう注意する必要がある．
- 同様の理由により食道狭窄・アカラシア等での食道通過障害がある患者には原則禁忌とされる．
- 近年は粘膜障害性の少ないビスフォスフォネート製剤が多いが，ビスフォスフォネート製剤内服者において限局的な食道炎を認めた場合には鑑別疾患として考える必要がある．

▶ 特徴的な所見と診断（図1）

- 病態としては薬剤性粘膜障害であり内視鏡像は非特異的な粘膜障害像となる．
- 薬剤が滞留しやすい部位が好発部位となり，特に食道胃接合部直上に局所的な粘膜障害を認めた場合には本疾患を疑う．
- ビスフォスフォネート製剤内服中の患者において，粘膜所見が内視鏡的に認められ，適正な内服指導もしくは休薬で所見の改善が得られる場合に診断される．

▶ 鑑別のピットフォール

- 他薬剤による粘膜障害を除外することが必要となるため，NSAIDsやDOACを含めた抗血栓薬の有無の確認は必須であり，加えて他の原因による食道炎は除外する必要がある．

参考文献
1) Lichtenberger LM, et al：Effect of bisphosphonates on surface hydrophobicity and phosphatidylcholine concentration of rodent gastric mucosa. Dig Dis Sci, 45：1792-1801, 2000

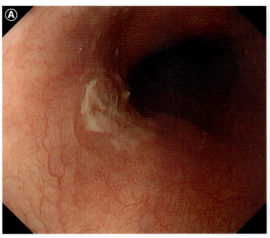
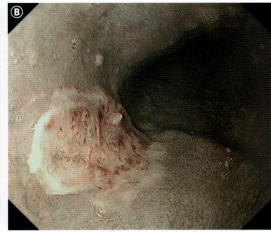
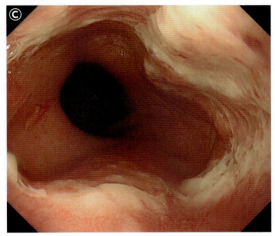

図1　60歳代，女性

ⓐ）ミノドロン酸内服者．中部食道生理的狭窄部に局所的なびらん面を認める．周囲粘膜には明らかな腫瘍性変化などは認めない．
ⓑ）NBIでの近接観察でもびらん以外に明らかな所見は認めない．
ⓒ）同一症例の食道胃接合部直上には全周性にびらん面を認めるが，やはり周囲に明らかな腫瘍性変化などは伴わない．

第11章 薬剤に起因する上部消化管病変

5 炭酸ランタン沈着胃粘膜

大木大輔, 辻 陽介

▶ 疾患の概要

- 慢性腎不全に伴う高リン血症の治療薬として広く使用されている, 炭酸ランタンが消化管粘膜へ沈着したものである. 消化管粘膜への沈着では胃粘膜が最も多いとされる.
- 経口投与されたランタンは胃内で食餌性リン酸塩と結合し, リン酸ランタン複合体を形成して消化管を通過する. ランタンの吸収率は非常に低く（約0.00127％）, 吸収された極少量のランタンは肝胆道系経路で排出される. ランタンの副作用としては嘔気・嘔吐・腹痛・下痢などの非特異的な消化器症状がある程度であり, 無害で消化管へ多少蓄積しても安全であると考えられてきた.
- ランタン沈着による病原性や有病率は現段階では明らかになっておらず, 今後も定期的に症例の経過を追うことが重要である.

▶ 特徴的な所見と診断

- 白色光における観察（図1 Ⓐ～Ⓒ）で, さまざまな形態や大きさの白色病変として認識される. 粘膜襞に沿って白色肥厚が認められる場合や, 多数の微小な白色点, 発赤域を伴う微細な顆粒状白色変化などが認められることがある.
- NBI観察（図1 Ⓓ, Ⓔ）では微細な顆粒状白色沈着物として認識される. 白色光よりもNBIの方がより明瞭に認識されるという報告があり, 本症例もそうであった.
- 診断は組織診によりつけられ, ヘマトキシリン・エオジン染色標本では褐色の沈着物として認識されることがあり, 沈着は粘膜下層よりも粘膜固有層に多く観察される. また走査電子顕微鏡でも認識することが可能であり, 高輝度物質として認識される.

▶ 鑑別のピットフォール

- ランタンの沈着により, 周囲間質にリンパ球や形質細胞, 好中球などの炎症細胞浸潤や腺窩上皮の過形成性変化などの炎症性変化を伴うことがある. 内視鏡所見においてはその結果として, 粗造な発赤域を伴い腫瘍性病変との鑑別が必要となることがある.
- 本症例も前医より早期胃癌の疑いとして紹介となった. 拡大観察では発赤粗造粘膜内にIMVP様の微細血管構造を認めたため, 当初内視鏡切除も検討していた. しかし病変からの組織生検によりランタン沈着が確認され, 最終的に経過観察の方針となった.
- 発赤粗造域のみを病変範囲として認識していたため, 周囲陰性生検をその周囲より施行したが, 周囲生検すべてからもランタンが確認され, 白色域全体にランタンが付着していると考えられた.

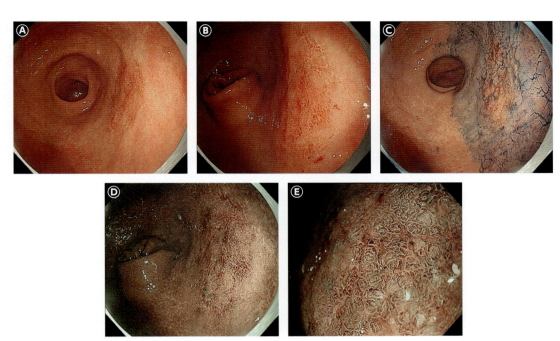

図1 炭酸ランタン沈着症

Ⓐ）WLI中景．発赤を伴う領域性をもった粗造な粘膜を認める．
Ⓑ）WLI近景．当初発赤域に目が行きがちだが，発赤域の外周をとり囲むようにして，白色域を環状に認める．全体として環状白色域に発赤粗造域が内包されるような所見となる．
Ⓒ）インジゴカルミン撒布像．発赤粗造域の領域性がより強調され，腫瘍性病変も考慮する所見であった．
Ⓓ）NBI近景，非拡大．多数の微小な白色点の沈着を認める．
Ⓔ）NBI拡大．微細な白色沈着物を確認することが可能である．炎症性変化の反映か，窩間部に伴って軽度不整な微小血管構造を認める．

参考文献

1）Yabuki K, et al：Lanthanum Deposition in the Gastroduodenal Mucosa of Dialysis Patients. J UOEH, 41：387-395, 2019
2）Eso Y, et al：Gastrointestinal：Lanthanum phosphate deposition in the gastroduodenal mucosa：An unusual cause of epigastric discomfort. J Gastroenterol Hepatol, 33：1165, 2018
3）岩室雅也，他：胃・十二指腸粘膜へのランタン沈着症における内視鏡像の検討．日本消化器内視鏡学会雑誌，59：1428-1434, 2017

第11章 薬剤に起因する上部消化管病変

6 PPI関連胃底腺ポリープ

大河原 敦

▶ 疾患の概要

- プロトンポンプ阻害薬（PPI）の長期服用により，胃底腺ポリープ，腺窩上皮型過形成性ポリープ，多発白色扁平隆起（春間・川口病変）などの発生や増大がある．詳細な機序については不明であるが，PPI服用により胃酸分泌が抑制され低酸状態の持続により，相対的に上昇したガストリンが胃底腺の過形成に関与している可能性がある．組織学的には胃底腺が増生した過形成で胃底腺の構築異常と部分的な腺管の囊胞状拡張が特徴的である．

▶ 特徴的な所見と診断

- PPI長期服用により胃底腺ポリープが発生もしくは増大，さらにポリープ表面が水腫様に増大する所見が特異的である（図1〜3）．胃体部から穹隆部に多発する白色の扁平隆起「春間・川口病変」（図4）は画像強調内視鏡〔narrow band imaging（NBI），blue laser imaging（BLI）〕や色彩強調内視鏡（linked color imaging：LCI）を使用することにより的確に診断することができる．

▶ 鑑別のピットフォール

- 病変の表面性状，色調，背景粘膜との形態や色調差により，腫瘍性病変と非腫瘍性病変を判別する．大きさが2 cm未満で背景粘膜と同色調であれば胃底腺ポリープと診断する．PPIの長期服用による変化として胃底腺ポリープの発生，水腫様の増大，発赤など呈するため，胃底腺型胃癌，ラズベリー様腺窩上皮型胃癌，胃底腺ポリポーシスなど鑑別を要する．

参考文献
1) 鎌田智有，他：PPI長期投与と胃黒点・多発性白色扁平隆起・敷石状胃粘膜．消化器内視鏡，32：1166-1171，2020
2) 加藤元嗣，他：PPI/P-CAB投与による胃粘膜変化—内視鏡と病理を含めて．臨牀消化器内科，34：1601-1608，2019
3) 川口 実，他：胃体部にみられる白色扁平隆起の検討．日本消化器内視鏡学会雑誌，49：958，2007

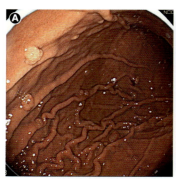 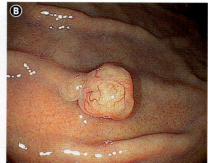 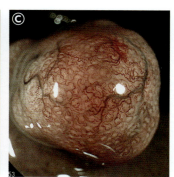

図1　PPI服用による胃底腺ポリープ

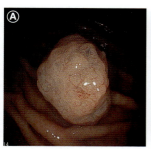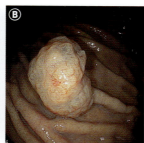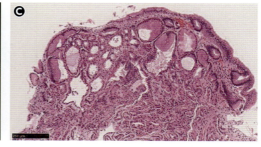

図2　水腫様に増大した胃底腺ポリープ
胃底腺粘膜で固有胃腺に小嚢胞変化がみられ壁細胞が尖った形で認められる．

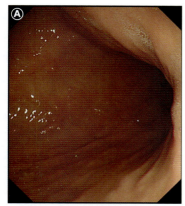

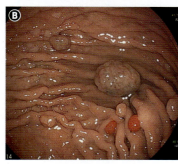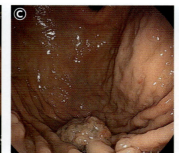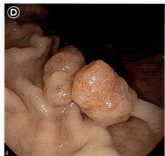

図3　PPI服用前後での変化
Ⓐ）PPI服用前（2015年）
Ⓑ～Ⓓ）服用後7年（2022年）

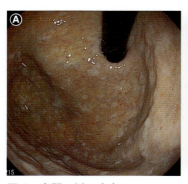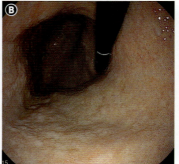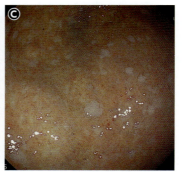

図4　春間・川口病変
胃体部の多発白色扁平隆起

第12章 その他の病変

1 逆流性食道炎

岩田琢磨, 中込 良

▶ 疾患の概要

- 逆流性食道炎とは胃酸や胆汁の逆流〔胃食道逆流症（gastroesophageal reflux disease：GERD）〕によって引き起こされる食道の粘膜傷害である．
- 逆流性食道炎の典型的な症状は呑酸や胸やけであるが，胸痛や咳嗽などの食道外症状を伴うことがある．
- 胃酸の逆流には食道裂孔ヘルニアや下部食道括約筋（LES）の弛緩，食道運動障害が関連する．
- 逆流性食道炎の増悪因子として，激しい運動，脂肪摂取の増加，過食，肥満，喫煙，ストレスなどがあげられる．
- 症状の改善には，まずは生活習慣の指導が重要であるが，生活習慣の改善で不十分な場合には酸分泌抑制薬による薬物療法を行う．
- 食生活の欧米化や H. pylori 感染率の低下に伴い，逆流性食道炎の有病率は増加傾向である．

▶ 特徴的な所見と診断（図1）

- 逆流性食道炎の内視鏡的重症度分類には Los Angeles 分類（付録5参照）が用いられるが，食道粘膜傷害と自覚症状の重症度は必ずしも相関しない．
- 食道の粘膜傷害に付随して炎症性ポリープを発生することがあり，食道胃接合部の0時から2時方向に好発する．

▶ 鑑別のピットフォール

- 重症の逆流性食道炎では出血をきたして，吐血や下血，貧血の原因となる．
- 逆流性食道炎が治癒する過程で瘢痕化して，食道が狭窄することがある（図2）．
- 食道の瘢痕狭窄による通過障害に対して内視鏡的バルーン拡張術を行うことがある．
- 胃酸の逆流症状はあるが，粘膜傷害のないGERDは非びらん性逆流性食道炎（non-erosive reflux disease：NERD）と呼ばれ，逆流性食道炎とは異なる病態と考えられている．
- 胃酸や胆汁の逆流による食道粘膜の慢性的な炎症はBarrett食道の発生に関連すると考えられており，逆流性食道炎はBarrett食道腺癌の危険因子となる．

参考文献
1) 「胃食道逆流症（GERD）診療ガイドライン2021（改訂第3版）」（日本消化器病学会／編），南江堂，2021
2) 「消化器内視鏡 Vol. 35 No. 5 GERDを極める」（星原芳雄／編），東京医学社，2023
3) 「胃食道逆流症（GERD）・咽喉頭逆流症（LPRD）の診かた」（北方敏敬，他／編著），金芳堂，2022

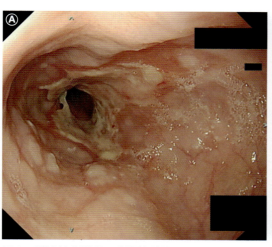
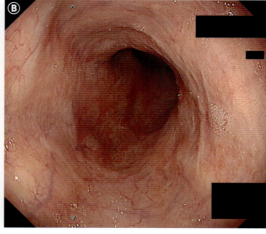

図1 逆流性食道炎の内視鏡所見
Ⓐ）Los Angeles 分類 Grade D の逆流性食道炎．食道全周性の粘膜傷害を認める．
Ⓑ）PPI内服3カ月後のEGD再検．食道粘膜のびらんは消失した．

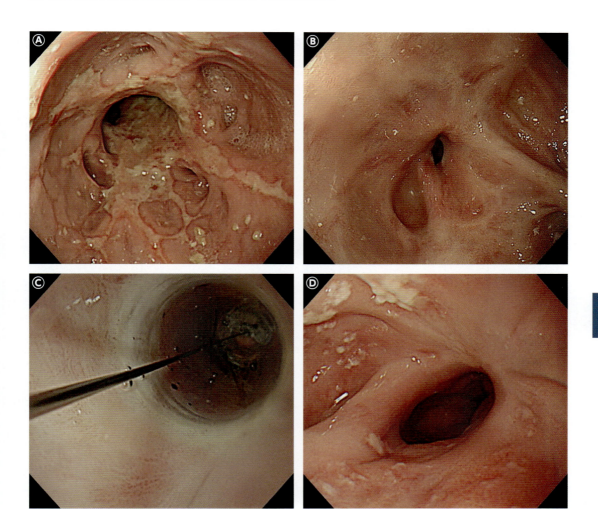

図2 逆流性食道炎による食道狭窄の内視鏡所見
Ⓐ）長期間にわたる逆流性食道炎の影響で，びらんと瘢痕が混在している．
Ⓑ）P-CAB内服3カ月後．粘膜の治癒過程で瘢痕化による食道狭窄をきたした．
Ⓒ）誤嚥性肺炎をくり返すため，内視鏡的バルーン拡張術を施行した．
Ⓓ）バルーン拡張3回施行後．食道狭窄は改善して，症状は軽減された．

第12章 その他の病変

2 Barrett食道

小田島慎也

▶ 疾患の概要

- Barrett粘膜とは，胃から連続性に食道に伸びる円柱上皮（腸上皮化生の有無は問わない）であり，Barrett粘膜が存在する食道がBarrett食道である．
食道の定義は，胃側から食道側に連続性に伸び出した円柱上皮（Barrett上皮）である[1]．
- Barrett食道は，全周性に3 cm以上のBarrett粘膜を認めるLSBE（Long segment Barrett's esophagus，図1）とそれ以外（一部が3 cm未満または非全周性）のSSBE（Short segment Barrett's esophagus，図2）に分類される．
- Barrett食道は食道腺癌の発癌リスクと考えられている．LSBEでの発癌は年率0.76％と報告されており[2]，内視鏡によるサーベイランスを要する[3]．一方でSSBEの発がんはLSBEよりも低く年率0.24％と報告されている[2]．SSBEもサーベイランスを要するという考えもある一方で，

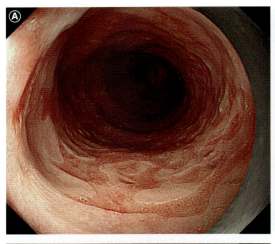

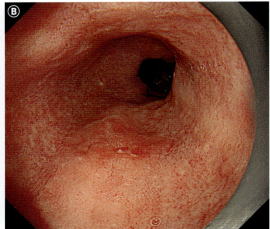

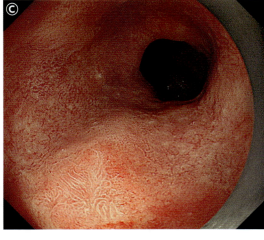

図1 Barrett食道腺癌を伴うLSBE症例
Ⓐ）LSBEのSCJ付近の白色光画像．全周3 cm以上のBarrett粘膜を認める．
Ⓑ）LSBE内に発赤調の陥凹領域を認める．Barrett食道腺癌の診断．
Ⓒ）遠景でEGJを観察している白色光画像．柵状血管網の観察はできない．

SSBEのサーベイランスに対するエビデンスも乏しいことから，SSBEのサーベイランスは強く推奨するとまでには至っていない[3]．

▶ 特徴的な所見と診断

- Barrett食道は，食道胃接合部（EGJ）より食道側に伸展する円柱上皮を観察することで診断する．
- 病理学的なEGJは食道筋層と胃筋層の境界と定義されているが，内視鏡的なEGJは柵状血管の下端を結んだ線とすることが多い（図1 Ⓒ, Ⓓ）．柵状血管の観察が困難な場合などは胃粘膜ひだの上端をEGJとする場合もある．

▶ 鑑別のピットフォール

- Barrett食道と鑑別を要する疾患は，逆流性食道炎である．
- 食道炎との鑑別には，内視鏡による近接観察により円柱上皮を観察できればBarrett食道と診断できる．

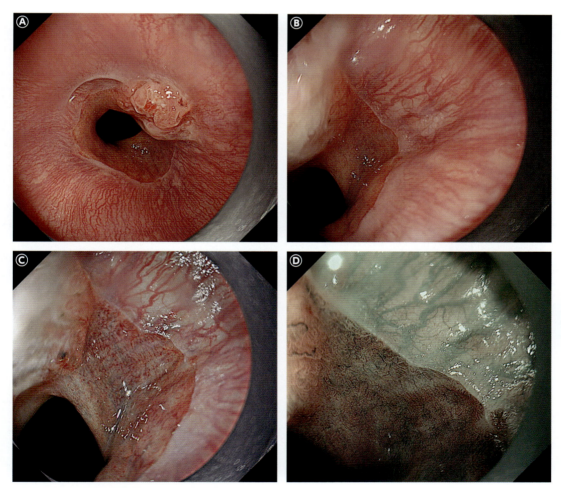

図2　Barrett食道腺癌を伴うSSBE症例
Ⓐ）食道胃接合部付近の白色光画像．前壁側に不整な隆起性病変（Barrett食道腺癌）を認める．後壁側に柵状血管を疑う部位を認め，SSBEを疑う．
Ⓑ）同病変の食道胃接合部付近の近接画像．白色光観察では柵状血管は認識しにくい．
Ⓒ, Ⓓ）同部位のTXI，NBIを用いた内視鏡像（非拡大）．いずれの画像も透見する柵状血管を認識することができ，その下端をEGJとして診断を行う．

参考文献

1）「食道癌取扱い規約 第12版」（日本食道学会/編），金原出版，2022

2）Chandrasekar VT, et al：Significantly lower annual rates of neoplastic progression in short- compared to long-segment non-dysplastic Barrett's esophagus：a systematic review and meta-analysis. Endoscopy, 51：665-672, 2019

3）「食道癌診療ガイドライン2022年版 第5版」（日本食道学会/編），金原出版，2022

第12章 その他の病変

3 Mallory-Weiss症候群

田代 淳, 新井雅裕

頻度 ★★★
難易度 ★☆☆

食道
胃
十二指腸

疾患の概要

- 典型的には多量の飲酒後に嘔吐をくり返しているうちに, 吐物が赤くなって, 緊急に受診される.
- 病態は, 頻回嘔吐による胃内圧の急激な上昇から, 胃食道接合部に裂創・出血をきたす.
- 飲酒後以外にも, 内視鏡に伴う嘔吐反射, 他疾患による嘔吐にも併発することはよく経験する.

特徴的な所見と診断

- 裂創の部位は, 胃噴門部が多く, 食道胃接合部, 下部食道にも認められる. (図1, 2)
- 典型的には, 多発する縦走裂創であるが, 単発であったり, ごく軽度の裂創でよく観察しないとわからないような, 軽度のものであったり, さまざまである.

鑑別のピットフォール

- 大酒家の患者さんでは, アルコール性肝硬変に伴う胃食道静脈瘤破裂の可能性も考えて冷静に鑑別を行う.
- 強い痛みを伴っている場合には食道破裂の可能性も考え, 内視鏡施行前に慎重なCT診断と, 内視鏡施行する場合には, 送気を控えた上級医指導の下での慎重な内視鏡操作が必須である.

参考文献
1) 「消化器疾患最新の治療2023-2024」(山本博徳, 他/編), 南江堂, 2022

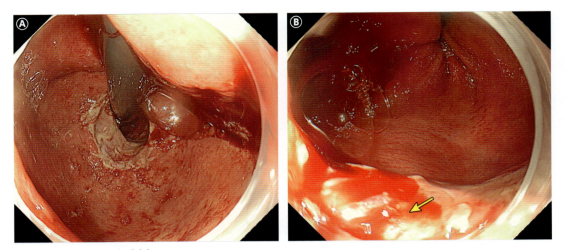

図1 出血をきたした症例
胃食道接合部から拍動性出血を認めた．その後クリップ止血術施行．

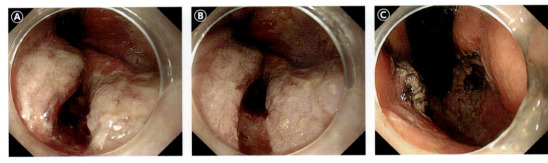

図2 深い縦走裂創をきたした症例
下部食道〜噴門部にかけて深い縦走潰瘍あり，観察時点では出血はなく，大きな露出血管は認めず．裂創も深く，特に止血術は施行せず，その後は再出血はなく経過した．

第12章 その他の病変

4 憩室

柿本　光

疾患の概要

- 消化管壁の一部が外側に突出し，囊状になったもので，組織学的には筋層を伴う真性憩室と伴わない仮性憩室とに分かれる．
- 食道，胃，十二指腸にそれぞれ認める．胃，十二指腸のものはほとんどが仮性憩室である．
- 食道憩室には，名前のついているものがあり，食道入口部のZenker憩室（仮性憩室），気管分岐部近傍に認めるRokitansky憩室（真性憩室），食道下端10 cm～食道胃接合部口側に横隔膜上に認めるEpiphrenic憩室（横隔膜上憩室：仮性憩室）があるが，その他の部位にも生じることがある．
- 胃憩室は大半が穹窿部に生じる．
- 十二指腸憩室は大半が乳頭近傍に生じる．大きな憩室の場合，食残の貯留や，乳頭が憩室内に入り込んでいることがある．

特徴的な所見と診断（図1～3）

- 粘膜が消化管から体腔側へ突出し，内視鏡的にはポケット上の陥凹を呈する．
- 憩室が大きくなると，憩室孔に対して憩室内部が大きい，金魚鉢様の陥凹を呈する．
- 憩室内に食残を認めることがある．

鑑別のピットフォール

- 各臓器における陥凹病変との鑑別を要する例が稀にあるが，陥凹内の粘膜が周囲粘膜と同様の正常粘膜であり，鑑別は容易である．
- 十二指腸憩室は襞の間に埋もれることも多く，その場合，存在に気づかないこともある．

参考文献

1) 坂 充：Zenker憩室．消化器内視鏡，26：1706-1707，2014
2) 坂 充：Rokitansky憩室．消化器内視鏡，26：1708-1709，2014
3) 坂 充：Epiphrenic憩室（横隔膜上憩室）．消化器内視鏡，26：1710-1711，2014
4) 「消化管内視鏡診断テキストⅠ 食道・胃・十二指腸 第4版」（小池和彦/監，藤城光弘/編），p65，p236，p301，文光堂，2017

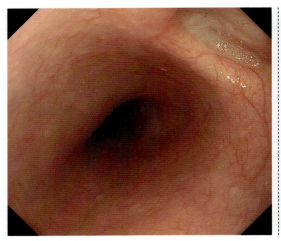

図1 食道憩室
中部食道前壁の食道憩室．周囲粘膜に比べ憩室内の粘膜が白色調であり仮性憩室と思われる．

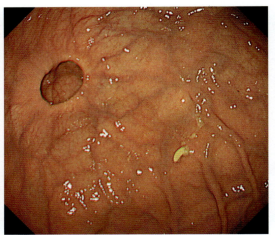

図2 胃憩室
穹窿部大彎の胃憩室．金魚鉢様の陥凹を呈している．

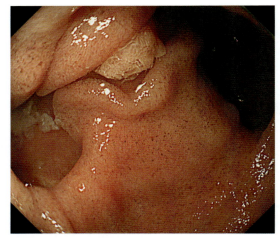

図3 十二指腸憩室
十二指腸乳頭近傍の十二指腸憩室（傍乳頭憩室）．憩室内に食残を認めることも多い．

第12章 その他の病変

5 異物

石橋 嶺，辻 陽介

疾患の概要

- 本来，正常な状態では消化管内にないはずのものが消化管内に停滞する状態のことを消化管異物という[1]．
- ほとんどの異物は自然に体外に排出されるが，10～20％が非手術的な摘出が必要になり，1％以下が手術を必要とする[2]．
- 摘出の適応としては放置すると消化管に重大な影響を起こしうるかどうかである（壁の損傷，腸閉塞，毒性）[3]．
- 摘出の対象となるもの：鋭利なもの，閉塞を起こすような大きさ・形状のもの，乾電池，ボタン電池，アニサキスなど[3]．

特徴的な所見と診断（図1〜4）

- 誤飲の状況の問診が診断に重要であり，画像診断（特にCT検査）で確定されることが多い．
- PTPシートはX線で映らないことも多い．

鑑別のピットフォール

- 食後に誤飲がわかることもあり，食残が多い状態での内視鏡が必要になることも多い．食残の誤嚥に注意する必要がある．

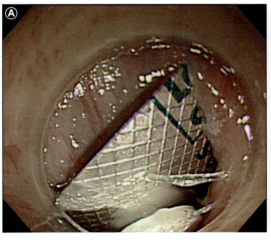 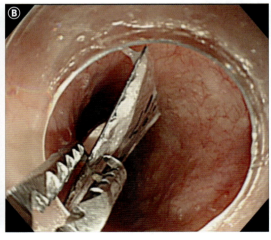

図1　PTPシート誤飲
透明フードを少し長めに出し，把持鉗子を用いてPTPシートの角がフードに収まるように引き込み回収した．

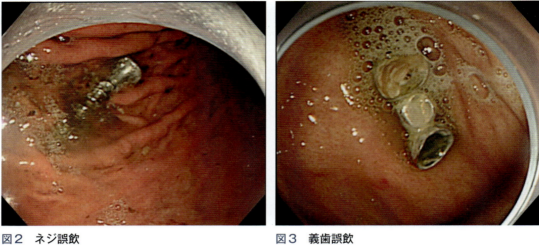

図2　ネジ誤飲

図3　義歯誤飲

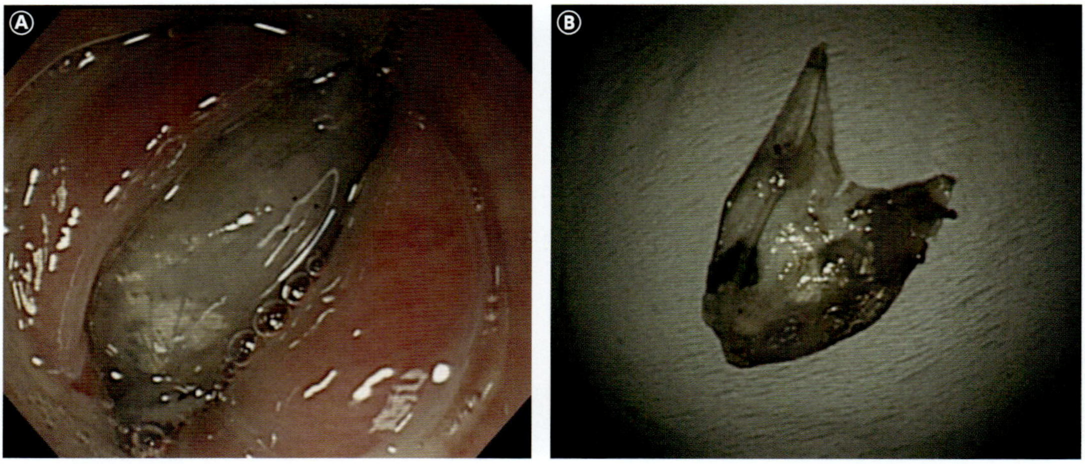

図4　魚骨誤飲
梨状窩より食道に入ってすぐの場所に認めたため，胃に落としてから回収した．

参考文献
1) 山本龍一，他：消化管異物83例の臨床的検討．埼玉医科大学雑誌，37：11-14, 2010
2) Eisen GM, et al：Guideline for the management of ingested foreign bodies. Gastrointest Endosc, 55：802-806, 2002
3) 加藤真吾，屋嘉比康治：消化管異物．臨牀消化器内科，33：545-550, 2018

第12章 その他の病変

6 胃石

和田友則

▶ 疾患の概要

- 胃石は食物として摂取し消化が不十分である物質や毛髪などの誤食した物質が，胃内で緊密に凝集し不溶性の結石となったものである．小腸内に移動したものは「落下胃石」と呼ばれる．
- 成分により植物胃石（野菜や果物の繊維，皮，種子），毛髪胃石（精神疾患などが原因の異食症に伴う），樹脂胃石（発泡スチロール製品などの異食），薬物胃石（スクラルファートや水酸化アルミニウムゲルなど），混合胃石に分類される．欧米では毛髪胃石が多いが，日本では植物胃石が多く，なかでも柿胃石が全体の60〜70％を占めるといわれている．
- 要因として行動障害，糖尿病性自律神経障害などによる胃排出遅延，不十分な咀嚼などがあり，これらの因子は高齢者でより頻度が高く，胃石形成のリスクも高くなる．
- 胃バイパス術や幽門側胃切除術（特に選択的迷走神経節切離後）などの術後合併症としての排出遅延が要因となって生じる場合がある．また消化管解剖の異常がある患者で形成されることもある．
- 多くの胃石は無症状であるが，上腹部痛，悪心，膨満感，嘔吐などの症状を引き起こす場合もある．合併症として胃潰瘍，消化管出血や腸閉塞，消化管穿孔，腸重積症などがあげられる．
- 治療としてはコーラなどを用いて化学的に溶解する方法が知られているが，十分な効果を得られない例も少なくないため，内視鏡的摘出術を用いたりその両者を併用する場合もある（図1）．内視鏡的処置としては鉗子，スネア，アルゴンプラズマ凝固術，レーザー照射，電気水圧衝撃波を用いた破砕術で胃石を粉砕することにより通過または摘出を期待する．外科手術は，化学的溶解と内視鏡処置のどちらも行えないか，両方が不成功に終わった症例，合併症がある患者，腸石がある患者などが適応になる．

▶ 特徴的な所見と診断

- 胃石は内視鏡観察にて可動性を伴った不整な表面構造の塊状の形態で，灰黒色や黄緑色などが混在した色を呈し，診断は容易である．生検で毛髪または植物性物質などが認められれば成因を含めた診断を得ることができる．
- X線検査で胃の内部のガスに縁取られた腫瘤影が認められる．
- CT検査では胃内に外部が高吸収で内部が不均一でスポンジ様の低吸収の腫瘤様所見として認められる．
- バリウム透視では胃内に陰影欠損像として認められる．表面のバリウムの付着はまだら状の不均一で，辺縁は平滑であり，可動性であることから腫瘍と鑑別できる．

▶ 鑑別のピットフォール

- 胃石は非特異的な上部消化管症状を評価するためによく行われる画像検査（X線，超音波，CT）で腫瘤様病変として検出され腫瘍と誤認されることがあるが，可動性を伴うことが特徴的である．
- 内視鏡検査を行うことでその特徴的な所見から診断や腫瘍との鑑別は容易である．

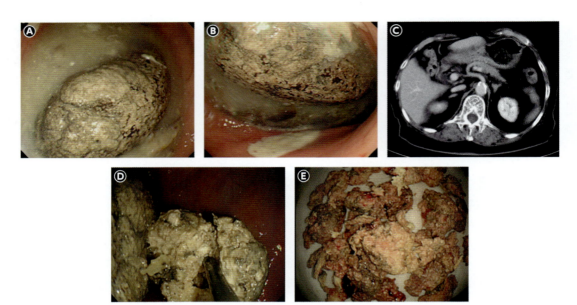

図1　胃石画像

症例　70歳代　女性　上腹部痛と膨満感を主訴に来院．柿が好物であり習慣的に摂取していた．
Ⓐ）内視鏡所見：長径7 cmの緑褐色の胃石を認める．
Ⓑ）胃内には潰瘍が多発している．
Ⓒ）CT所見：胃内に内部が不均一な海綿状の腫瘤様所見を認める．
Ⓓ）コーラを用いた溶解療法を施行し，胃石の大きさに変化はないものの軟化したためスネアで多分割に破砕した．
Ⓔ）バスケットとネットを用いて回収した．

参考文献
1 ）Ladas SD, et al：Gastric phytobezoars may be treated by nasogastric Coca-Cola lavage. Eur J Gastroenterol Hepatol, 14：801-803, 2002
2 ）水重知子，他：炭酸水による溶解療法が有効であった柿胃石の2例．日本消化器内視鏡学会雑誌，56：3340-3346，2014

付録 臨床分類

1 癌の壁深達度分類

小田島慎也

▶ 食道（表1，図1）

表1 食道癌の壁深達度分類

T1	表在癌　癌の局在が粘膜または粘膜下層にとどまる病変
T1a	粘膜内にとどまる病変
・T1a-EP	粘膜上皮内にとどまる病変
・T1a-LPM	粘膜固有層にとどまる病変
・T1a-MM	粘膜筋板に達する病変
T1b	粘膜下層にとどまる病変
・T1b-SM1	粘膜下層を3等分し，上1/3にとどまる病変
・T1b-SM2	〃　　　　　　　中1/3にとどまる病変
・T1b-SM3	〃　　　　　　　下1/3に達する病変
T2	固有筋層にとどまる病変（MP）
T3	食道外壁に浸潤している病変（AD）
T4	食道周囲臓器に浸潤している病変

文献1をもとに作成

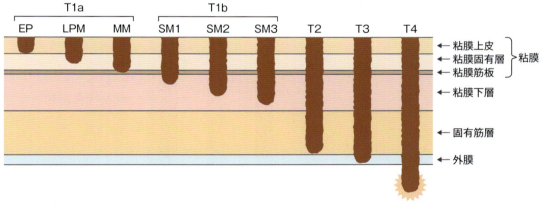

図1 食道癌の壁深達度のシェーマ
文献1をもとに作成

- 食道表在癌は壁深達度が粘膜下層にとどまる病変で，リンパ節転移の有無を問わない．
- 食道早期癌は壁深達度が粘膜内にとどまる病変で，リンパ節転移の有無を問わない．
- 内視鏡的に切除された標本では粘膜下層を3等分することが困難なため，粘膜筋板から200 μm以内にとどまる病変をT1b-SM1とし，それ以外をT1b-SM2とする．
- 食道ないし食道胃接合部に発生する腺癌は，粘膜筋板から500 μmを超える粘膜下層に浸潤する病変をすべてT1b-SM2とする．

胃・十二指腸（表2, 3, 図2）

表2　胃の壁深達度分類

T1	癌の局在が粘膜または粘膜下層にとどまる病変
T1a	癌が粘膜にとどまる病変（M）
T1b	癌が粘膜下層にとどまる病変（SM）
T2	癌が粘膜下層を超えているが，固有筋層にとどまるもの（MP）
T3	癌が固有筋層を超えているが，漿膜下組織にとどまるもの（SS）
T4	癌が漿膜表面に接しているかまたは露出，或いは他臓器に及ぶ病変
T4a	癌が漿膜表面に接しているか，またはそれを破って腹腔に露出しているもの
T4b	癌の浸潤が直接他臓器にまで及ぶもの

文献2をもとに作成

- 粘膜筋板から500μm未満のものをpT1b1（SM1），それ以深をpT1b2（SM2）とする．

表3　十二指腸の壁深達度分類

Tis	癌が上皮にとどまるもの
T1	癌の局在が粘膜（上皮内にとどまるものを除く）または粘膜下層にとどまる病変
T1a	癌の局在が粘膜（上皮内にとどまるものを除く）とどまる病変
T1b	癌の局在が粘膜下層にとどまる病変
T2	癌が粘膜下層を超えているが，固有筋層にとどまるもの
T3	癌が固有筋層を超えているが，漿膜下／筋層周囲組織への浸潤をしたもの
T4	癌が臓側腹膜を貫通／他臓器・構造へ浸潤したもの

文献3をもとに作成

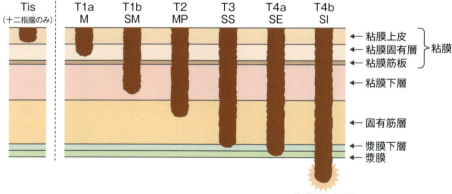

図2　胃・十二指腸癌の壁深達度のシェーマ
文献2, 3をもとに作成

参考文献
1）「食道癌取扱い規約　第12版」（日本食道学会／編），金原出版，2022
2）「胃癌取扱い規約　第15版」（日本胃癌学会／編），金原出版，2017
3）「TNM Classification of Malignant Tumours, 8th edition」（Brierley JD, et al, eds），Wiley-Blackwell, 2016

付録 臨床分類

2 肉眼型分類

小田島慎也

● 癌の深達度が粘膜下層までにとどまる場合に多くみられる肉眼型を『表在型』とし，固有筋層以深に及んでいる場合に多くが示す肉眼型を『進行型』とする（**表1，2，図1**）．この分類は実際の深達度とは関連なく判定を行うが，特に肉眼型と臨床所見とに乖離がある場合には深達度を併記する．食道と胃の肉眼型分類は大まかな括りでは類似点が多いが，細かい部位では若干異なるところもあり，詳細な記載は食道癌・胃癌取扱い規約[1, 2] を参照すること．

表1 食道癌 肉眼型分類

表在型
0型 癌の直接浸潤が粘膜下層までにとどまることが推定される病変
0-Ⅰ型 （表在隆起型）：1 mm以上の高さの病変.   0-Ⅰp型：有茎性の病変   0-Ⅰs型：無形性の病変
0-Ⅱ型 （表面型）   0-Ⅱa型 （表面隆起型）：極軽度隆起している病変（1 mm程度まで）   0-Ⅱb型 （表面平坦型）   0-Ⅱc型 （表面陥凹型）
0-Ⅲ型 （表在陥凹型）：0-Ⅱcより粘膜筋板を超える深い潰瘍形成性の病変.

進行型	
1型	隆起型
2型	潰瘍限局型
3型	潰瘍浸潤型
4型	びまん浸潤型
5型	分類不能型
5a型未治療 5b型治療後	

文献1をもとに作成

表2 胃癌 肉眼型分類

0型 早期胃癌によくみられる肉眼型
0-Ⅰ型 （隆起型）：2 mm程度以上の高さの病変.
0-Ⅱ型 （表面型）   0-Ⅱa型 （表面隆起型）：極軽度隆起している病変（2 mm程度まで）   0-Ⅱb型 （表面平坦型）   0-Ⅱc型 （表面陥凹型）
0-Ⅲ型 （陥凹型）：明らかに深い陥凹が認められるもの

進行胃癌によくみられる形態	
1型	隆起型
2型	潰瘍限局型
3型	潰瘍浸潤型
4型	びまん浸潤型
5型	分類不能型

文献2をもとに作成

文献

1）「食道癌取扱い規約 第12版」（日本食道学会/編），金原出版，2022
2）「胃癌取扱い規約 第15版」（日本胃癌学会/編），金原出版，2017

食道癌 表在型（0型）の亜分類

- O-Ⅰ型　表在隆起型
  - O-Ⅰp　有茎性
  - O-Ⅰs　無茎性（広基性）

- O-Ⅱ型　表面型
  - O-Ⅱa　表面隆起型
  - O-Ⅱb　表面平坦型
  - O-Ⅱc　表面陥凹型

- O-Ⅲ型　表在陥凹型

胃癌

0型表在癌
- O-Ⅰ型　隆起型
- O-Ⅱ型　表面型
  - O-Ⅱa　表面隆起型
  - O-Ⅱa　表面平坦型
  - O-Ⅱa　表面陥凹型
- O-Ⅲ型　陥凹型

進行型

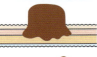
1型　（食道）隆起型
　　　腫瘤型　（胃）腫瘤型

2型
潰瘍限局型

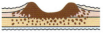
3型
潰瘍浸潤型

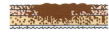
4型
びまん浸潤型

5型
0～4型のいずれにも
分類し難いもの

図1　食道癌・胃癌の肉眼型分類のシェーマ
文献1, 2をもとに作成

付録 臨床分類

3 IPCL分類

小田島慎也

● 食道癌の深達度診断における拡大内視鏡の重要性は高く，従来用いられていた井上分類，有馬分類を2012年に統一する形で日本食道学会分類が作成された（**表1**）.

表1　食道表在癌の拡大内視鏡分類　日本食道学会

> **Type A：血管形態の変化がないか軽度なもの.**
>   乳頭内血管（intra-epithelial papillary capillary loop：IPCL）の変化を認めないか，軽微なもの.
>
> **Type B：血管形態の変化が高度なもの.**
> ● B1：拡張・蛇行・口径不同・形状不均一のすべてを示すループ様の異常血管.
> ● B2：ループ形成に乏しい異常血管.
> ● B3：高度に拡張した不整な血管（B2血管の約3倍以上で，血管径が約60μmを越える不整な血管）.
> ● A vascular area（AVA）：type B血管で囲まれた無血管もしくは血管が粗な領域をAVAとし，（その大きさから0.5mm未満をAVA-small，0.5mm以上3mm未満をAVA-middle，3mm以上をAVA-largeと表記する.）
>
>   付記1：不規則で細かい網状（reticular：R）血管を認めることがあり，低分化型，INFC，特殊な組織型を示す食道癌のことが多いので，Rと付記する.
>   付記2：Brownish area（415, 540nmを中心とした狭帯域光観察にて茶色調を呈する領域）を構成する血管と血管の間の色調をInter-vascular background coloration：血管間背景粘膜色調と称する.

文献1より引用

● 各所見は**表2**のような推定深達度に相当する.

表2　血管形態と推定深達度の対応

拡大内視鏡所見	推定深達度
Type B血管	
B1	EP/LPM
B2	MM/SM1
B3	SM2以深
Non loop血管（B2，B3血管）で囲まれたAVA	
AVA-small	EP/LPM
AVA-middle	MM/SM1
AVA-large	SM2以深

文献1より引用

参考文献

1）石原 立，飯石浩康：表在食道癌の拡大内視鏡診断―日本食道学会分類に則った血管構造の読み方. 日本消化器内視鏡学会雑誌，56：3818-3826，2014

付録　臨床分類

ⓐ Type A ⓑ Type B1

ⓒ Type B2 ⓓ Type B3

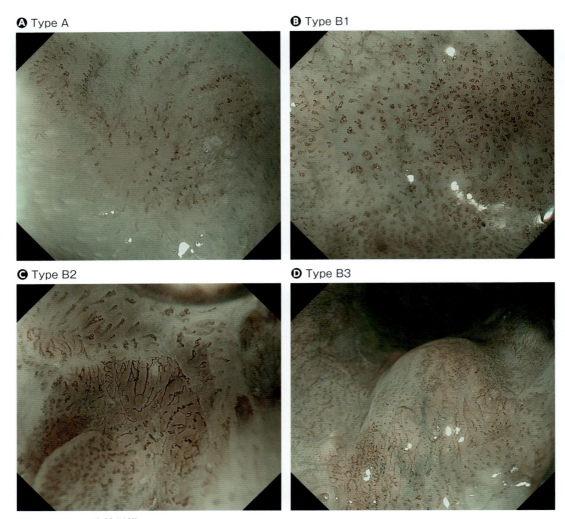

図1　IPCLの血管形態

付録 臨床分類

4 VS分類

小田島慎也

- 胃癌を疑う病変を認めた場合，癌・非癌の診断（質的診断）を行う．NBI併用拡大内視鏡観察を用いて，図1のアルゴリズム（magnifying endoscopy simple diagnostic algorithm for gastric cancer：MESDA-G）で胃癌の診断を行う（図2）．

参考文献
1) 八尾建史，他：早期胃癌の内視鏡診断ガイドライン．日本消化器内視鏡学会雑誌．61：1283-1319, 2019
2) Muto M, et al：Magnifying endoscopy simple diagnostic algorithm for early gastric cancer（MESDA-G）．Dig Endosc, 28：379-393, 2016

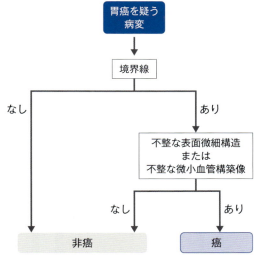

図1 早期胃癌の拡大内視鏡診断アルゴリズム（MESDA-G）
文献2をもとに作成

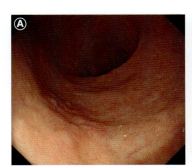 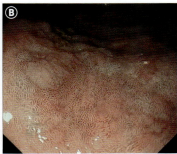 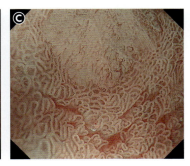

図2 早期胃癌に対する拡大内視鏡診断
Ⓐ）白色光観察では萎縮を伴う前庭部大彎に軽度凹凸のある不整粘膜を認める．
Ⓑ）同部位のNBI拡大（弱拡大）観察では，凹凸のある粘膜に明瞭な境界線を認める．
Ⓒ）Ⓑで認めた境界線口側のNBI拡大（強拡大）観察では境界線の内側に不整な微小血管構築像を認め，胃癌と診断した．

269

付録 臨床分類

5 LA分類

小田島慎也

- LA分類（ロサンゼルス分類）とは1994年の世界消化器病学会で提唱された逆流性食道炎に対する内視鏡分類である[1]．
- 周囲粘膜と明確に区別される白苔や発赤を有する領域である粘膜傷害（mucosal break）の範囲により，GradeをA～Dに分類している．本邦ではmucosal breakを有しない症例に対するより詳細な分類として，下部食道の色調変化を有するGrade Mと内視鏡的所見を認めないGrade Nを用いている[2]（図1）．
    - LA Grade N：内視鏡的に変化を認めないもの
    - LA Grade M：粘膜傷害は認めないが色調変化を認めるもの
    - LA Grade A：5 mm以下の粘膜傷害
    - LA Grade B：5 mmを超える粘膜傷害
    - LA Grade C：2条以上の粘膜ひだにまたがる粘膜傷害
    - LA Grade D：全周の75％を超える粘膜傷害

参考文献

1) Armstrong D, et al：The endoscopic assessment of esophagitis：a progress report on observer agreement. Gastroenterology, 111：85-92, 1996
2) 星原芳雄：GERDの内視鏡診断. 綜合臨牀, 47：919-923, 1998
3) 「GERD＋NERD診療Q＆A」（草野元康/編），日本医事新報社, p81, 2011

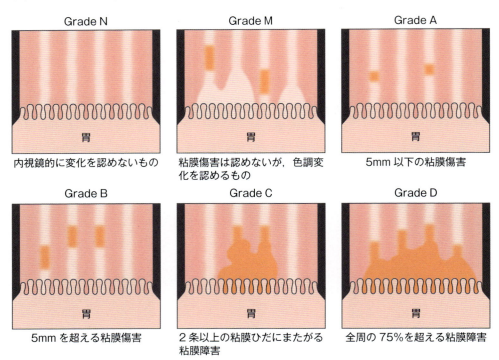

図1 改訂LA分類
文献3を参考に作成

付録 臨床分類

6 木村・竹本分類

小田島慎也

- 木村・竹本分類は，内視鏡的萎縮所見と生検標本による病理組織学的萎縮所見を確認することで萎縮性胃炎の広がりを評価した分類である（図1）．内視鏡的萎縮境界が胃体部小彎側で噴門を超えないclosed type（C-1〜C-3，図2），内視鏡的萎縮境界が噴門部を超えて胃体部大彎側へ進展するopen type（O-1〜O-3，図3）に分類される．
  - C-1：萎縮粘膜が前庭部にとどまるもの
  - C-2：萎縮粘膜が胃角部から胃体下部に至るもの
  - C-3：萎縮粘膜が胃体下部から胃体上部までにとどまるもの
  - O-1：萎縮粘膜が噴門小彎まで到達し，大彎はほぼ保たれているもの
  - O-2：O-1とO-3との間
  - O-3：胃体部大彎のひだがほぼ消失し，萎縮がほぼ胃全体にあると考えられるもの

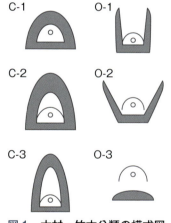
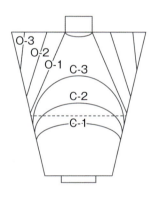

図1 木村・竹本分類の模式図

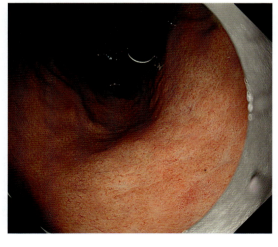

図2 closed typeの萎縮
胃体中部小彎に内視鏡的萎縮境界を認める．closed type C-2の萎縮と診断した．

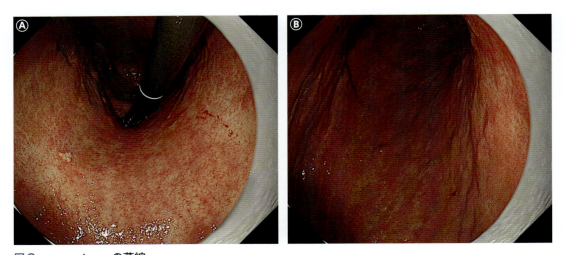

図3 open typeの萎縮
萎縮粘膜が噴門小彎まで到達し,胃体部大彎のひだがほぼ消失している.Type O-3の萎縮と診断した.

付録 臨床分類

7 崎田・三輪分類

小野敏嗣

- 1970年に崎田・三輪らによって発表された分類であり，消化性潰瘍の状態を内視鏡的な所見から6段階のステージに分けている．大きく活動期，治癒期，瘢痕期の3つに区分され，さらに活動期がA_1ステージ，A_2ステージ，治癒期がH_1ステージ，H_2ステージ，瘢痕期がS_1ステージ，S_2ステージへと分類されている（図1）．

参考文献
1）崎田隆夫，三輪 剛：悪性潰瘍の内視鏡診断．日本消化器病学会雑誌，67：984-989, 1970

		内視鏡像
活動期	A_1	厚苔を伴い周囲粘膜は浮腫状であるが，周囲に再生上皮の出現は認めない（図2）．
	A_2	周囲粘膜の浮腫が軽減し，潰瘍辺縁は明瞭となり，一部に再生上皮を伴う．潰瘍は白苔に覆われ，潰瘍辺縁まで襞の集中を追うことができる（図3）．
治癒期	H_1	白苔は薄くなり，再生上皮は潰瘍底へ拡大している．辺縁から潰瘍底への傾斜は緩やかになり潰瘍が浅くなる（図4）．
	H_2	潰瘍のほとんどが再生上皮に覆われ僅かに白苔が残っている（図5）．
瘢痕期	S_1	白苔は消失し潰瘍は再生上皮に覆われ発赤が強い（図6）．
	S_2	発赤がほぼ消退し周囲粘膜と同色調もしくは白色調となる（図7）．

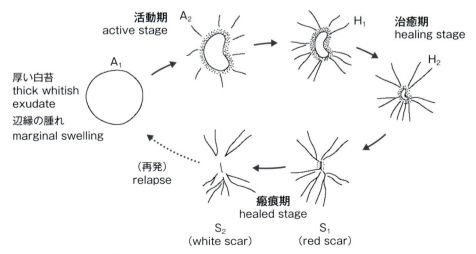

図1 崎田・三輪分類におけるシェーマ

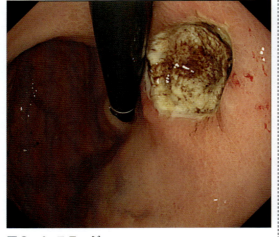

図2　A_1 ステージ

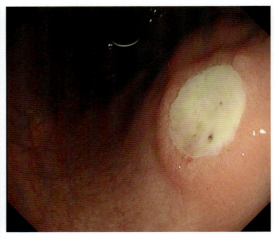

図3　A_2 ステージ

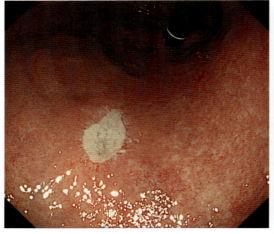

図4　H_1 ステージ

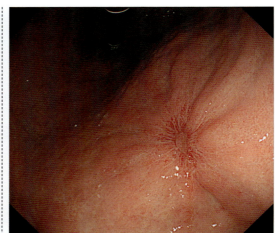

図5　H_2 ステージ

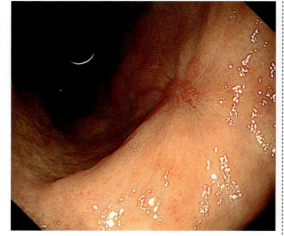

図6　S_1 ステージ

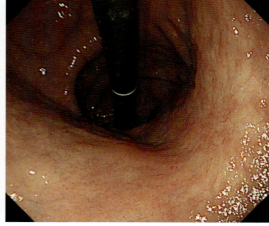

図7　S_2 ステージ

付録 臨床分類

8 山田・福富分類

小野敏嗣

- 1966年に発表された胃内隆起性病変の分類で，基本的には腫瘍性・非腫瘍性，上皮性・非上皮性などの病理学的な診断は問わない形態的な分類である（表1）．当初は胃病変に用いられていた分類ではあるが，消化管全域において用いられるようになっている．

参考文献
1) 山田達哉, 福富久之：胃隆起性病変. 胃と腸, 1：145-150, 1966

表1 山田・福富分類のシェーマ

Ⅰ型	隆起の起始部が滑らかで，明瞭な境界線を形成していない（図1）．	
Ⅱ型	起始部に明瞭な境界はあるが，くびれがない（図2）．	
Ⅲ型	起始部にくびれを形成しているが，茎がない（図3）．	
Ⅳ型	明らかに茎のあるもの（図4）．	

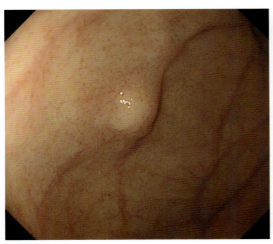

図1　Ⅰ型

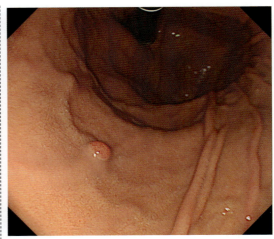

図2　Ⅱ型

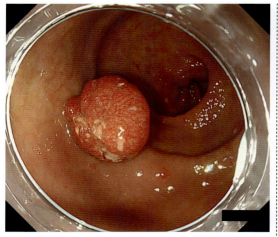

図3　Ⅲ型

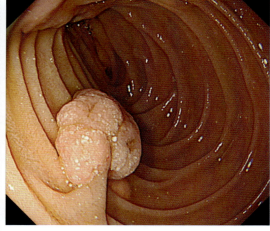

図4　Ⅳ型

9 Prague分類

小野敏嗣

- 2003年にIWGCOにて提唱されたBarrett食道を客観的に記述する分類法である.
- 本邦においては柵状血管下端が食道胃接合部の基準線として用いられることが多いが,逆流性食道炎を伴う症例においては視認性が良好ではないことから,本分類においては胃の襞の最口側端を基準線としており,それから連続して円周状に口側に伸びる円柱上皮の長さをC（circumferential extent, cm）,舌状に口側に伸びる円柱上皮の長さをM（maximum extent, cm）とし,C2.0/M5.0のように記載する（図1, 2）.
- しかし,本邦においては萎縮性胃炎が多いために胃の襞の最口側端が確認できないことも多く,特にSSBE（short segment Barrett's esophagus）についての一致率は高くない.

参考文献

1）Sharma P, et al：The development and validation of an endoscopic grading system for Barrett's esophagus：the Prague C & M criteria. Gastroenterology, 131：1392-1399, 2006

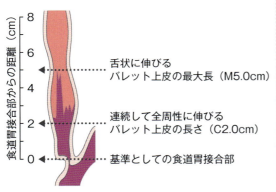

図1　Prague分類のシェーマ
文献1より引用

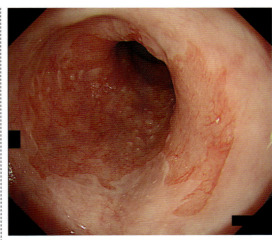

図2　バレット食道の一例（C2.0/M3.0）

付録 臨床分類

10 Forrest分類

小野敏嗣

- 1974年にJ. Forrestにより提唱された出血性潰瘍分類である[1]．その後1989年にW. Heldweinらにより改変され，内視鏡的止血術の適応などを決定するうえで重要とされる（**表1**）[2]．
- Ⅰa〜Ⅱaまでが内視鏡的止血術の適応とされ，特にⅠおよびⅡaにおける内視鏡的止血術は再出血や持続出血のリスクを有意に低下させ，Ⅱbでも内視鏡的止血術により再出血率が有意に低下すると報告されている[3,4]．

参考文献
1) Forrest JA, et al：Endoscopy in gastrointestinal bleeding. Lancet, 2：394-397, 1974
2) Heldwein W, et al：Is the Forrest classification a useful tool for planning endoscopic therapy of bleeding peptic ulcers? Endoscopy, 21：258-262, 1989
3) Jensen DM, et al：Randomized trial of medical or endoscopic therapy to prevent recurrent ulcer hemorrhage in patients with adherent clots. Gastroenterology, 123：407-413, 2002
4) Bleau BL, et al：Recurrent bleeding from peptic ulcer associated with adherent clot：a randomized study comparing endoscopic treatment with medical therapy. Gastrointest Endosc, 56：1-6, 2002

表1　改変Forrest分類

Ⅰ	活動性出血 a. 噴出性出血（図1） b. 湧出性出血（図2）
Ⅱ	出血の痕跡を認める潰瘍 a. 非出血性露出血管（図3） b. 血餅付着（図4） c. 黒色潰瘍底（図5）
Ⅲ	きれいな潰瘍底（図6）

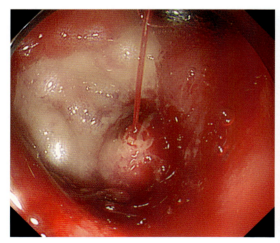

図1　Forrest Ⅰa

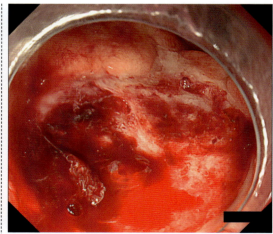

図2　Forrest Ⅰb

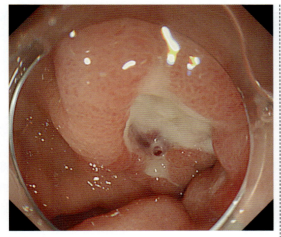

図3 Forrest Ⅱa

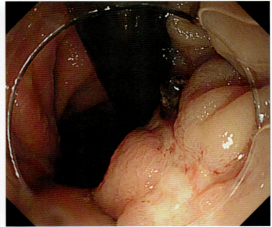

図4 Forrest Ⅱb

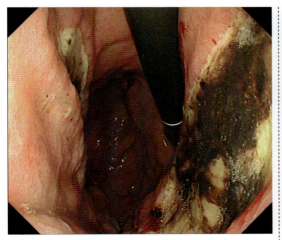

図5 Forrest Ⅱc

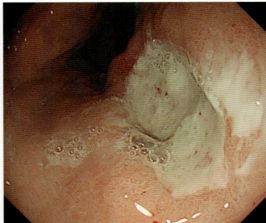

図6 Forrest Ⅲ

付録　臨床分類

11 Rindi 分類

小野敏嗣

- 胃における神経内分泌腫瘍（NET）の分類であり，背景疾患に基づく分類として治療方針の決定に重要となる．
- Ⅰ型は自己免疫性胃炎（A型胃炎）を背景として発生するのに対し，Ⅱ型は多発性内分泌腺腫瘍（MEN）-1型を背景として発生し，いずれにおいても血清ガストリン値が高値となり，胃内においてもϕ1cm未満の病変が多発する．これらと異なりⅢ型は2cm以上の病変は孤発性に認められ，高ガストリン血症は伴わず，転移を伴うなど3つのタイプのなかで最も予後が悪いとされている（**表1**）．
- Rindi分類Ⅰ型およびⅡ型でϕ1cm未満かつ粘膜下層までのNETは経過観察または内視鏡的切除が推奨されるが，Rindi分類Ⅲ型のNETは悪性度が高く，肝転移リンパ節転移をきたす確率が高いため，基本的には内視鏡的切除の適応にならない．

表1　Rindi 分類とそれぞれの特徴

	胃NETにおける頻度	背景	高ガストリン血症	個数	腫瘍径	転移リスク
Ⅰ型	70〜80%	自己免疫性胃炎	有	多発	<1cm	2〜5%
Ⅱ型	5〜6%	MEN-1	有	多発	<1cm	10〜30%
Ⅲ型	14〜25%	なし	無	単発	>2cm	>50%

文献2より作成

参考文献

1）Rindi G, et al：Three subtypes of gastric argyrophil carcinoid and the gastric neuroendocrine carcinoma：a clinicopathologic study. Gastroenterology, 104：994-1006, 1993

2）「膵・消化管神経内分泌腫瘍（NEN）診療ガイドライン 2019年 第2版」〔日本神経内分泌腫瘍研究会（JNETS）膵・消化管神経内分泌腫瘍診療ガイドライン第2版作成委員会/編〕，金原出版，2019

索引

INDEX

欧文

A

AA アミロイドーシス ……… 213
adenosquamous carcinoma …… 37
AIDS ……………………… 154
AL アミロイドーシス ……… 213
ATTR アミロイドーシス …… 213
A β 2M アミロイドーシス …… 213
A 型胃炎 …………………… 280

B

Barrett 食道 ……… 28, 252, 277
Barrett 食道癌 …………… 32
Barrett 腺癌 …………… 28, 32
Barrett 粘膜 ……………… 252
Behçet 病 ………………… 209
BLI ………………………… 18
blue laser imaging ………… 18
bridging fold …………… 149
Brunner 腺 ……………… 161
Brunner 腺過形成 ………… 161

C

Candida albicans ………… 200
CCS ……………………… 169
CMV ……………………… 198
Collagenous gastritis …… 183
Cowden 症候群 ……… 120, 178
Crohn's disease（CD）…… 216
Crohn 病 ………………… 216
Cronkhite-Canada 症候群 … 169
Cytomegarovirus ………… 198

D

DAVE …………………… 232
diffuse large B-cell lymphoma
………………… 49, 88, 112
DLBCL ………… 49, 88, 112

E

endoscopic papillectomy … 107
endoscopic ultrasonography … 19
EUS-FNA ………………… 149

EUS ……………………… 19

F

FAP ……………………… 171
FGP ……………………… 137
Forrest 分類 ……………… 278
fundic gland polyp ……… 137

G

gastrointestinal stromal tumor
………………………… 55
GAVE …………………… 232
GERD …………………… 250
GIST ………… 55, 98, 116
glycogenic acanthosis
…………… 120, 122, 178, 200
GVHD …………………… 223

H

H. pylori ………………… 191
H. pylori 感染 …………… 139
H. pylori 既感染 ………… 193
H. pylori 除菌後胃癌 ……… 72
H. pylori 未感染胃癌 ……… 80
hamartomatous inverted polyp
………………………… 144
Henoch-Schönlein 病 …… 235
herpes simplex virus …… 195
HHV-8 …………………… 154
HSV ……………………… 195
HSV 食道炎 ……………… 195

I

IFP ……………………… 142
IgA 血管炎 ……………… 235
inflammatory fibroid polyp … 142
intra-epithelial papillary capillary
loop …………………… 118
IPCL …………………… 118
IPCL 分類 ……………… 267

K

Kaposi 肉腫 ……………… 154

L

LA 分類 ………………… 270
long segment Barrett's
esophagus ……………… 252
LSBE …………………… 252

M

magnifying endoscopy simple
diagnostic algorithm for
gastric cancer …………… 269
MESDA-G ……………… 269
Mallory-Weiss 症候群 …… 255

MALT リンパ腫 …………… 92
MiNENs ………………… 44
mixed neuroendocrine-non-
neuroendocrine neoplasms … 44
MUC5AC ………………… 75

N

narrow band imaging ……… 18
NBI ……………………… 18
NEC ……………………… 44
NEN ……………………… 44
NERD …………………… 250
NET ………… 44, 82, 110, 280
neuroendocrine carcinoma …… 44
neuroendocrine neoplasms …… 44
NHPH …………… 180, 183
Non-Helicobacter pylori
Helicobacters …… 180, 183
NSAIDs 潰瘍 …………… 239

P

Peutz-Jeghers 症候群 ……… 174
PHG ……………………… 229
PPI 関連胃底腺ポリープ …… 248
Prague 分類 ……………… 277
PTEN 過誤腫症候群 ……… 178

R

Rindi 分類 ……………… 82, 280

S

SMT …………………… 49, 50
SNADET ………… 103, 165
snakeskin appearance …… 229
SSBE（short segment Barrett's
esophagus ………… 252, 277
superficial non-ampullary
duodenal epithelial tumor
………………… 103, 165

T

tree like appearance ……… 92

V

VS 分類 ………………… 269

W

watermelon stomach …… 232

Z

Zollinger-Ellison 症候群 … 183

和文

あ

悪性黒色腫 ……………… 86
悪性軟部腫瘍 …………… 101
悪性リンパ腫 ………… 49, 112

281

アスピリン潰瘍 ……………… 239	京都分類 …………………… 180	食道静脈瘤 ………………… 225
アニサキス ………………… 205	巨木型 ………………………… 49	食道線維血管ポリープ ……… 57
アミロイドーシス ………… 213	金属ステント留置術 ………… 24	食道腺癌 ……………………… 28
胃 …………………………… 225	クッションサイン … 126, 149, 151	食道貯留囊胞 ……………… 128
胃・十二指腸びらん ……… 188	グリコーゲン・アカントーシス	食道乳頭腫 …………… 118, 123
胃型形質 ……………………… 75	………… 120, 122, 178, 200	食道囊胞 …………………… 128
胃グロムス腫瘍 …………… 156	グロムス腫瘍 ……………… 156	食道の白色扁平ポリポーシス
胃型腺腫 …………………… 146	憩室 ………………………… 257	…………………………… 178
胃血管拡張症 ……………… 232	結核 ………………………… 183	食道破裂 …………………… 255
胃限局性若年性ポリポーシス	血管腫 ……………………… 151	食道表在癌の拡大内視鏡分類
…………………………… 176	高ガストリン血症 ………… 280	…………………………… 267
萎縮性胃炎 ………………… 271	好酸球性胃腸炎 …………… 219	食道扁平上皮癌 ……………… 18
胃静脈瘤 …………………… 226	好酸球性消化管障害 ……… 219	食道未分化癌 …………… 35, 39
胃食道逆流症 ……………… 250	好酸球性食道炎 …………… 219	食道裂孔ヘルニア ………… 250
胃食道静脈瘤破裂 ………… 255	光沢 …………………………… 47	植物胃石 …………………… 261
異所性胃粘膜 ……………… 163	後天性免疫不全症候群 …… 154	神経内分泌細胞癌 …………… 44
異所性膵 …………………… 149	高分化型脂肪肉腫 …………… 57	神経内分泌腫瘍 … 44, 82, 110, 280
異所性皮脂腺 ……………… 122	黒色腫 ………………………… 47	進行胃癌 ……………………… 67
胃石 ………………………… 261	黒色調 ………………………… 47	進行型 ……………………… 265
胃腺腫 ……………………… 146		進行癌 ………………… 32, 105
胃底腺型胃癌 ………………… 77	**さ**	真性憩室 …………………… 257
胃底腺型腺癌 ………………… 77	サイトメガロウイルス …… 198	腺窩上皮型 ………………… 125
胃底腺粘膜型胃癌 …………… 77	サイトメガロウイルス感染症	腺窩上皮型胃癌 ……………… 75
胃底腺ポリープ …… 137, 248	…………………………… 198	腺癌 …………………… 28, 32
胃底腺ポリポーシス ……… 171	崎田・三輪分類 …………… 273	前庭部疣状胃炎 …………… 188
胃粘膜下腫瘍 ……………… 156	サルコイドーシス ………… 211	腺扁平上皮癌 ………………… 37
異物 ………………………… 259	残胃 …………………………… 70	早期胃癌 ……………………… 61
胃蜂窩織炎 ………………… 207	残胃癌 ………………………… 70	早期胃癌の拡大内視鏡診断アルゴ
疣状びらん ………………… 188	耳介様周堤 …………………… 88	リズム …………………… 269
印環細胞癌 …………………… 80	自己免疫性胃炎 …… 221, 280	早期癌 ……………………… 103
炎症性線維性ポリープ …… 142	脂肪腫 ………………… 57, 149	早期食道癌 …………………… 18
黄白色顆粒状 ……………… 159	脂肪肉腫 ……………… 57, 101	
	若年性ポリープ …………… 176	**た**
か	若年性ポリポーシス ……… 176	大臼歯様 …………………… 132
潰瘍 ………………………… 202	十二指腸癌 ………………… 103	褪色調病変 …………………… 92
柿胃石 ……………………… 261	十二指腸静脈瘤 …………… 225	体部びらん ………………… 188
過誤腫 ……………………… 169	十二指腸腺腫 ……………… 165	たこいぼびらん …………… 188
仮性憩室 …………………… 257	十二指腸乳頭部癌 ………… 108	タッシェ …………………… 187
家族性大腸腺腫症 ………… 171	十二指腸囊胞 ……………… 167	多発性内分泌腺腫瘍
顆粒細胞腫 ………………… 132	消化管ポリポーシス ……… 174	（MEN）-1型 …………… 280
カルチノイド ……………… 110	消化性潰瘍 ………………… 273	ダビガトラン ……………… 237
陥凹型びらん ……………… 188	小細胞癌 ……………………… 35	ダビガトラン起因性食道炎 … 237
カンジダ食道炎 …………… 200	食道異所性皮脂腺 ………… 122	炭酸ランタン ……………… 246
完全型腸上皮化生 ………… 191	食道胃接合部癌 ……………… 32	炭酸ランタン沈着胃粘膜 …… 246
癌肉腫 ………………………… 59	食道黄色腫 ………………… 122	単純ヘルペスウイルス …… 195
間葉系腫瘍 ………………… 156	食道カンジダ症 …… 123, 200	腸型腺腫 …………………… 146
気管支原性囊胞 …………… 128	食道癌の深達度診断 ……… 267	腸管Behçet ………………… 209
木村・竹本分類 …………… 271	食道狭窄 …………………… 251	腸上皮化生 ………………… 191
逆萎縮 ……………………… 221	食道原発悪性腫瘍 …………… 59	重複囊胞 …………………… 128
逆流性食道炎 ……………… 270	食道小細胞癌 ………………… 35	転移性胃腫瘍 ………………… 97

282　美しい画像で見る内視鏡アトラス　上部消化管

転移性腫瘍	51, 96
転移性食道腫瘍	51
鳥肌胃炎	180, 181

な

内視鏡的止血術	278
内視鏡的乳頭切除術	107
肉眼型分類	265
乳頭腫瘍	107
乳頭部癌	107
粘表皮癌	41
粘膜下腫瘍	55, 57, 116, 126, 149
粘膜下腫瘍様	88
嚢腫	167
嚢胞	128, 151, 167

は

梅毒	202
非小細胞性未分化癌	39
ビスフォスフォネート食道炎	244
ひだ肥厚	92
非乳頭部十二指腸進行癌	105

非乳頭部十二指腸腺癌	103, 105
日の丸紅斑	232
非びらん性逆流性食道炎	250
びまん性胃壁肥厚	207
びまん性大細胞型B細胞リンパ腫	88
表在型	265
表在型食道癌	18
表在癌	28
表在性非乳頭部十二指腸上皮性腫瘍	103, 165
びらん	202
フォスファチジルコリン	244
不完全型腸上皮化生	191
腐食性食道炎	242
分化型	61
平滑筋腫	126, 151
壁内転移	53
扁平上皮癌	41
扁平上皮癌（進行癌）	24
扁平上皮内腫瘍	134

泡沫細胞	193
ボーリング生検	126

ま

マクロファージ	193
未分化型	64
未分化型胃癌	64
メラニン	86
メラノサイト	86
門脈圧亢進症	130

や

山田・福富分類	139, 275
湧出性の出血	187

ら

ラズベリー様腺窩上皮型胃癌	75
隆起型びらん	188
隆起性病変	124
良性腫瘍	118
リンパ管の拡張	159
ロサンゼルス分類	270
濾胞性リンパ腫	112

美しい画像で見る内視鏡アトラス　上部消化管

腫瘍から感染性・炎症性疾患まで、典型例とピットフォール画像で鑑別点を理解する

2024年11月1日　第1刷発行	監　修	藤城光弘
	編　集	小田島慎也，小野敏嗣
	発行人	一戸裕子
	発行所	株式会社　羊　土　社
		〒101-0052
		東京都千代田区神田小川町2-5-1
		TEL　03（5282）1211
		FAX　03（5282）1212
		E-mail　eigyo@yodosha.co.jp
ⓒ YODOSHA CO., LTD. 2024		URL　www.yodosha.co.jp/
Printed in Japan	装　幀	小口翔平＋神田つぐみ（tobufune）
ISBN978-4-7581-1084-6	印刷所	三報社印刷株式会社

本書に掲載する著作物の複製権，上映権，譲渡権，公衆送信権（送信可能化権を含む）は（株）羊土社が保有します．
本書を無断で複製する行為（コピー，スキャン，デジタルデータ化など）は，著作権法上での限られた例外（「私的使用のための複製」など）を除き禁じられています．研究活動，診療を含み業務上使用する目的で上記の行為を行うことは大学，病院，企業などにおける内部的な利用であっても，私的使用には該当せず，違法です．また私的使用のためであっても，代行業者等の第三者に依頼して上記の行為を行うことは違法となります．

JCOPY ＜（社）出版者著作権管理機構　委託出版物＞
本書の無断複写は著作権法上での例外を除き禁じられています．複写される場合は，そのつど事前に，（社）出版者著作権管理機構（TEL 03-5244-5088，FAX 03-5244-5089，e-mail：info@jcopy.or.jp）の許諾を得てください．

乱丁，落丁，印刷の不具合はお取り替えいたします．小社までご連絡ください．

羊土社のオススメ書籍

美しい画像で見る内視鏡アトラス 下部消化管

腫瘍から感染性・炎症性疾患まで、典型例とピットフォール画像で鑑別点を理解する

田中信治／監，江﨑幹宏，岡　志郎／編

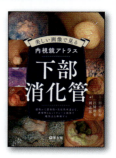

美しい画像で疾患ごとの特徴・違いがよくわかる！「下部消化管」では大腸・小腸の疾患を集め，見やすい見開き2ページ構成に．感染症やIBDの症例も豊富な美麗アトラス！

■ 定価7,920円（本体7,200円＋税10％）　■ B5判　■ 248頁　■ ISBN 978-4-7581-1085-3

Dr.平澤の上部消化管内視鏡診断セミナー 上巻

がんを見逃さないための観察と病変拾い上げのコツ

平澤俊明／著，河内　洋／病理監修

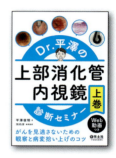

会話形式の本文と精細な内視鏡画像・動画で，上部内視鏡の手技や観察のコツが楽しく学べる実践書！上巻は内視鏡の基礎知識から，咽頭〜食道胃接合部を中心に解説！

■ 定価7,480円（本体6,800円＋税10％）　■ B5判　■ 196頁　■ ISBN 978-4-7581-1073-0

Dr.平澤の上部消化管内視鏡診断セミナー 下巻

がんを見逃さないための観察と病変拾い上げのコツ

平澤俊明／著，河内　洋／病理監修

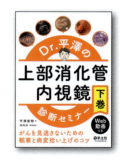

内視鏡のエキスパートが，自身の豊富な経験と知識を余すところなく伝えます！下巻は胃と十二指腸を中心に，精細な画像や動画で癌の拾い上げのコツをわかりやすく解説！

■ 定価7,920円（本体7,200円＋税10％）　■ B5判　■ 252頁　■ ISBN 978-4-7581-1075-4

臨床医が知っておきたい 消化器病理の見かたのコツ　改訂版

福嶋敬宜，佐野直樹，山本博徳／編

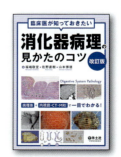

臨床医の素朴なギモンをふまえ，病理像の見かたのコツを病理医が伝授．1症例見開き2ページの解説だから，とっつきやすく学びやすい．内視鏡像など臨床情報も併せて掲載．

■ 定価6,820円（本体6,200円＋税10％）　■ B5判　■ 214頁　■ ISBN 978-4-7581-1078-5

発行　羊土社 YODOSHA　〒101-0052 東京都千代田区神田小川町2-5-1　TEL 03(5282)1211　FAX 03(5282)1212
E-mail：eigyo@yodosha.co.jp
URL：www.yodosha.co.jp/

ご注文は最寄りの書店，または小社営業部まで

羊土社のオススメ書籍

上部消化管内視鏡診断の基本とコツ

内視鏡検査の「実際どうする？」をエキスパートがすべて解決

滝沢耕平, 濱本英剛, 市原　真／編

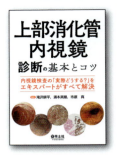

食道・胃・十二指腸の内視鏡診断に挑む前に必要な知識, 白色光・IEEなど観察のポイントに加えて, しっかり病理も解説.「実際どうなの？」が解決できるQ&Aも収録.

■ 定価7,920円（本体7,200円＋税10%）　■ B5判　■ 317頁　■ ISBN 978-4-7581-1077-8

食道・胃・十二指腸ESDの基本とコツ

部位別・シチュエーション別の治療手技・戦略を伝授

小野裕之／監, 滝沢耕平, 上堂文也, 小田一郎, 矢野友規／編

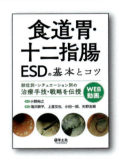

上部消化管ESDの最強攻略本！ITナイフを中心とした基本手技や「現場の疑問」を解説！
近年内視鏡治療が増えてきた十二指腸病変の治療戦略・考え方もカバー.

■ 定価11,000円（本体10,000円＋税10%）　■ B5判　■ 271頁　■ ISBN 978-4-7581-1074-7

大腸内視鏡診断の基本とコツ

エキスパートならではの見かた・着眼点で現場の疑問をすべて解決

田中信治／監, 永田信二, 岡　志郎／編

大腸内視鏡診断の「そこが知りたかった」を解決！解剖から通常観察, IEEや病理までを網羅.
さらに若手から集めた「現場での疑問」に対しQ&A形式で解説.

■ 定価8,800円（本体8,000円＋税10%）　■ B5判　■ 231頁　■ ISBN 978-4-7581-1067-9

大腸EMR・ESDの基本とコツ

エキスパートならではの治療手技・戦略を伝授

田中信治／監, 永田信二, 岡　志郎／編

必要な機器・器具から治療戦略まで, 内視鏡治療の基本手技をまるっと解説. 若手内視鏡医から集めた「現場での疑問」も多数掲載し,「そこが知りたかった！」が解決できる！

■ 定価9,900円（本体9,000円＋税10%）　■ B5判　■ 319頁　■ ISBN 978-4-7581-1070-9

発行　羊土社 YODOSHA　〒101-0052 東京都千代田区神田小川町2-5-1　TEL 03(5282)1211　FAX 03(5282)1212
E-mail：eigyo@yodosha.co.jp
URL：www.yodosha.co.jp/

ご注文は最寄りの書店, または小社営業部まで

羊土社のオススメ書籍

胆膵内視鏡 診断・治療の基本手技 第4版

糸井隆夫／編

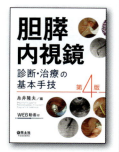

胆膵内視鏡に関わる医師必携！ERCP・EUSのバイブルが6年ぶりに改訂し，新しい技術やデバイスを盛り込みアップデート．初学者にも中級者にもオススメの1冊．

■ 定価10,450円（本体9,500円＋税10％） ■ B5判 ■ 352頁 ■ ISBN 978-4-7581-1081-5

胆膵内視鏡のトラブルシューティング

糸井隆夫／編

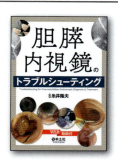

ERCP, EUSの診断・治療で出合うトラブルへの対応と予防策を豊富な画像と動画で解説．手技のコツ，偶発症ストラテジーほか，病変・患者背景に応じた考え方も身につく．

■ 定価11,000円（本体10,000円＋税10％） ■ B5判 ■ 285頁 ■ ISBN 978-4-7581-1076-1

これで完璧！胆膵内視鏡の基本とコツ

"うまくいかない"を解決する目からウロコのエキスパートの技

竹中 完／編

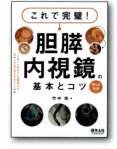

「うまく胆管挿管できない，ステントを留置できない」といった手技のモヤモヤもすっきり！「口側隆起にCDをイメージ」「ESTはグーチョキパー」など完璧ポイントを解説！Web動画付き

■ 定価9,900円（本体9,000円＋税10％） ■ B5判 ■ 392頁 ■ ISBN 978-4-7581-1071-6

胆膵EUSセミナー

CT・シェーマ・動画と合わせてわかる手技の基本から治療まで

肱岡 範／著

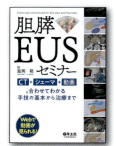

「何が見えているかわからない」の悩みに，EUSに加えシェーマやCTを用いてとことん解剖と手技を解説．さらにWeb動画つきで，実際のスクリーニングの動きも学べる

■ 定価9,900円（本体9,000円＋税10％） ■ B5判 ■ 304頁 ■ ISBN 978-4-7581-1068-6

発行 羊土社 YODOSHA
〒101-0052 東京都千代田区神田小川町2-5-1
E-mail：eigyo@yodosha.co.jp
URL：www.yodosha.co.jp/
TEL 03(5282)1211　FAX 03(5282)1212
ご注文は最寄りの書店，または小社営業部まで

羊土社のオススメ書籍

消化器内視鏡 大圓流の基本手技

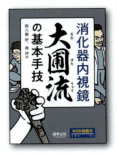

大圓　研,港　洋平／編

「大圓組」の先生たちが内視鏡検査・治療の基本手技をわかりやすく解説！初学者がまず身につけたい，上部・下部消化管・胆膵と内視鏡全般の具体的な手技・手順が満載．

■ 定価6,930円（本体6,300円＋税10％）　■ B5判　■ 384頁　■ ISBN 978-4-7581-1072-3

より上手く！より早く！ 大圓流ESDセミナー

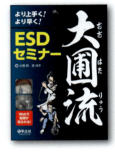

大圓　研,港　洋平／著

「教科書通りにやっても上手くいかない」「施術時間が長時間に及ぶ」等の悩みを解決！カリスマ医師が"手技の感覚的なコツ"をわかりやすい言葉で伝授！Web動画付き！

■ 定価9,350円（本体8,500円＋税10％）　■ B5判　■ 223頁　■ ISBN 978-4-7581-1061-7

最速で身につける！ 消化器内視鏡の基本テクニック

とことんシンプルな解説とビジュアルでわかる操作の基本

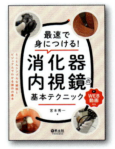

宮本秀一／著

上部消化管・大腸での内視鏡の基本テクニックを図とともに噛み砕いて解説．基本姿勢などの初歩の初歩やトレーニング法まで押さえた，上達のためのエッセンスがつまった1冊．

■ 定価4,950円（本体4,500円＋税10％）　■ B5判　■ 152頁　■ ISBN 978-4-7581-1082-2

Dr.ヤンデルの 臨床に役立つ消化管病理

臨床像・病理像の徹底対比で病変の本質を見抜く！

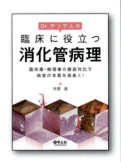

市原　真／著

大腸と胃の病理像の見かた・考え方を軽妙な語り口でやさしく解説．マクロ所見を読み込み，内視鏡像と病理像を丁寧に対比することで病変の成り立ちや特徴がよくわかる．

■ 定価6,820円（本体6,200円＋税10％）　■ B5判　■ 283頁　■ ISBN 978-4-7581-1069-3

発行　羊土社 YODOSHA　〒101-0052 東京都千代田区神田小川町2-5-1　TEL 03(5282)1211　FAX 03(5282)1212
E-mail：eigyo@yodosha.co.jp
URL：www.yodosha.co.jp/

ご注文は最寄りの書店，または小社営業部まで